简明中外医学史

（第二版）

张友元　编著

广东高等教育出版社
·广州·

图书在版编目（CIP）数据

简明中外医学史/张友元编著．—2 版．—广州：广东高等教育出版社，2009.11（2021.8 重印）

ISBN 978－7－5361－3854－4

Ⅰ．简…　Ⅱ．张…　Ⅲ．医学史－世界－医学院校－教材　Ⅳ．R－091

中国版本图书馆 CIP 数据核字（2009）第 170734 号

广东高等教育出版社出版发行

地址：广州市天河区林和西横路

邮政编码：510500　电话：（020）87557232

广州市穗彩印务有限公司印刷

787 毫米×1 092 毫米　16 开本　15.25 印张　282 千字

2009 年 11 月第 2 版　2021 年 8 月第 6 次印刷

定价：28.00 元

前 言

原中山医科大学早在2001年10月与原中山大学合并之前，就已为医学本科生开设了“医学史”课程。两校合并后，更加强了“医学史”课程教学的力度，教学对象扩展为四年制、五年制乃至七年制、八年制医学生。“读史使人明智”，“以铜为镜，可以正衣冠；以史为镜，可以明兴衰”。实践证明，开设“医学史”课程，是使医学生了解医学发展规律，明确医学发展方向，扩大知识领域，增强人文修养，促进医学生素质全面提高的明智之举。

负责本校“医学史”课程教学任务的是本校国家医学教育发展中心与医学教育研究中心。笔者作为“医学史”多年的课程负责人，自始至终参与了本门课程的课堂讲授。在多年的教学实践中，笔者查阅了大量相关书目和文献资料，深感各种书目均有其特点和长处，但也有些书目存在某些不足之处，有的过于繁杂，有的过于简略，有的脉络不清，有的较为粗糙甚或有较明显的差错。有鉴于此，乃萌生了为本校医学生编著一本较为简明实用的医学史教材的夙愿。经过几年的整理加工，反复易稿，终于编著成这本《简明中外医学史》。然而，由于中外医学的发展源远流长，博大精深，虽然笔者力图使本书简明扼要，深入浅出，易学易懂，但能否达到目的，仍需实践检验。

本书可作为医学院校特别是西医院校20～30学时“医学史”课程的教材，亦可作为医学各门专业学科的教师、医生与其他医务人员以及医学教育管理与研究人员了解医学通史和学科史的参考用书，还可作为喜爱中外医学史的普通读者的通俗读物。

全书分为上、下两篇。上篇为《世界医学史》，下篇为《中国医学史》。为节省篇幅起见，本书省略了附录等内容。在成书过程中，笔者参考和引用了相关书目（见“主要参考书目”）的某些内容，咨询了某些专业学科的资深专家，并对广东高等教育出版社在编辑、考证、校勘中的职业操守和专业素养留下深刻印象，谨此一并谢忱。

由于本书的时间跨度大，覆盖范围广，限于个人水平，不足或不当之处在所难免，恳请医史工作者和有识之士批评指正，不胜感幸。

张友元

2009年9月于中山大学北校区

目　录

绪论…………………………………………………………………………（1）
一、医学史的定义…………………………………………………………………（1）
二、医学史的分类…………………………………………………………………（2）
三、学习医学史的目的和意义……………………………………………………（2）

上篇　世界医学史

第一章　医药的起源——原始医学……………………………………………（7）
一、人类的进化……………………………………………………………………（7）
二、火的发现………………………………………………………………………（8）
三、药物的发现……………………………………………………………………（9）
四、早期的医疗活动 ……………………………………………………………（10）
五、原始宗教的影响 ……………………………………………………………（10）
第二章　古代奴隶社会的东方医学 …………………………………………（12）
一、古埃及的医学 ………………………………………………………………（12）
二、古巴比伦和亚述的医学 ……………………………………………………（14）
三、古印度的医学 ………………………………………………………………（16）
四、中国的传统医学 ……………………………………………………………（18）
第三章　古代奴隶社会的西方医学 …………………………………………（19）
一、古希腊的医学 ………………………………………………………………（19）
二、古罗马的医学 ………………………………………………………………（25）
第四章　中世纪的医学 ………………………………………………………（32）
一、社会背景和医学黑暗时期 …………………………………………………（32）
二、宗教神学和经院哲学对医学的影响 ………………………………………（34）
三、中世纪的欧洲大学 …………………………………………………………（36）

四、中世纪的欧洲医学教育 …………………………………………（37）
五、欧洲最早的医学校——萨勒诺 …………………………………（38）
六、医院的兴起 ……………………………………………………（40）
七、麻风病、鼠疫、梅毒的流行 ……………………………………（41）
八、拜占庭医学 ……………………………………………………（42）
九、阿拉伯医学 ……………………………………………………（43）
第五章　文艺复兴时期的医学 ………………………………………（47）
一、社会和文化背景 ………………………………………………（47）
二、医学革命的代表——巴拉塞尔萨斯 ……………………………（48）
三、人体解剖学的建立 ……………………………………………（49）
四、近代外科学之父——巴累 ……………………………………（52）
五、内科学和传染病学的进步 ……………………………………（53）
第六章　17 世纪的医学 ………………………………………………（55）
一、社会背景和自然科学的兴起 …………………………………（55）
二、生理学的确立 …………………………………………………（56）
三、显微镜的发明和应用 …………………………………………（57）
四、医学上的三个学派 ……………………………………………（59）
五、近代临床医学之父——西顿哈姆 ……………………………（60）
六、天花等传染病的流行 …………………………………………（61）
七、国际的医学交流 ………………………………………………（62）
第七章　18 世纪的医学 ………………………………………………（63）
一、社会背景和自然科学的进步 …………………………………（63）
二、机械唯物主义对西方医学的影响 ……………………………（64）
三、病理解剖学的建立 ……………………………………………（65）
四、近代临床教学的先驱——布尔哈夫 …………………………（66）
五、叩诊法的发明者——奥恩布鲁格 ……………………………（67）
六、产科学的独立 …………………………………………………（67）
七、统计学的应用 …………………………………………………（68）
八、卫生状况的改善 ………………………………………………（69）
九、牛痘接种法的发明者——贞纳 ………………………………（70）

第八章　19 世纪的医学 ………………………………………………… (72)
一、社会背景和自然科学的发展 ……………………………………… (72)
二、细胞学说的提出和组织学的建立 ………………………………… (73)
三、胚胎学成为一门学科 ……………………………………………… (74)
四、细胞病理学的建立 ………………………………………………… (75)
五、生理学完整体系的形成 …………………………………………… (76)
六、药理学和实验药理学的产生 ……………………………………… (79)
七、病理生理学的建立 ………………………………………………… (80)
八、微生物学与免疫学的奠基 ………………………………………… (80)
九、寄生虫病学的建立 ………………………………………………… (83)
十、诊断学的发展 ……………………………………………………… (84)
十一、治疗学由落后走向进步 ………………………………………… (85)
十二、麻醉法的发明 …………………………………………………… (87)
十三、消毒法的发明 …………………………………………………… (89)
十四、血型的发现 ……………………………………………………… (90)
十五、眼科学的独立 …………………………………………………… (90)
十六、耳鼻喉科学的独立 ……………………………………………… (91)
十七、牙医学的奠基和发展 …………………………………………… (92)
十八、法医学的建立 …………………………………………………… (92)
十九、精神病人的解放 ………………………………………………… (93)
二十、护理学成为科学 ………………………………………………… (94)
二十一、国际红十字会的成立 ………………………………………… (95)
第九章　20 世纪的医学 ………………………………………………… (96)
一、社会背景和科技革命 ……………………………………………… (96)
二、螺旋体、病毒和立克次体的发现 ………………………………… (97)
三、生物化学的建立和发展 …………………………………………… (99)
四、维生素的发现……………………………………………………… (100)
五、内分泌的研究……………………………………………………… (101)
六、分子生物学的产生和发展………………………………………… (103)
七、医学遗传学的产生和发展………………………………………… (103)

八、免疫学的进展……………………………………………………（104）
九、化学疗法和抗生素的发明………………………………………（106）
十、临床诊断技术的进展……………………………………………（107）
十一、核医学的发展…………………………………………………（110）
十二、内科学的进展…………………………………………………（110）
十三、外科学的进展…………………………………………………（114）
十四、妇产科学的进展………………………………………………（117）
十五、儿科学的进展…………………………………………………（119）
十六、传染病的新动态………………………………………………（120）
十七、精神病学的发展………………………………………………（122）
十八、肿瘤学的发展…………………………………………………（123）
十九、皮肤性病学的建立和发展……………………………………（124）
二十、康复医学的确立和发展………………………………………（125）
二十一、预防医学的形成和发展……………………………………（126）
二十二、循证医学的产生……………………………………………（128）
二十三、医学心理学的发展…………………………………………（128）
二十四、医学伦理学的发展和生命伦理学的建立……………………（129）

下篇　中国医学史

第十章　中国医学的萌芽（原始社会、夏商周时期）……………………（133）
一、社会背景…………………………………………………………（133）
二、中医药起源的传说………………………………………………（133）
三、火的发现和陶器的发明…………………………………………（134）
四、酒与汤液的应用…………………………………………………（135）
五、殷墟甲骨文中关于医药的记载…………………………………（136）
六、对药物的认识……………………………………………………（136）
七、巫医的盛行………………………………………………………（137）
八、医生的分科与等级………………………………………………（137）
九、早期的医学理论…………………………………………………（138）

十、养生思想的萌发 …… (139)
十一、春秋战国时期的名医——扁鹊 …… (139)
十二、关于古人长寿之说 …… (140)
第十一章　中国医学的奠基（秦、汉时期） …… (142)
一、社会背景 …… (142)
二、我国现存第一部医书——《内经》 …… (143)
三、《内经》的浅释和发展——《难经》 …… (144)
四、我国现存第一部药书——《神农本草经》 …… (144)
五、我国现存第一部临床医学著作——张仲景的《伤寒杂病论》 …… (145)
六、经络学说的建立 …… (146)
七、著名的医药学家 …… (147)
第十二章　中国医学的兴盛（两晋、南北朝、隋、唐、五代时期） …… (149)
一、社会背景 …… (149)
二、医学专著的问世 …… (150)
三、方书的发展 …… (154)
四、药物学的成就 …… (156)
五、按摩学的兴盛 …… (160)
六、医学教育的创始人——秦承祖 …… (160)
七、太医署的设立 …… (161)
八、中外医药的交流 …… (161)
第十三章　中国医学的全面发展（宋、金、元时期） …… (164)
一、社会背景 …… (164)
二、医药事业的管理与改革 …… (164)
三、医学各科的成就 …… (167)
四、本草学与方剂学的发展 …… (171)
五、运气学说的盛行 …… (173)
六、医学流派的出现——金元四家争鸣 …… (173)
七、“易水学派”的创始人——张元素 …… (175)
第十四章　中国医学的进一步发展（明、清初中时期） …… (176)
一、社会背景 …… (176)

二、温补学派的形成……………………………………………………………（177）
三、药物学的重大突破——李时珍著《本草纲目》 ………………（178）
四、外科学的新成就……………………………………………………………（180）
五、传染病学的进步……………………………………………………………（181）
六、医学书籍的编撰……………………………………………………………（184）
七、王清任与《医林改错》 ……………………………………………………（185）
八、赵学敏与《本草纲目拾遗》 ………………………………………………（187）
九、清初名医——喻昌………………………………………………………（187）
第十五章　近代的中国医学（晚清、中华民国时期） ………………（188）
一、社会背景……………………………………………………………………（188）
二、西医的传入…………………………………………………………………（188）
三、中国近代医学教育体系的建立……………………………………………（198）
四、近代医药卫生的管理机构…………………………………………………（200）
五、近代的中医药学……………………………………………………………（201）
六、太平天国的卫生工作………………………………………………………（208）
第十六章　现代的中国医学（新中国成立后时期） …………………（211）
一、社会背景……………………………………………………………………（211）
二、现代中国医学体系的建立与发展…………………………………………（211）
三、现代的中医药学……………………………………………………………（216）
四、中西医结合…………………………………………………………………（218）
第十七章　中国少数民族的医学史……………………………………（226）
一、藏医学………………………………………………………………………（226）
二、蒙医学………………………………………………………………………（227）
三、维医学………………………………………………………………………（229）
主要参考书目……………………………………………………………………（230）

绪　论

一、医学史的定义

医学史是联系社会、政治、经济、哲学、科学和其他文化的关系来研究医学发展的过程和规律的科学。对于医学史的定义，可从以下几个方面加以把握：

第一，要明确医学史是科学。所谓科学，简单地说，就是要揭示出研究对象发展过程的客观规律。无论是物理、化学，还是医学，只要研究者能揭示出研究对象发展过程的客观规律，他们的工作就是科学的。医学史也是一门科学，不仅要讲人讲事，更要揭示出医学发展过程的客观规律，所以说医学史是研究医学发展过程和规律的科学。

第二，要明确医学的发展并不是孤立的，它与当时的社会、政治、经济、哲学、科学和其他文化的关系非常密切。实际上，医学发展史上一切重大事件的出现都与当时的社会环境、政治背景、经济条件、文化因素有关，尤其是与当时的哲学思想密切相关。莫干尼提出病灶的思想、奥恩布鲁格发明叩诊法都是与当时盛行的机械唯物论思想分不开的。显微镜的发明和应用，给医学带来革命性的变化，并直接导致了细胞学、组织学、胚胎学、微生物学等学科的建立。电子显微镜的问世，更是人类认识客观世界的一次革命性飞跃。英、法等国资产阶级革命的胜利，革除了制约生产力发展的封建制度，经济迅猛发展，刺激了生产技术的变革，引发了工业革命，带动了科学技术的发展，使 19 世纪成为科学的世纪，产生了自然科学的三大发现，从而推动了医学的迅猛发展。离开了当时的社会、政治、经济、哲学、科学和其他文化的推动和影响，医学的发展就成了无源之水和无本之木。

第三，“医学史”顾名思义就是医学的历史，它是介于自然科学和社会科学之间的一门学科，是医学和史学的交叉学科。它既包含医学知识，又包含历史知识。所以，学习医学史，可以达到既学习医学知识，又学习历史知识的双重目的。

第四，要明确“医学史”作为一门课程，既非医学课程，又非历史课程，而是一门知识面较广的融合课程，既要有中西医学知识作为基础，又要有历史等文化知识作为条件，否则就难以领悟其中的深刻内涵。因此，学习医学史，既要突出它的科学性，又要突出它的知识性，还要突出它的思想性，才能达到学习医学史的目的。

二、医学史的分类

医学史的分类方法有很多，一般分为5类，即世界医学史、医学断代史、国家医学史、医学学科史和医学史志。而最简单明了的分类方法是将其分为两大类：一类是医学通史，另一类是医学学科史。医学通史包括世界医学史和国家医学史（如中国医学史、日本医学史等），专门研究医学发展中的一般问题和发展规律，以年代为序，以揭示世界各民族和各个国家从古至今的医学发展过程及其表现出来的历史逻辑性为其根本任务。医学学科史则专门研究医学各门学科的发展过程，以总结学科发展的经验教训，寻求对当代学科发展的有益启示为目的，如解剖学史、生理学史、内科史、外科史、口腔科史、针灸科史等。

三、学习医学史的目的和意义

1. 认识医学的发展规律

何时产生医和药？何时出现医学？西方医学和中国医学各自经历了哪些发展阶段？未来医学的发展方向将会如何？凡此等等，都是医学史要回答的问题。简单地说，有了人也就有了医和药。因为病是随人与生俱来的，有了人也就有了病，有了病就要想方设法与疾病作斗争，于是就产生了“医”。药是医的工具，人们利用各种植物、动物、矿物等克制疾病，于是就有了“药”。人们将医疗知识经验进行哲学概括，上升为理论，于是就产生了“医学”。西方医学的发展经历了原始医学、经验医学、实验医学（近代医学）、现代医学等几个阶段。中国医学的发展则经历了萌芽时期、奠基时期、兴盛时期、全面发展时期、进一步发展时期、近代西医传入时期、现代高速发展时期等几个阶段。中西医在不同发展阶段上的历史背景、医事制度、医学各科的主要成就、著名的医药学家及其主要贡献、主要的医药学著作及其学术价值等各不相同。“昨天是今天的历史，今天是明天的历史。”1543年维萨里的《人体的结构》一书是医学进入器官水平的标志，1858年微尔啸的《细胞病理学》一书使医学进入到细胞水平，1931年电子显微镜的问世又使医学提高到亚细胞水平，1949年第一个分子病镰刀状细胞贫血的发现则是医学进入分子水平的一个事例。未来的发展趋势，源于历史，蕴于现实。学习医学史，不但可以认识医学的发展规律，还能预知未来医学的大致发展方向。

2. 学习辩证唯物主义和历史唯物主义的世界观

学习医学史，可以看到医学的发展充满着唯物主义与唯心主义、辩证法与形而上学的矛盾和斗争。在原始医学与经验医学阶段，神灵主义医学（如祈祷占卜、求神拜佛、巫医巫术等）盛行，反映了人们认识水平的低下以及在病魔面前的无奈，严重阻碍着医学的发展，而自然哲学医学（如古希腊希波克拉底的“四体液病理学说”和中国的“阴阳五行学说”等）则促进了医学的发展。在欧洲中世纪黑暗时期，医学为宗教神学和经院哲学所垄断，成为“寺院医学”、“僧侣医学”，使医学退步到原始医学的时代。文艺复兴时期是欧洲从封建社会迈向资本主义社会的过渡时期，这一时期的巴拉塞尔萨斯和巴累对医学发展作出了很大贡献，但在理论上并未摆脱神秘主义和宗教迷信，说明文艺复兴时期医学家们世界观的二元性和矛盾性。16—18 世纪，机械论唯物主义对于医学摆脱宗教神学、经院哲学和唯心主义的影响，促进医学的发展，起了积极的作用，出现了盖仑解剖学的挑战者——维萨里，血液循环理论的创立者——哈维以及形而上学唯物主义经验论代表人物——培根等一批科学勇士。但机械唯物主义的机械性和形而上学性也是显而易见的。19 世纪自然科学的三大发现打破了机械唯物主义形而上学的观点，为辩证唯物主义的诞生奠定了自然科学的基础。医学发展的历史反复证明，医学的发展一刻也离不开唯物主义的辩证思维。当前，现代医学遵循永恒发展和普遍联系的辩证原理，一方面向微观的深度发展，从细胞水平、亚细胞水平发展到分子水平直至量子水平；另一方面向宏观的广度发展，从机体（个体）水平发展到群体水平直至生态水平。现代医学逐步从经验科学向理论科学发展，并且不断趋向辩证的综合。如同恩格斯所说：“科学技术发展到如此程度，以至它再也不能逃避辩证的综合了。”

医学科学本身的发展所显示出的医学所固有的辩证性质，本质上要求医务工作者自觉地学习和树立辩证唯物主义和历史唯物主义的世界观，才能在教育、科研、医疗、管理等各项工作中少走弯路，少犯错误，取得更大成效。

3. 增强中西医结合的观念

什么是中西医结合？中西医是否应该结合？能否结合？中医是该西医化还是该科学化？这些话题至今仍被争论不休。医学史展示，唐代时印度医学曾传入我国，人们吸收了印度医学的内容，从而丰富了中国医学，并没有出现中国医学和印度医学对立的局面。同样，宋代时阿拉伯医学也曾大量传入我国，也没有形成中国医学和阿拉伯医学的对立，只是中医学吸收了很多阿拉伯医学关于药物的知识和理论。然而近百余年西医传入我国后，却形成了中医、西医并存乃至对立的局面。只有学习了医学史，才能找到正确的答案。中医和西医是两个完全不同的医学体系，并无绝对的优劣高下之分，双方都各有其科学性和合理性，但又都有其不足之处。西医无法完全取代中医，中医也无法完全取代西医。由于中医和西医存在巨大的差异性和不可替代性，决定了两者必然长期并存和相互结合。如果不了解医学史，不知道西医和中医是怎样形成和发展的，有什么相同点和不同点，就必然陷入思想方法的主观性和片面性，从而作出非理性的回答。

4．培养热爱医学专业的思想

医学的对象是人，人是物质世界中最高级、最复杂的物质。因此，对人的认识和了解也最为困难。人对人体自身的认识还处于初级阶段，迄今人类尚无法制造出一个有生命的细胞或核蛋白，仍有许多疾病的病因和发病机制尚未明了，治疗仍束手无策。20 世纪，物理学和化学取得了飞速发展；21 世纪，物理学和化学的成果将被应用于生命科学，促使生命科学长足进步。生命科学是目前学科领域最广、分支学科最多的体系，其中细胞生物学和分子生物学是生命科学的基础，遗传学是生命科学的核心和动力，神经科学是生命科学的高峰。此外，尚有生物医学、生态学、生命起源学等众多学科和研究领域。生命科学将成为 21 世纪的带头学科和科学中心。当前，生命科学正处于取得重大突破的前夜。近年来国内外重大科学成果如十大科技成就、十大科技新闻等，生命科学都占了一半左右。因此，21 世纪是生命科学的时代。医学生所选择的医学专业，是生命科学最重要的组成部分，是可以大有作为的，也是值得终生奋斗和为之献身的。学习医学史，可以感受诸多医学泰斗、杏林奇才的大家风范，培养热爱医学专业的思想，树立为医学神圣事业献身的精神。

5．提高文化素质

众所周知，古代以通才取胜，近代以专才取胜，现代以博才取胜。对于现代人来说，知识面越广，成功的可能性也就越大；知识面狭窄，必然孤陋寡闻，无所作为。所以，文化素质是大学生的“四大素质”之一，是思想道德素质、专业素质和身心素质的基础。提高医学生的文化素质，是医学院校开展素质教育的突破口。学习医学史正是提高医学生文化素质的一条重要途径。培根说过：“读史使人明智”，学习医学史可以在学习医学专业知识的同时，又学到历史知识和其他文化知识，从而扩大知识面，提高文化修养，增强从宏观角度观察问题和分析问题的能力。盖仑认为，要想做一个最好的医生，仅仅懂得医学是不够的，还必须掌握更广博的知识，“医生应力求掌握哲学及其分科：逻辑学、自然科学和伦理学”。高等医学院校的毕业生不应该只是单纯的医务工作者，而且还应该是基础宽、知识广、能力强、素质高的学者。

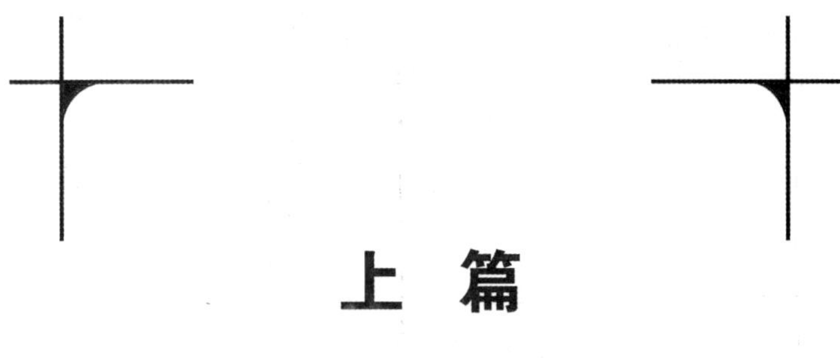

上 篇

世界医学史

第一章　医药的起源——原始医学

医药的起源是一个极为复杂的历史现象，至今众说纷纭，莫衷一是。诸如医源于圣人、医源于巫师、医源于动物本能等等，不一而足。但从医学的社会本质——治病救人来看，医药只能起源于人类的社会实践和与疾病斗争的实践。实践的观点，是认识论的基本观点。不同学科的知识，是对不同性质的实践活动的经验总结。医药知识是人们对疾病及其防治方法的认识，是人类在长期的生产劳动过程中，在同自然灾害、猛兽、疾病的不断斗争中，逐渐积累经验而产生和发展起来的。在这一过程中，宗教和巫术产生过重大的影响和作用，医巫混杂是原始医学（或史前医学）发展的一个特征。原始医药知识对先民的生存和发展起了重要的保护作用。

一、人类的进化

一般认为，地球现在的年龄是45亿年，地球上出现生命是在25亿年之前。若把地球的历史浓缩成一天24小时，则1秒大约相当于5万年。如果地球诞生在午夜零点，那么，生命大约起源于凌晨5点，脊椎动物起源于晚上9点，哺乳动物起源于晚上10点，灵长类动物在晚上11点37分出现，而人类的祖先差不多直到11点56分才姗姗来迟。

在类人猿过渡到猿人之后，人类的进化系谱经历了直立人、智人和现代人三个发展时期。

（一）直立人

直立人处于旧石器时代早期，年代在距今300万—30万年前。直立人可分为早期直立人和晚期直立人。早期直立人也称能人，距今300万—180万年前，能直立行走和打造粗糙的石器，并且能建造最简陋的住所，脑容量约为800毫升，其化石在东非被发现。我国云南的元谋猿人就属于早期直立人。晚期直立人距今180万—30万年前，体形增高，脑容量增大，其化石在亚洲、非洲和欧洲均已被发现。我国的北京猿人、蓝田猿人和龙潭洞猿人就属于晚期直立人。

（二）智人

智人可分为早期智人和晚期智人。早期智人处于旧石器时代中期，年代在30万—5万年前，其化石在欧、亚、非三个大洲均有发现，其代表是德国的尼安德特人。早期智人的体形与现代人近似，脑容量约为1 350毫升，能打造多种石器。晚期智人处于旧石器时代晚期，年代在公元前5万—前1万年。晚期智人已经遍布全球，当今世界各色人种在那时都已经分化。晚期智人的体质形状和脑容量与现代人已相差无几，而且开始创造文化。他们发明了弓箭，学会了有组织的狩猎，制造了较为复杂精致的石器和骨器，而且在居住的山洞中绘画和雕刻。真正现代意义上的人开始出现了。

（三）现代人

现代人始于新石器时代（公元前1万—前4千年）初期，并经历了青铜器时代（公元前4千—前1千年）和铁器时代（公元前1千年至今）。新石器时代的标志是使用磨制石器。早期石器是打造石器，而新石器表面磨光，刃部锋利，开关准确。新石器时代另一个重要标志是定居生活以及与之相伴随的陶器的使用、农业和畜牧业的产生。考古发现，人类那时过着刀耕火种的生活；猪和狗已驯化成为主要家畜；发明了弓箭；人类聚群而居，居住在木制的房子里，村落开始形成。在几个土地肥沃的地区，逐步兴起了发达的农业文明。人们学会了缝织衣服，储存食物，制作各种各样复杂的日常用具，创造美丽的陶器艺术，开垦土地，繁衍人口。在现代一些未开化的落后地区，仍能依稀看到那时人类生活的场景。约在公元前4千年前，北非尼罗河流域的埃及出现了铜器，率先进入金石并用时期。与铜器的出现相伴随的是农业由刀耕到锄耕再发展到犁耕。铜器的出现是金属加工技术长期发展的结果。有了金属工具，人类文明就迈上了更高的阶段。至公元前1000年左右，人类进入了铁器时代。

人类已有约300万年的历史。在这300万年中，人类约有99%的时间是在漫长的原始社会中度过的。原始社会组织形式的发展大体分为三个时期，即原始群居时期、血缘家族公社时期（又分为母系氏族公社时期和父系氏族公社时期）和由氏族组成的部落和部落联盟时期。近百年来，随着地质学、古人类学、古生物学和考古学的一系列重要发现，以及对未开化民族的考察与研究，人们对原始社会已经有了较为清楚的认识和了解，因而探索医学的起源问题已成为可能。在人类的进化过程中，生产工具和生产技艺不断进步，与此同时，人类对自然界和自身的认识也在不断积累和发展。疾病是和人与生俱来的。有人就有病，有病就要治病。作为与疾病作斗争工具的医学也伴随人类的出现而徐徐拉开了帷幕。

二、火的发现

考古发现，距今约170万年前我国云南的元谋猿人，已会用火。50万年前的北京猿人已知用火，并知道如何保存火种。但北京猿人还不会自己造火。到了智人（如尼安德特人和克罗马农人）则会人工取火。

火象征着能量和力量。火的使用，给人类带来了光明，驱散了蒙昧和黑暗，带来了文明和进步。有了火，人类就开始食用熟食，“炮生为熟”，“以化腥臊”，不再茹毛饮血，从而扩大了食物的种类和来源。同时，由食用生食变为食用熟食，大大缩短了食物的消化吸收过程，使人类得到更多的营养，大大促进了脑的发达和体质的增强。而且烧烤食物具有很好的消毒作用，大大减少了消化道传染病的发生。火可以照亮洞穴，使人类由野居变成洞居，改善了潮湿阴暗的居住条件。可以猜测，只有在使用火之后，人类才开始住进山洞的。火还可以用来保护自己，驱逐猛兽，并有利于围捕野兽，从而增加了人类的防护和狩猎能力。用火以前，原始人冻死的很多，围火取暖增强了人类的防寒和抗寒能力。此外，热熨和灸法的应用，工具和用具的制造等，也离不开火的使用。火的使用不仅把人和动物分开，而且对卫生保健也有重大意义。恩格斯认为，火的发现和使用，为人类同自然界作斗争增添了有力的武器，对人类的进化起着决定性的作用。

三、药物的发现

药是医的工具。药物的发现和应用，使医药学形成了雏形。

（一）植物药

在长期的靠植物为生的过程中，人类根据自身的经验，逐渐认识了植物的营养、毒性以及某些植物的催吐、泻下与止痛等功能，久而久之便成了药物方面的知识。我国自古称药物为“本草”，欧洲自古称药物为“drug”（即干燥的草木），都说明人类最早使用的药物是植物药。有人认为最先被认识的是止痛药（茄科植物）和对消化系统有刺激的植物药。由于地区不同，发现的药物也不同，如我国先人发现大黄能泻下、麻黄能止喘，秘鲁人用金鸡纳治疗寒热病，石器时代的北美印第安人也能用多种草药。在以妇女为中心的母系氏族，妇女在家庭中属长者，有保护亲属平安健康的职责。所以，她们也成为熟悉草药的能手。在埃及、希腊和罗马的史诗中，都有对这些古代女性的歌颂。苏联医史学家彼得罗夫在其所撰的《医学史》一书中，除了肯定植物药是最早被人类认识的药物之外，还认为由于当时采集草药的工作主要是由妇女承担，因此首先熟悉草药的人也主要是妇女。

（二）动物药

由于生产工具的进步，弓箭的发明，人类开始了狩猎及畜牧。随着狩猎和畜牧业的发展，使人类熟悉了动物的营养和作用，并认识到某些动物的脂肪、血液、骨髓和内脏可以治疗某些疾病，动物药也随之出现。同时，畜牧经济使牧人能观察到植物对动物的作用，从而又促进了对植物药的认识。如据希腊史家的记载，牧人米拉姆皮发现了藜芦。

（三）矿物药

由于人类长期而反复在矿泉中淋浴，发现了矿泉的疗效。到了原始社会末期，随着采矿和金属冶炼技术的发展，又发现了某些矿物的治疗作用。如通过煮盐发现盐水明目和芒硝泻下，通过冶炼知道硫黄壮阳和水银杀虫。于是，矿物药应运而生。

四、早期的医疗活动

原始社会早期的医疗活动大都是人类的自疗和互救，包括助产、内科病和外伤治疗在内的医疗活动，多由有经验的老年人担任。治疗工具也都是日常的生产与生活用具，如燧石、甲壳、骨、角等均被广泛用于穿刺脓肿、放血和去除异物等。随着狩猎和畜牧业的发展，人们也积累了许多治疗外伤的简陋救助法，如对创伤、骨折、脱臼等的治疗。氏族或部落间的战争又促进了外伤救助办法和外科治疗知识的发展，如用草药敷贴、烧灼或压迫方法止血，用复位方法治疗脱臼和骨折。到了原始社会末期，已能用金属针对大一些的伤口进行缝合，并相继发现和发明了对外伤的按摩、叩击、烫熨、敷裹等治疗和包扎术以及许多治疗外伤的药物。以后又逐渐创造了截肢术、阉割术、穿颅术、剖宫产术、穿耳鼻术等复杂的外科手术。史前的外科医生有些具有高超的医术，他们用作穿刺脓肿、放血、颅骨环锯术或颅骨钻孔术的手术工具，竟是边缘锋利的石块和燧石。尤其最令人难以理解的是颅骨钻孔术。

五、原始宗教的影响

上古时代，由于生产力和认识能力的低下，人们对许多自然现象和人体生理、病理现象如日月、山川、风雨、雷电、旱涝、疾病、死亡等都无法理解而感到神秘莫测。人们把这些现象同妖魔鬼怪联系起来，认为凡灾祸和疾病，都是神差鬼使的结果。于是产生了崇拜鬼神的迷信观念，出现了“驱鬼”、“逐疫”的巫医。从原始社会末期到奴隶社会时期，医学完全为巫医所控制，医学成了巫术的奴仆。

巫术是原始宗教的表现形式。其方法有祈求式、诅咒式、灵符式和占卜式等。其目的主要有两类：一类是利用尊敬、讨好等手段，希望祖先或鬼神保护自己，免灾降福，这是对一般善神的做法；另一类是通过咒骂、驱赶等手段，避邪保身，祈求太平，这是对一般恶神的做法。在法国境内的一个山洞里发现了一块距今1.7万至2万年前的医生石雕，医生头戴巨大的鹿角面具，代表着原始社会早期的巫医形象。医生戴上鹿角面具是为了吓跑那些带来疾病的妖魔，并使患者对其所念的符咒、戏剧性的仪式表演和所开的药方深信不疑。

巫医都受过某种训练，掌握一定的宗教、星相、医药和文化知识。他们自称能通神，可以同神对话，上达民意，下传神旨，预知吉凶祸福，为人消灾治病。所以，他们在社会上处于特殊地位，享有较高威信。巫医诊病主要采用水晶球占卜术、骨相法、迷睡法等。巫医治病主要采用祈祷、占卜、念咒等手段，有时也采用药物或手术疗法。即便如此，有些药物或手术疗法也是用于魔术性目的，如截肢术、穿颅术等是为了释放邪恶精灵。巫医巫术使原始朴素的医疗活动蒙上神秘的面纱，造成医巫混淆的局面，这是原始医学发展的一个特征。

总之，医药知识的起源是一个长期的过程，它是先民们集体经验的积累，是与疾病作斗争的实践产物。在这一过程中，宗教和巫术及其心理暗示发生过重大的影响和作用。在漫长的原始社会中，生产力极其低下，经济文化发展非常缓慢。因此，医学知识的积累和发展也受到很大限制。至于朴素的医药知识发展为以后的医学和药学，则与当时当地的社会、文化尤其是哲学思想有密切的关系。如中国的医学受“阴阳五行”思想的影响，希腊的医学受“四体液病理学说”思想的影响等。

第二章　古代奴隶社会的东方医学

原始社会末期，由于生产力水平的提高，出现了剩余产品和私有制，产生了阶级，因而原始社会逐渐瓦解，奴隶社会产生，人类开始进入文明史时代。

世界上较早进入奴隶社会的是尼罗河流域的古埃及、两河流域的古巴比伦、恒河和印度河流域的古印度、黄河流域的古代中国。这些古老的东方国家在公元前4000年—前3000年先后进入了奴隶社会，建立了奴隶制国家，创造了各自的文明。它们被称为四大文明古国，是人类文化的摇篮。

一、古埃及的医学

（一）古埃及概况

公元前3500年左右，埃及的原始氏族逐渐解体，奴隶制逐步确立，建立了上、下埃及两个王国。大约在公元前3200年，美尼斯国王统一了上、下埃及，建立了古埃及第一个王朝，使古埃及成为统一的奴隶制国家。此后逐渐成为地跨北非、西亚的奴隶制军事大国。公元前11世纪以后，埃及逐渐衰落，先后遭到利比亚、亚述等国的侵略；到公元前7世纪重获独立。公元前525年，埃及被亚洲新兴的波斯帝国征服。公元前332年，又被马其顿亚历山大占领，经历了将近3 000年奴隶制文明的埃及失去了独立地位而使其文明中断。公元前30年被并入罗马帝国的版图。

埃及是有着悠久历史的文明古国，曾创造了古代埃及的灿烂文化，如象形文字和纸草文的发明，金字塔和神庙的建造，第一部太阳历（经不断改进成为今天通用的公历）的发明，木乃伊的制作等。

（二）神学观念

古埃及是崇拜多神的国家，认为一切归神主宰，人们不仅崇拜自然神、太阳神，也崇拜医神。当时的医术还很原始，宗教与非宗教的经验医学互相混杂，僧侣兼管为人除灾去病，治疗通常依靠祈祷或请一些僧侣医生。因此，古埃及最著名的医生、祭司、医神伊姆荷泰普（Imhotep，公元前3000年），被认为可以包治百病，而且能够守护人死之后的灵魂。古埃及多眼疾，人们将鹰头神荷罗斯（Horus）的眼睛图案作为避邪的护符和康复的象征流传下来，后来逐渐演变为医生处方的标记“R”。尽管古埃及医学中带有宗教迷信色彩，但它蕴藏着对疾病的认识和实际的治疗方法。

（三）对人体的认识

古埃及人对人体的认识是建立在对自然的观察和类比基础之上的。他们很早就注意到尼罗河泛滥的现象，并把气象与河流等自然现象和人体联系起来，认为人体是由骨、肉等固体成分（土）以及体液（水）组成，脉管相当于沟渠，体温（火）及呼吸（空气）流注其中，脉搏相当于尼罗河水的涨落。血液是生命的源泉，空气中的“灵气”，赋予人活力，血脉与灵气失去平衡则发生疾病。因此，鼻和心脏是生命的中枢。这种灵气观念和原始的体液病理学说，对以后的古希腊医学有很大影响。而古埃及人关于人体由土、水、火、气等成分构成的看法，则成为古代朴素唯物主义思想的萌芽。

（四）临床医学

古埃及时，医生已是专门的职业，并且出现了专科医生，如眼科医生、齿科医生、内科医生等。古埃及的外科已有相当成就，主要有去势术、阴茎包皮切除术、脓肿切开、体表肿瘤剔除、创伤及骨折疗法（使用夹板绷带）、头盖骨手术、下腭及肩脱臼整复术。其中骨折的处理原则与现代已十分接近。内科的治疗主要是用吐剂、泻下剂、灌肠剂、发汗、利尿、刺络等以去除病毒，用喷嚏、嗳气、放屁以排除不洁之气。妇产科有妊娠诊断、增加乳汁分泌（贴膏药）、通经（阴道内注入煎剂）。口腔科有镶假牙术等。

（五）木乃伊（尸体干化法）

木乃伊是一种干化尸。古埃及人迷信，认为如果人死后把尸体保存下来，则灵魂可以回归。为了使死者的遗体永久保存，大约在公元前3000年，古埃及人实行尸体干化法，即用香料等药品涂抹在尸体里面，清除尸体内除心脏以外的所有脏器，包括脑。经鼻孔将脑组织完全取出并弃置不理，可能是对脑的功能全无认识。如此风干后，便形成一种干化尸，一般都置于封闭的墓室中。木乃伊的价值首先在于可观察到古人所患的疾病，为我们提供了古人的疾病信息，如关节炎、动脉硬化、结核病、血吸虫病、结石、阑尾炎、肿瘤等，成为研究古代病理学的宝贵资料。最近西方有的医学家着手研究5 000年前木乃伊身上是否有AIDS（艾滋）病毒类似物存在。如果有，则可证明AIDS病毒如同流感病毒一样，是由变异而来的。此外，木乃伊还可帮助我们了解尸体防腐法。尸体防腐保存也是医学研究的一项内容，用什么药物可以将尸体保存5 000年的时间，值得后人探究。

（六）纸草文

所谓纸草文（Papyrus），就是书写在一片片草本植物根茎上的文字，为埃及最早的文献。许多医学史料，都以纸草文的形式保留下来。纸草文是在近代才发现的，现存用纸草文写成的医书有五六种，其中较著名的有卡亨

（Kahun）纸草文，写于公元前2000—前1800年，主要介绍妇科疾病；史密斯（Edivin Smith）纸草文，约写于公元前1700年，介绍外科疾病，并按预后将疾病分为治愈、可疑和无望三类；埃伯斯（Ebers）纸草文，约写于公元前1500年，介绍一般的医学理论，记录了205种疾病和数百种药物，并对疾病作初步分类。这些纸草文均以发现者的名字来命名。在这些纸草文中，记载了带迷信色彩的咒文、魔术；也有各种药物，如止咳药、吸入药、熏蒸药、坐药及灌肠药等。外科方面，记载了割开法、烧灼法，还有眼科方面的手术。在卫生方面，如住宅与身体的清洁等都有规定，且常把动物的分泌物和动物身体的某部分作为药物。

（七）医学教育

古埃及的医学教育较发达。神庙不仅是祭祀的场所，又是祭司、僧侣用魔术和祈祷行医的地方，也是哲学、医学的活动中心。从第一王朝起，各地神庙就设有医学校，其中较著名的是伊姆荷泰普神庙的医学校。许多希腊人、犹太人、波斯人都曾来此学习。古希腊著名医学家希波克拉底等也曾到古埃及游学。古埃及医学对以后古希腊医学的发展产生了很大影响。

二、古巴比伦和亚述的医学

（一）古巴比伦和亚述概况

古巴比伦和亚述都是美索不达米亚这片肥沃土地上的国家。美索不达米亚亦称“两河流域”或“河间之地”，即西南亚的底格里斯河和幼发拉底河两河流域平原，相当于当今的伊拉克境内，地势平坦，农业发达。

古巴比伦王国约建于公元前1894年，是当时“两河流域”较弱小的城邦，位于幼发拉底河中游，大致相当于今天的巴格达。经过100多年的发展，到第六代王汉穆拉比统治时期，古巴比伦王国征服了从波斯湾到地中海沿岸的广大地区，统一了西亚，使该地区进入奴隶制帝国时代。古巴比伦王国在汉穆拉比死后便逐渐衰微，大约在公元前16世纪早期被赫梯帝国所灭。大约在公元前1300年，底格里斯河上游的亚述人开始崛起。公元前8世纪至前7世纪，亚述帝国达到鼎盛时期，成为地跨亚、非两大洲的奴隶制大帝国。公元前612年，闪族人的一支迦勒底人推翻了亚述帝国，建立了新的巴比伦王国。公元前580年，新巴比伦人（迦勒底人）攻占犹太国都城耶路撒冷，灭了犹太国，使犹太人成为巴比伦之囚。公元前539年，新巴比伦王国被波斯人征服。公元前330年，亚历山大大帝征服了美索不达米亚，希腊将领塞琉古统治该地区，自那以后直到公元年代，史称塞琉古时期，美索不达米亚文明也因之中断。

古巴比伦和亚述都曾是西亚强国。苏美尔人、巴比伦人、亚述人和新巴比伦人共同创造了美索不达米亚文明（也称两河文明，或西亚文明，有时统称为古巴比伦文明）。这里发明了楔形文字，制定了著名的《汉穆拉比法典》，天文上发展了占星术和太阴历，数学上发明了10进位和60进位的双重记数法等。

（二）宗教崇拜与早期医学

古巴比伦和亚述与古埃及一样，也崇拜多神，认为神主宰着一切，也主宰着人们的健康与疾病。他们不仅崇拜天、地、海、日、月、星、辰、风、雨、雷、电诸神，也崇拜医神。月神辛（Sim）是两河流域最古老的医神，掌管草药生长。海神埃阿（Ea）之子马都克（Marduk）善治百病，是驱除病魔、保护健康的万能之神，也是卜师的首脑。医学由卜师支配，祈祷、符咒、驱魔、逐疫成为行医者的主要治疗手段，充满宗教神秘色彩。

（三）占星术

由于古巴比伦和亚述的农业发达，因而天文学发达，人们将天体的变化和星体的运行与社会现象、人事吉凶、战争胜负、疾病预防等联系起来，导致占星术的发达，其中以“肝卜”最为流行。占星术与古巴比伦和亚述的医学有密切的关系，他们认为人体的构造符合天体的运行。这种认为人体是个小宇宙的观念，与我国古代的看法颇为相似。由于认为人体是一个小天体，所以迷信天体对人体的健康、疾病、祸福会产生重大影响。现在看来，这种观点当然是迷信的，但也并非完全迷信。现在已知，太阳黑子的变化，会影响地球上流行病的暴发。太阳活动也是人类某些疾病流行的重要生态因素。罗马尼亚麻疹死亡率呈8年周期，与太阳活动周期一致；印度1900—1960年间，天花流行周期平均为5.5年，与太阳活动周期的半周期相符；太阳活动期之后的3年，皮肤癌明显增多。可见，天体与人体确是有一定关系的。所以，古人对事物的认识，现在也必须具体分析，不能一概否定。

（四）生理学

当时的生理学主要是血液说，认为饮食可使血液变新，并能区别动脉血与静脉血。前者是明血，是昼血；后者是暗血，是夜血。肝脏是血液的中枢，心脏是悟性之所在，耳是意志的中枢。认为注意饮食，清新血液，是长寿秘诀。

古巴比伦和亚述都重视肝脏，视肝脏为神圣之物，认为肝脏是人体最重要的器官，是生命之本，正如古代中国人重视心脏一样。他们常以肝脏作为祭祀用品（肝卜），对祭祀所用的动物肝脏检视极为精细，并用陶器刻制成肝脏模型，上面还记有文字。

（五）治疗方法

当时以巫术、占卜术为主要的治疗手段。经验治疗方法则有香油涂擦、按摩、冷敷、热敷、沐浴、冷水灌注、灌肠和绷带包扎法等。同时也应用一些药物。当时著名的宫廷医生奥罗德－纳内（Arad-Nana）在给国王治病时的处方中记录，第一部分是病名，第二部分是药名，第三部分是用法。当时所用的药物以植物药为主，如罂粟、曼陀罗、大麻、甘草、肉桂、阿魏、芫荽、大蒜、莨菪等；还有动物的各种脏器及矿物药如明矾、硝石、铜盐和铁等，应用药物达百种之多。所用剂型则有丸剂、散剂、涂敷剂和灌肠剂等。外用药膏的主要成分是芝麻油。关于外科的知识不多，但在《汉穆拉比法典》里有白内障及泪瘘手术的名称以及骨折、脓肿、疼痛性肿瘤疗法的记载，并有金属手术刀在医疗中广泛应用的记载。

（六）《汉穆拉比法典》

《汉穆拉比法典》（简称《法典》），是在公元前1700年左右由古巴比伦王国的第六代国王汉穆拉比制定和颁布的。内容包括序言、正文和结语三部分，其中正文共有282条。这是迄今为止人类所发现的最早一部法典，故又称“世界第一法典”。《法典》中有不少涉及医疗的条文，规定了医生给不同等级的病人治病的收费标准以及在医疗事故中应受的惩罚，因而《法典》也是世界上最早的医学法典。例如：

215条：医生用青铜刀治愈全权自由民之重伤或眼内障者应得10个银币。

216条：如患者为非全权自由民，则应得5个银币。

217条：如患者为奴隶，则由其主人付医生2个银币。

218条：如医生用青铜刀给自由民割治，造成患者死亡或致眼损害者，则应处以断指之罪。

《法典》还规定了如割舌、挖眼、断肢甚至处死等惩罚方式。这些严酷的规定明确反映出奴隶主与奴隶的关系，表明《法典》是统治者保护自己的医疗法律。

《法典》用楔形文字刻在黑色的玄武岩石柱上，现收藏于法国巴黎的罗浮宫。

（七）两种医生

当时医生已成为一种职业，且有了内、外科医生的分工。古巴比伦和亚述与古埃及一样，也有两种医生。一种医生是僧侣，治疗方法为咒文和祈祷；另一种是有实际经验的医生，由平民担任。

三、古印度的医学

（一）古印度概况

古印度是世界古代文明的发祥地之一，得名于印度河，其范围大致包括现今印度和巴基斯坦两国的领土。古印度在公元前4000年末至前3000年初，形成了奴隶制社会，在公元前2000年左右进入“吠陀时期”，在公元前1000年左右进入“婆罗门教时期”，在公元前500年左右进入“佛教时期”。公元前325年以后，印度人推翻了马其顿的统治，建立了“孔雀王朝”。孔雀王朝的第三代君主阿育王统一了印度，使孔雀王朝成为印度历史上第一个强大的统一帝国。但这种统一很不稳固，阿育王死后不久，孔雀帝国就分崩离析了。

古印度对世界古代文明作过多方面的贡献，如发明10个数字（阿拉伯数字），释迦牟尼创立佛教等。其医学对东方各国特别是南亚各国的医学也产生过很大影响。

（二）《阿输吠陀》与古印度医学

由于奴隶制的发展，古印度出现了社会地位不同的等级阶层，即婆罗门（僧侣）、刹帝利（武士）、吠舍（农牧民、手工业者和商人）、首陀罗（奴隶）。古印度的文字也出现得很早。“吠陀”（原意为“知识”）是印度最古老的文献材料，以梵文书写，记载了公元前2000年至公元前1000年的史料。婆罗门教以“吠陀”为经典，其中重要的经典首推《阿输吠陀》（*Ayurveda*），意为“生命经”，是较晚时期（公元前7世纪或稍晚）的文献。该文献认为，人体有三要素，即气、黏液、胆汁。病是由于三者平衡遭到破坏而引起的。三要素构成身体的七种成分，即血、肉、脂、骨、髓、精和经过消化的食物。其变化过程是：食物→乳糜→到脾脏、肝脏变成血液→血液生肌肉→脂肪→骨→髓→精液。此外，对解剖生理、疾病症状、分类分型、诊断治疗、用药和适应症等，均有详细记载。

《阿输吠陀》收载了较多的医学史料，总结了对疾病的诊治经验，积累了相当数量的药物和方法，形成了系统的医学理论，并首次将医学分为8科。它不仅是古代婆罗门教的重要经典，也是古印度医学的瑰宝。

此外，古印度三大名医阇罗迦、妙闻（Susrata）和发巴他（Vaghbata）的著作《阇罗迦集》、《妙闻集》及《八友集》等都是阿输吠陀系的主要医学著作，流传至希腊、罗马、伊朗、拜占庭及中国等地，影响深远。当时印度医生在国外享有很高声誉。

（三）先进的临床诊治

古印度医学的解剖生理学虽较幼稚，而临床诊治却很先进。已有视诊、触诊、打诊、听诊等诊断方法；注意脉搏频率、节律；利用味觉、嗅觉检查疾病；根据尿有甜味诊断糖尿病等。对疾病有系统分类，并按症状的不同而分型。将疟疾的热型分为间歇热和弛张热。治疗原则根据气、黏液、胆汁三要素平衡理论而确定。治疗要点是调整消化，改善营养或减食，并重视养生。治疗常用吸入、含漱、点滴、坐药、尿道注入、泻血等方法。内用药主要为吐剂、下剂和喷嚏剂。

（四）发达的外科学

古印度医学中的外科学是独立发展起来的，具有很高的成就，能做截肢术、膀胱结石摘除术、剖腹产术、胎儿倒转术和眼科手术，并能运用药物进行麻醉。古印度最重要的外科文集《妙闻集》列举出121种手术器械，其中钝器手术器械101种，锐器手术器械20种。古印度外科学中以整形外科见长，能做鼻、耳、唇缺损的修补术，尤以鼻成形术最为著名。这与古印度《法典》中常以割鼻、割耳的方法惩罚犯人有直接的关系。对骨折的处理较同时期的古希腊罗马医学更为先进。

（五）丰富的药物

药物丰富是古印度医学的一大特点。公元前6世纪的《妙闻集》已记载了760种植物药。动物药有蜂蜜、骨、角、脂肪、肉、血液、乳汁等。矿物药有各种金属及其盐类、硫黄、砒石、硼砂、明矾，其中最贵重的是水银，应用于皮肤病、神经病、肺病以及梅毒等。

（六）对毒物的认识

古印度对毒物有一定的认识，将毒物分为植物性毒、矿物性毒及动物性毒。误服毒物时，给患者饮冷水或吐剂、泻血。由于印度毒蛇多，因而善治蛇咬伤，有较多治蛇咬伤药，并有专治蛇咬的医生。治蛇咬伤时，紧缚上方，切开局部并进行洗涤、烧灼、吸引等。

（七）当今印度三种医学体系并存的历史渊源

古印度医学的发展，一般分为三个时期。第一时期为吠陀期，从公元前2000年至公元前1000年，为古印度医学的早期。第二时期为婆罗门教和佛教时期，从公元前1000年至公元1000年前后，为古印度医学的极盛时期，形成了以阿输吠陀系为主流的印度医学，并且取得了很高的成就。第三时期为回教医学的传入时期，也称为阿拉伯时期，从公元1000年前后开始，随着异族的入侵和阿拉伯医学的传入，印度的古文化和医学渐趋衰微，停滞不前。后来，西方近代医学兴起并传入印度。因此，当今的印度出现了三种不同医学并存的局面，即阿输吠陀系医学、回教徒带去的医学和西方现代医学。三种医学自成体系，颇似中国的中医、西医并存的局面。

四、中国的传统医学

详见下篇“中国医学史”。

第三章　古代奴隶社会的西方医学

古希腊和古罗马是对西方文明的发展产生重大影响的两大中心。两者均为地中海文明，自成体系，高度发达，成为西方文明的历史渊源。作为古希腊文明和古罗马文明重要组成部分的古希腊医学和古罗马医学，成就也极其辉煌，其影响至今广泛仍存在。最终在欧洲形成的西方医学，正是古希腊医学和古罗马医学的直接继承者。研究西方医学史的主线，也是从古希腊医学和古罗马医学开始的。医学史界公认其为现代医学的重要渊源之一。

一、古希腊的医学

（一）古希腊概况

公元前8世纪至前6世纪，希腊从原始氏族社会进入奴隶制社会。希腊半岛上出现了200多个奴隶制国家（也叫“城邦”），其中最著名的是雅典和斯巴达。伯里克利统治时期的雅典，最能代表古希腊的强盛与繁荣，是古希腊的黄金时代。

古希腊在希波战争中胜利后，雅典和斯巴达经历了几十年的争霸战争，对古希腊的经济、贸易造成极大的破坏。进入公元前4世纪，马其顿已成为希腊北部的重要国家。到腓力二世时，成为全希腊的霸主。

腓力二世遇刺身亡后，他的儿子，年仅20岁的亚历山大（Alexander，公元前356—前323）三世继位。亚历山大是一位具有雄才大略的帝王，他征服了波斯帝国，建立了一个横跨欧、亚、非三洲的前所未有的亚历山大帝国，实现了他把东方民族与希腊民族统一在一个国家中的梦想。他的国家的版图西起希腊、马其顿，东到印度河流域，南临尼罗河第一瀑布，北至中亚的锡尔河。首都设在巴比伦。亚历山大死后，亚历山大帝国分裂为若干个希腊化的国家。

希腊的奴隶制度得到了充分的发展，希腊人吸收了古代东方国家古埃及、古巴比伦和亚述的文化长处，加上自己的创造，在文化科学的各个方面都有很高的成就。恩格斯说：“希腊人当其出现在历史舞台上的时候，已经处在文明门槛了。”古希腊不但奴隶制发达，它的哲学也很发达，涌现了一批出色的哲学家，如泰勒斯、赫拉克利特、毕达哥拉斯、恩培多克勒、德谟克利特、希波克拉底、苏格拉底、柏拉图、亚里士多德等。因而古希腊能把过去朴素的医药知识上升为理论，成为欧洲古老医学的开端。可以说古希腊医学是后来古罗马医学乃至以后全欧洲医学发展的基础。

（二）古希腊的早期医学

《荷马史诗》和神话传说是考察公元前9世纪以前的古希腊早期医学的主要依据。

1.《荷马史诗》

公元前11世纪到公元前9世纪的希腊历史称作荷马时代，因这一时期唯一的文字史料《荷马史诗》而得名。荷马是古希腊的一位诗人，《荷马史诗》是他的伟大诗篇。《荷马史诗》包括《伊利亚特》和《奥德赛》两部分。史诗在记载许多战争场面的同时，也具体描述了对战伤的处理和治疗等战地医疗情况。如拔除箭头，用油膏处理伤口，同时让伤者服用兴奋性饮料，以达到疗伤镇痛的目的，最后用绷带进行包扎等，还记载了疾病和战伤共141例。这些描述在一定程度上反映了当时的医疗水平，并可从中看出古希腊人已经初步掌握了外科解剖学知识，在军队中已经有了专职的医生。经验丰富技术高超的医生社会地位很高，受到社会的尊重。此外，史诗对妇女参加战地救护的史实也有所反映，如阿加米德（Agamede）等一些妇女精通药物知识等。

2. 神话传说

古希腊崇奉多神，其神话传说非常丰富，内容包括神的故事和英雄传说两大部分。其中与医药有关的神也颇多，如太阳神阿波罗（Applo）一家都与医药有不解之缘。阿波罗被认为是医疗技术的创造者。阿波罗的儿子阿斯克雷庇亚斯（Asclepius）则是希腊最受崇敬的医神，在希腊的许多地方都有他的神庙和神像。其神像高大魁伟，手执一长杖，杖上缠绕一蛇。最初权杖上方刻有原文："生也有涯，拔艺无涯，历练难哉。"后来，希腊人以蛇作为医学的象征，欧洲人以手杖和蛇作为西方医学的标志流传至今。阿波罗的孙女巴那塞亚（Panacea）是药物治疗的庇护神，后来Panacea一词成为"万应药"的词源。阿波罗的另一孙女海吉亚（Hygiea）是卫生之神，后世"卫生学"（Hygiene）一词即由此而来。

将医学知识和技术委之于神的普遍现象，说明当时的医学还处于神灵主义医学模式的阶段。医学知识和神灵崇拜的混杂，反映了人们对健康与疾病现象认识水平的低下以及在疾病防治上的束手无策。

（三）自然哲学的兴起

公元前8世纪—前4世纪前后，是古希腊经济、科技、文化、哲学、医学高度繁荣的阶段。公元前7世纪左右，自然哲学在希腊得到空前发展，产生了很多大哲学家。他们不满于宇宙中的一切都是由神创造的观点，力图从哲学角度说明宇宙的本质和来源。当时科学知识尚未分化，科学与哲学几乎混为一体，很多哲学家都是从事数学、天文学、地理学等研究的各科学者。他们对自然、生命与疾病的解释，构成了古希腊医学的理论基础。

泰勒斯（Thales，公元前624—前547年）认为世界的本源是水，世界一切皆由水所生。

赫拉克利特（Heraclitus，公元前540—前480）主张火是万物的本源，世界万物皆由火元素构成，并认为“万物皆变”，宇宙的本质既不是精神，也不是神灵，宇宙是物质的，富于辩证法思想。

毕达哥拉斯（Pythagoras，公元前570—前500）以证明毕达哥拉斯定律（即勾股定律）而闻名于世。他主张“数”为万物的最高根源，由数而有形，有形而有物。认为生命由土、气（风）、火、水四元素组成，四元素又分别与干、冷、热、湿四元质配合成身体的四种体液，即血液、黄胆汁、痰、黑胆汁；四体液的协调与平衡决定人的健康和体质，与我国的五行学说类似。

德谟克利特（Democritus，公元前460—前370）是杰出的唯物论代表，也是原子论的创始人。认为物质是由极小的原子（Atom）构成的，这些原子在不断运动着，时而结合，时而分离。他用原子论解释复杂多变的自然现象和生命现象，给“神与宗教主宰一切”的理论以致命打击。德谟克利特在写信给与他同时代的著名医生希波克拉底时曾说过：“人们用祷告向神乞求健康，而不知道自己握有保持健康的方法。”德谟克利特的原子论和唯物主义理论，促成了以后科学的发展。

（四）古希腊医学的顶峰——希波克拉底医学

古希腊医学的代表人物是希波克拉底（Hippocrates，公元前460—前377）。他是古希腊最博学多才的医生，代表了古希腊医学的最高成就，被誉为“西方医学之父”。对这一伟大人物的生平事迹后人知道的并不多。他生活于古希腊的繁荣时期，约于公元前460年生于科斯（Cos）岛，家世业医，父亲和祖父都是著名的医生。据传说，他父系家族的祖先是医神阿斯克雷庇亚斯的后代，母系家族是赫拉克勒斯（Hercules，希腊神话中的大力士）的后代，这与中国古代传说中的黄帝、神农很相似。希波克拉底年轻时受家庭影响，以后巡游各地兼行医，讲述医学知识，他的足迹遍布小亚细亚的各个都市。后来在科斯学校做了一名教师，讲授医学课程。约于公元前377年卒于杰散里的拉里撒，生活了80多年。现存的冷峻、严肃面孔的雕像不一定是他本人的真实雕像，很可能是根据希腊人的特征塑造出来的。

1.《希波克拉底文集》

《希波克拉底文集》是希氏的主要著作。本书原著是希氏逝世后，在托勒密国王命令下，由亚历山大利亚的学者们在公元前3世纪末汇集而成，并非出自一人之手。该书共60篇，收集了希氏的主要医学成就，其内容广泛，包括总论、解剖、生理、摄生法、病理、治疗法、内科、外科、眼科、妇科、儿科、诊断、预后、药剂等诸多内容。从《希波克拉底文集》可以看出，在公元前4世纪左右，古希腊医学已发展到一个极高的水平，西方医学已逐渐摆脱迷信的外衣，形成了一个比较合理而且近乎科学的医学体系。时至今日，《希波克拉底文集》仍是研究古希腊医学最重要的典籍。然而，由于历史的局限性，书中的谬误和自相矛盾之处也是显而易见的。如解剖学研究的浅薄，以动物解剖推论人体，对气管、血管和神经的混淆，对神经、腱和肌肉的混淆，对心脏的循环功能缺乏认识等。又如书中年代较早的文献认为心是智慧的中心，而其他文献又说脑是思想和意志的中心等。

2. 四体液病理学说

希氏在医学范围内基本上是一个唯物主义者。他和他的学生将四元素论（火、水、风、土）发展成为"四体液病理学说"。希氏认为有机体的生命取决于四种液体：血、黏液、黄胆汁和黑胆汁；而四种元素的不同的配合是这四种液体的基础，每一种液体又与一定的"气质"相适应，每一个人的"气质"取决于其体内占优势的那种液体。如热是血的基础，而火又是血的基本要素。血来自心，如果血占优势，则属于多血质。即：火（热）—血液（血）—热湿—多血质（活泼型），依此类推。四体液平衡，则健康；失调，则生病。此外，"灵气"说也是希氏医学思想中的一个重要概念，并成为后世医学家"灵气"说的来源。希氏认为"灵气"位于心内，并通过管道作用于身体各部位，尤其是那些分泌液体的器官。

3. 整体观念

希氏在医学中的自发辩证法观点，决定了他从统一整体性认识人体的生理和病理过程。他认为人体与自然是统一的，重视气候、土壤、水质、空气、居住条件以及其他环境因素对健康的影响。他教导年轻医生，进入一个没有到过的城市时，要研究该城市的气候、土质、水以及居民的生活方式等，才能做好该城市的医疗工作。同时，他也认为人体自身各部分也是相互联系的统一体，各种疾病都会引起全身反应。他说："疾病开始于全身……身体的个别部位立刻相继引起其他部位的疾病，腰部引起头部疾病，头部引起肌肉和腹部的疾病……而这些部分是相互关联的……能把一切变化传播给所有部分。"为此，他要求医生诊病须全面观察；治病须调动身体的御病能力，并推崇全身强壮疗法。

4. 疾病诊治和预防

希氏医学的诊断学成就很大。如用触诊可以诊断肝、脾、子宫的位置、大小、硬度。又如胸腔病的听诊，让患者两手搭在肩上摇动上体，如有脓，则脓碰触胸壁，发出一种杂音，以此诊断胸膜腔内是否有脓，并确定穿胸术的位置。此外，还能根据听诊察知气管啰音、小水泡性啰音、肋膜摩擦音等。

希氏认为自然界能够保持严整的秩序，而人的生命现象也有相应的调节作用，即人对于疾病有一种自然恢复的调节能力——自然治愈力。而医生的作用，就是帮助病人发挥自然治愈力而战胜疾病。希氏医学的治疗原则是“病因充满而生者宜空虚之，病因空虚而生者宜充满之”。“医术乃添削与夺，去过盛，补缺乏”，类似中医“实则虚之，虚则实之”的治则。希氏重视饮食疗法，也不忽视药物治疗。其药物疗法只有下剂、吐剂、利尿剂，不用发汗剂，也不大用峻下剂。对于剧烈的炎症，认为刺络泻血有效。在《希波克拉底文集》中收集了数百种药物，包括藻粟、天仙子、曼陀罗花、鼠李皮等。希氏在外科、骨科也有一定成就，对创伤疗法主张新鲜创伤尽量保持干燥，施行包扎，也进行缝合。对骨折、脱臼的诊断与疗法也有详细描述，并有穿颅术、穿胸术、肾脓疡切开术、痔核与直肠瘘手术等。此外，希氏还注重心理因素在疾病治疗中的作用，他说：医生有两件东西能治病，一是药物，一是语言。

希氏注意外界因素对疾病的影响，有比较明确的预防思想。他认为医生对疾病的预防有重要责任，不能光看病，不防病，要防治结合，要防病于未然。他还注重个人卫生及增强体力在预防疾病中的作用。

5.《誓词》

《希波克拉底文集》在很多地方都论述了医师的道德修养，《誓词》是其精华所在，在西方沿用了 2 000 多年。其主要内容摘录如下：“……视业师如同父母，终生与之合作。如有必要，我的钱财将与业师共享。视其子弟如我兄弟。彼等欲学医，即无条件授予。……尽我所能诊治以济世，决不有意误治而伤人。病家有所求亦不用毒药，尤不示人以服毒药或用坐药堕胎……凡入病家，均一心为患者，切忌存心误治或害人……凡不宜公开者，永不泄漏，视他人之秘密若神圣……”《誓词》反映了奴隶社会医生之间、医生与病人之间的相互关系以及医生地位的矛盾，其核心是竭诚为病人服务、“严禁对病人的一切毒害与妄为”。这种高尚和纯洁的医学道德标准，跨越了时空的界限，至今仍值得医学生和医师学习与借鉴。

（五）亚历山大利亚医学

亚历山大利亚是亚历山大在尼罗河三角洲所建的都城。亚历山大死后，帝国分裂，其部将托勒密（Ptolemy，公元前 367—前 285）在埃及建立起托勒密王朝，使亚历山大利亚成为古希腊的文化中心，古希腊的医学中心也开始转向这里。所以，此时期又称为亚历山大利亚时期，或希腊化时期，也就是古希腊医学发展的晚期（公元前4—前1世纪）。亚历山大和托勒密一世都是亚里士多德的学生。他们鼓励学术，在亚历山大利亚建立起藏书70万卷（几乎包括了所有古希腊著作）的图书馆及从事科学研究的博物馆，吸引了诸多学者，阿基米德（Archimedes）、欧几里得（Euclid）都曾来到这座都市。医学也同样受到了重视，以希波克拉底为主要传统的古希腊医学在这里得到进一步的发展。

1. 解剖学和生理学

在亚历山大利亚时期，出现了以研究为目的的人体解剖和实验生理。尽管其水平远未能达到使解剖学和生理学成为独立的学科，但它为后来盖仑时期以及文艺复兴时期的欧洲医学留下了实验研究的种子，最终在近代欧洲结出了建立实验医学体系的果实。这一时期最著名的医生，一位是赫洛菲路斯，另一位是埃拉西斯特拉塔。

（1）赫洛菲路斯。

赫洛菲路斯（Herophilus，公元前335—前280）是最早进行人体解剖的人。他发现小肠起始端的长度约有十二指，遂定名为“十二指肠”；他发现男性尿道起始处的腺体，并命名为“前列腺”；他记述了睫状体、玻璃体、视网膜和脉络膜并改进了白内障手术；他研究了肝、胰、唾液腺，发现了舌骨；他鉴别了感觉神经和运动神经，观察了乳糜管和淋巴。他还发现了大脑、脊髓和神经的联系，记述了脑脊髓膜、第四脑室的脑沟，认为第四脑室是智慧和神经系统的中心。他还是当时唯一研究过女性生殖器官的人，曾描述了卵巢和输卵管，并探讨了妇科病问题。此外，赫洛菲路斯曾用滴漏的方法计算脉搏的次数，并仔细观察脉搏搏动的情况和次数。他还重视药物，认为药物是神的双手。

（2）埃拉西斯特拉塔。

埃拉西斯特拉塔（Erasistratus，公元前310—前250）是一位名医，同时也是一位贡献独特的生理学家。他把心脏比作风箱，认为心脏收缩和舒张是由其内在力量所致；他给三尖瓣命名，记述了半月瓣的功能，描述了室壁间的腱索；他还认识到动脉、静脉之间是通过看不见的血管连接的。埃拉西斯特拉塔还是西方灵气学说的创始人，他把亚里士多德的“灵魂”学说引入人体生理。他认为世界上存在生命的灵气，“生命灵气”包含在吸入的空气之中，由肺进入左心，再进入动脉，成为心脏搏动和产生体温的原动力，借以维持人体的消化和营养。“生命灵气”在脑中转变为“动物灵气”，通过神经传达至身体各部，给人类以感觉和运动。他的学说对以后罗马和欧洲医学产生了深远影响。

2. 临床医学和药学

除了赫洛菲路斯和埃拉西斯特拉塔以外，亚历山大利亚医学中还有一些把精力放在临床实践的经验学派。他们认为如何治愈疾病比因何引起疾病更重要，因此重视临床观察和经验积累。他们对症候学、药物学和外科学都有一定贡献。

亚历山大利亚时期的药学也很著名。出现了原始药房，希腊字 Pantopoli 就是指专门加工制备药物的地方，即药房的滥觞。制药专业人员也随之出现，希腊字 Rhizotomi 是“切根人”的意思，Pharmakotribae 指研磨草药的人，以后的“药剂师”即从他们演变而来。西方的植物学之父——西奥夫拉斯塔斯（Theophrastus，公元前 370—前 285 年），对许多药用植物进行过研究，著作很多。毒药和解毒药的研究风气也盛行一时，彭塔斯王攸巴托·米特利达悌（Mithridates Eupator）是研究毒药的权威，西方的解毒舐剂即以他的名字命名。

1 世纪前后，随着古罗马的日益强大，亚历山大利亚丧失其中心地位，让位于古罗马帝国。

二、古罗马的医学

（一）古罗马概况

古罗马是指意大利半岛及其周围岛屿。从罗马建城到公元前 6 世纪末出现罗马共和国为止的 240 年，是罗马的“王政时代”，罗马还处于氏族社会末期的军事民主制阶段，与古希腊的“荷马时代”相仿。公元前 3 世纪，罗马统一了意大利，一跃成为地中海强国。打败迦太基后，罗马开始称霸地中海。公元前 2 世纪，罗马人征服了希腊，占领了原来属于希腊的地区——巴尔干半岛南部。公元前 50 年，罗马帝国将埃及并入其版图。公元前 30 年，渥大维开创了罗马的一个新时期——建立起横跨欧、亚、非三洲的奴隶制帝国。1—3 世纪，罗马帝国出现了一个长期稳定和发展时期，即“罗马和平”。罗马医学也有了很大的发展，在许多方面有突出成就，出现了不少名医和学派。

古罗马医学和古希腊医学有着继承性的联系。古希腊和古罗马医学，对于后世西方医学乃至世界医学的发展产生了极其深远的影响。

（二）古罗马的早期医学

1. 宗教迷信与医药

自公元前 6 世纪末罗马共和国建立，至公元前 2 世纪罗马人征服希腊之前，这一时期的罗马医学具有浓厚的宗教迷信色彩，几乎全以魔术为基础。疾病被视为是神灵对人类的惩罚。人患了病只能求助于神，而且几乎每一种疾病都要求助于能治疗该病的特殊的神。因此，罗马人十分崇敬众神，后来索性把希腊医神阿斯克雷庇亚斯也尊为自己的健康之神。虽然早期的罗马人在生活实践中也积累了一些医药知识和经验，但毕竟是十分肤浅和有限的。例如，他们把白菜当作万能药，把燕子看作治疗脱臼的有效药。

2. 卫生组织与医院

古罗马是一个中央集权的大帝国，有常备军队，并设有军医机构的组织。同时，为了防止流行病，还在政府行政机关中设置了“医务总督”的职位。后者还负责举行考试，批准经政府许可的开业医生。

古罗马建立的医院颇引人注意。早在古希腊时期，在希腊一个小岛上，已经有阿斯克雷庇亚斯庙堂，一些病弱奴隶被流放到那里，可以说这是最早的医院雏形。到了罗马时代，法律规定在这个小岛上经医治而康复的奴隶，可以成为平民，不再是奴隶。以后这个小岛就成为诸多生病平民聚集的地方。今天看来，这个小岛似乎就是一所医院。

罗马统治者好战，常常远征他乡。罗马人在远征途中，设置专门机构，收容伤病员，这些机构后来发展成为军医院。在此基础上，城市中设立了专门为官僚、权贵服务的医院，以后又出现了慈善性质的公共病院，再后来这些医院演变为中世纪的治疗院。据调查，世界上最早的慈善性质的公共病院是一位老妇人于4世纪在罗马创建的。这是世界上较早期的医院，当然更多的医院是在中世纪尤其11世纪以后才出现的。

3. 公共卫生水平

古罗马的公共卫生设施很发达。利用奴隶劳动，修建了城市的水道（罗马的饮水由九条输水管道从市外送入）、下水道和浴场。在著名的罗马第一部成文法典《十二铜表法》中还禁止在市内埋葬，并指出要注意饮水卫生等。另有法律规定，在孕妇死亡以后，应采取剖腹术，取出孕妇腹中活的胎儿。这可以说是世界上最早的剖宫产术。

4. 医生的地位

早期罗马的医生多由战俘中挑选的奴隶担任，社会地位十分低下。罗马人征服希腊后，很多希腊医生逃到罗马（如盖仑），他们带来了高超的医术和丰富的医学经验，赢得了罗马人的信任。公元前46年，凯撒大帝给予从外国移住到罗马的医生及学医的人公民权，医生的社会地位逐步提高，促进了古罗马医学的发展。

5. 希腊医学的移植

把古希腊医学移植于古罗马的功臣是阿斯克雷庇亚德（Aesclepiades，公元前128—前56)。他用希腊文写的医学著作有20卷。他接受了古希腊哲学家伊壁鸠鲁(Epicurus,公元前342—前270)的学说,认为人是由无数原始粒子构成的,人的各种活动(包括精神)都是原子的运动。原子结合成无数小管腔,管腔内有微小的原子运动使体液流通。反之,原子的大小、数量和排列有变化,以及管腔过宽过窄,人体就发生疾病。因此,他提倡各种运动,而首先是身体清洁,经常洗澡,并用各种强刺激如体操、按摩、发汗来保持健康。他反对希波克拉底的"自然治愈力"说,认为医生的责任是采取"安全、迅速和愉快"的方法治疗病人。他创造了饮食疗法,如让浮肿患者吃焙干的鱼等,而不用泻下、催吐、过多放血等疗法。

(三)古罗马医学的蓬勃发展

公元前30年,罗马建立起庞大的帝国。随着生产力的发展和对外扩张的需要,促进了罗马医学的长足进步,形成了医家辈出、学派如林的蓬勃发展局面。

1. 三派学说

随着阿斯克雷庇亚德学说和医术的传播,在医学发展的同时,也形成了不同的医学派别。

(1)方法学派:该学派是罗马帝国极盛时期最重要的学派。创始人是塞米生(Themison),他是阿斯克雷庇亚德的学生,提倡原子病理学说,坚信人体是由原子和微孔组成,疾病是两者之间的失衡,认为一切疾病不外乎是两种类型:紧张状态和弛缓状态。这两种状态均由毛孔的异常收缩所致。因此,在治疗上相应采用抗紧张和抗弛缓两类药物。对紧张状态,治之以弛缓;对弛缓状态,治之以紧张。后来他又提出兼有两者的第三型,根据其主要方面采用对症疗法。

(2)灵气学派和折中学派:灵气学派在1世纪前半叶盛行于罗马帝国,其创始人为阿西纽斯(Athenaeus)。他受斯多噶哲学影响,认为人体最主要的元素是灵气,人体的行动、感觉和欲望皆由灵气而来。灵气随空气由毛孔进入身体,借血管而分布于各器官。灵气可使血管保持一定的紧张度,切脉可探知人体是否健康,故此派很重视切脉。灵气学派接受了希波克拉底的体液学说,认为疾病是由于体液紊乱破坏了"灵气"的平衡所致,故主张应用饮食、物理等疗法,以调整体液。

折中学派的创始人是阿加提奴斯(Agathios,50—100)。他是阿西纽斯的学生,但表现折中,即理论上是"灵气"论者,但在实践中也吸取其他学派的优点。他著有关于脉学和用藜芦治病的论文,特别提倡冷水浴。

(3)百科全书派:百科全书派的人都有广博的知识,对自然科学和医学有深入的研究，罗马帝国重要的医学文献多出自他们之手，但他们一般不以行医为业。该派最有影响的人物是古罗马著名的医学家塞尔萨斯（Celsus，1世纪初）。他是世界上最早用拉丁文写作医书的医学家。罗马人使用的文字是拉丁文，但在塞尔萨斯以前，医学界沿用的都是用希腊文写成的希波克拉底的著作。到塞尔萨斯以后，罗马人才开始用本国文字——拉丁文写作医书。因此，塞尔萨斯的著作是欧洲古代医学中最易阅读的。他广集各方面知识，于35年编成大百科全书，包括农、医、军事、修辞、哲学、法律6集，现存只有医学1集，共8卷。1卷为食养法；2卷为病理总论、症候学、预后学、治疗适应症；3～4卷为病理各论、全身疾患和局部疾患；5～8卷为外科学、眼科学和产科学。此书收集并保存了许多古代医学著作，使人们至今仍可窥知早期亚历山大利亚医学和早期罗马医学的轮廓。

2. 迪奥考里德的药物学

这一时期出现了一些药物学家，代表人物是迪奥考里德（Diokorides，40—90），约于77年写成《药物学》5卷。书中记述了药物的调制、真伪、用途、剂量等，记载植物药600余种。他最早记述了乌头、姜和藜芦的治疗作用，证明铁有收敛作用并用于治疗子宫出血。他推荐用鸦片治疗慢性咳嗽，用曼陀罗草酒治疗失眠和剧痛，并用于手术麻醉。由于他综合了当时的药物知识，被誉为西方古代药物的先驱者。

（四）古罗马医学的顶峰——盖仑医学

盖仑（Galen，约129—200）是古罗马最著名的医学家。原籍希腊，生于培尔格蒙（Pergamum），其父是位建筑师。盖仑17岁开始学医，曾拜众多名医为师，还到亚历山大利亚学习过，以后回到家乡。他曾当过几年角斗士的医生，从事过护理工作，并知道用酒类给人治病。162年，盖仑来到罗马，从此开始了他辉煌的一生。他集西方古代医学之大成，批判地继承了希波克拉底的医学学说，在解剖生理学方面超过了希波克拉底。他以精湛的医技而名声显赫，且受到罗马皇帝青睐，被招任为御医。盖仑使罗马医学迈进了黄金时代，他的医学成就是继希波克拉底之后医学史上的又一座高峰，其医学思想的影响长达十几个世纪。后世公认：西方第一位医生是希波克拉底，第二位便是盖仑。

1. 解剖学的建树

盖仑不但从事医疗活动，而且还对解剖学和生理学做了很多实验与研究。在盖仑对医学的诸多贡献中，以其在解剖学领域中的建树最为卓著。他对解剖学非常热爱，但在古罗马是不能随意进行人体解剖的，盖仑对此很不满意。他教育他的学生说，作为一名医生，必定要知道解剖学，而且一定要亲自动手做解剖。解剖材料最好是人。罗马人有个习俗，因罪处死的人要放到野外去，任凭鸟兽啄食。盖仑认为这样的尸体是最好的解剖材料，若找不到，则野生猿是最好的；如猿也找不到，则猴子也可以；若猴子也得不到，那么宁可找头猪来解剖，也比不动手解剖强得多。他在《论解剖学》中，对解剖的具体操作也记述得非常详细。可以说，东西方两种医学不仅在文艺复兴以后分成两个不同系统，而从盖仑时代起，就已经截然不同了。

盖仑通过对猿的解剖，证明了胃壁、肠壁、动脉壁和子宫壁等不是均匀同质的，而是分层的。他精确地描述了300余块肌肉的形态、起止点和功能，并明确肌肉内有结缔组织和神经分支，而不单是一种肌肉物质。他对骨骼的记述，以人体为基础，把骨分为长骨、扁骨，并区分了骨突、骨干和骨骺，这些名称保留至今。

2. 实验生理学的先驱

盖仑是实验生理学研究的先驱，是最早用实验方法研究动物生理机能的实验生理学大师。他精心构思和设计了一些很有意义的生理学实验。以往人们普遍认为动脉含气不含血，盖仑做了一个简单的实验便否定了这种观点：他从动物身上分离出一段动脉，两端结扎，把中间切开，结果流出了鲜红的血液。他还用动物当众演示呼吸器官的结构与功能以及它们与发声的关系，由此推断呼吸运动由两种动作完成，即膈肌与肋间肌的收缩。他发现，鸽子的喉返神经被切断后其他功能都无改变，只是不再鸣叫，表明喉返神经与发声有关。在血循环方面，他区分了动脉和静脉，还部分地研究了血液在机体的流动途径。他还通过实验，确定了结扎动脉或静脉对于脉搏的影响以及脉搏频度与呼吸间的关系。

盖仑在神经生理学方面的研究尤为出色。他区分了运动神经和感觉神经。他做的离断脊髓实验，在方法和结论上都与现代相似。他发现：在第一、第二颈椎骨间切断脊髓，动物立即死亡；在第三、第四颈椎骨间切断脊髓，会引起呼吸停止；在第六颈椎骨以下切断脊髓，会造成胸部肌肉麻痹；在颈椎下方切断脊髓，会引起下肢、膀胱和肠道瘫痪。他的实验首次证明了脊髓的节段性机能。此外，他还发现，结扎输尿管后，尿液积存在结扎部位上方的肾脏和输尿管，而膀胱内并无尿液，证明尿液是由肾脏形成的，与膀胱无关。

3. 临床医学的圣手

盖仑一生行医，经验丰富，是古代医学史上杰出的名医，被誉为大师和圣手。他完全接受了希波克拉底的“四体液”学说，认为如果四种体液不能保持平衡，则导致疾病。他对疾病积累了丰富的知识和经验，如根据尿的情况，区分膀胱和肾的疾病；根据脓的形成，鉴别骨的化脓性感染和单纯性损伤。他还观察到痨病的传染性。盖仑治疗方法的基本思想是正治法，即用热治寒、用寒治热。他注重机体的抵抗力，以希波克拉底的“自然治愈力”为最高原理，认为疾病的治疗最重要的是将致病的物质排出体外，因而医生的责任首先是充分发挥身体的自然治愈力。盖仑的治疗方法很多，包括饮食、药物、体操、按摩、放血等，其中放血方法在盖仑的治疗方法中占有重要地位。

4. 药物学的贡献

盖仑有丰富的药物学知识。他证明了草药中含有可以利用的有效成分，也含有必须放弃的有害成分。他摒弃了当时人们常用的人或动物的粪便、尿液等。他记述了540种植物药、180种动物药、100种矿物药，其中一些有特效作用，如胡椒治疗间日疟和三日疟，司格蒙旋花（Scammony）治疗黄疸，洋芫荽（Parsley）和芹菜治疗肾病等。盖仑还设有自己的专用药房，配制各种丸剂、散剂、膏剂、煎剂等，储备待用。时至今日，药房制剂仍称为“盖仑制剂”，就是为了纪念他。

5. 注重心理疗法

盖仑特别强调心理疗法。有一次盖仑去给一位年轻妇人看病，患者诉全身疲倦，食欲不好，但她既不发热，脉也不快。盖仑怀疑病人所患的是一种心理疾病。于是他因势利导，与这位妇人闲聊。他发现当他与这位妇人的谈话涉及某位著名演员时，妇人的脉搏跳动加快。由此他得出结论：这位妇人患病的原因在于爱慕他人而不可得。这个病例说明，盖仑已经注意到心身疾病的发生。

6. 崇尚医学事业

盖仑非常崇尚他所从事的医学事业，将之视为一门伟大的艺术。他认为只有经过长期的培养和训练才能成为一名合格的医生。他一生撰写论著约400篇，现仅存83篇。他重视医德，反对那些不重医术、只知赚钱的庸医。在他看来，“作为医生，不可能一方面赚钱，一方面从事伟大的艺术——医学”。盖仑还认为，要想做一个最好的医生，仅仅懂得医学是不够的，还必须掌握更广博的知识，“医生应力求掌握哲学及其分科：逻辑学、自然科学和伦理学”。

7. 历史的局限性

（1）在解剖学方面，盖仑没有机会解剖人体，他进行的尸体解剖是动物，多半都是猴子。他在解剖学方面的错误多达200余处。如他错误地认为，心室间隔上有微孔，以使血液从右心室流入左心室，这表明他对血液循环一无所知。他的错误学说妨碍了人们对心脏结构和功能的正确认识。

（2）在生理学方面，盖仑的记述也给后人留下了严重的错误。如认为垂体是个过滤器，脑通过垂体把脑中秽物通过筛骨向下输送到咽部而排出。这一错误提法竟沿用了 1 000 余年。盖仑将柏拉图的三种“灵气”误作为其生理思想的基础，并提出了错误的血液运动“潮汐说”，即他认为血液循环系统的中心在肝脏，血液自肝脏制造出来，送至全身，不再返回；动脉和静脉是两种互相隔离的脉管系统，并不互相沟通，血液在这两种脉管内都像潮水时涨时落那样做着前后进退的运动。这一错误见解，直至 16 世纪才被维萨里指出，至 17 世纪才被哈维推翻。

（3）在临床诊治方面，盖仑也有不少错误观点。如他认为伤口化脓是伤口愈合的标志，不但无害，而且有益。这种错误认识曾使千百万战伤患者和外科病人命丧黄泉。直到 19 世纪，随着微生物致病学说的确立和外科消毒法的问世，这一阻碍外科学进步和发展的错误观点，才得到彻底纠正。

（4）盖仑学说中混有浓厚的唯心主义目的论，认为人的构造，是按造物者的目的而设。如左心壁比右心壁厚和重，是为了保持心脏的垂直位置；动脉壁是致密的，是为更好地保持动脉壁内微小的有飞散性的气体；静脉是多孔的，是为使血液能通过静脉壁使全身得到营养。这显然是天定命运的观点。同时，盖仑接受了柏拉图的“灵气”说，认为“灵气”是生命的要素，身体只不过是灵魂的工具。从这点上看，盖仑学说与后来的基督教义基本相符，因而被中世纪欧洲封建教会所支持，在其后 1 000 多年间被奉为不容置疑的经典、不可动摇的教条。而盖仑探索医学奥秘的科学精神以及他所取得的医学成就反而被束之高阁，成了科学的“婢女”，从而严重地阻碍了医学的发展。

第四章 中世纪的医学

一、社会背景和医学黑暗时期

（一）西罗马帝国的灭亡和欧洲封建社会的开始

在公元3世纪，罗马帝国出现了“3世纪危机”。在内外交困的打击下，395年，罗马帝国一分为二：以君士坦丁堡为首都的东罗马帝国和以罗马城为首都的西罗马帝国。东罗马帝国拥有从黑海到亚德里亚海之间的广大地区，包括巴尔干半岛大部、小亚细亚、叙利亚、巴勒斯坦、埃及和外高加索的一部分；西罗马帝国的领土包括意大利、巴尔干半岛西北部、高卢、不列颠、西班牙及北非等地。

罗马帝国分裂为东、西罗马后，西罗马帝国的噩梦并没有结束，仅维持了81年，就被“蛮族”所灭。476年，“蛮族”的一支日耳曼人摧毁了西罗马帝国。所谓“蛮族”（日耳曼人、法兰克人、西哥特人、汪达尔人等），是古希腊、罗马人对当时欧洲其他处于较低社会发展阶段上的民族的统称，也就是野蛮人的意思。西罗马帝国的灭亡，标志着欧洲奴隶制度的崩溃和封建社会的开始。由于5—15世纪欧洲这一封建时期处在古代与近代中间，所以称为“中世纪”。西罗马帝国灭亡后，分裂成好几个蛮族王国。至771年查理大帝后，法兰克王国成为统治欧洲中、西部的欧洲霸主，号称查理曼帝国。843年，按《凡尔登条约》，查理曼帝国一分为三：东法兰克王国、西法兰克王国和中法兰克王国，这就是德国、法国和意大利的雏形。从1096年至1291年，罗马教皇和西欧封建主先后发动了8次臭名昭著的“十字军东征”，历时近两个世纪，并以彻底失败而告终。从1109年开始，英法爆发了长达两个世纪的战争。此后，从1338年开始，直至1453年，英法又进行了一百多年的战争。

（二）欧洲医学的黑暗时期

欧洲中世纪（the Middle Ages）是指5—15世纪约1 000年的时期。从医学史来说，也就是自盖仑以后到文艺复兴人体解剖学兴起以前的这段时期。中世纪的欧洲，封建统治者勾结教会，建立起野蛮、愚昧的宗教统治，致使文化科学受到严重摧残，所以这一时期又称为“黑暗时期”（the Dark Ages）。这一时期也是欧洲医学的黑暗时期。在这个时期，古希腊医学的光辉已经暗淡，古罗马医学的堂皇也已失色，追求科学真理的思想已经枯萎，曾经辉煌一时的雅典和亚历山大利亚文化也已成为历史。20 世纪著名的医史学家纽贝格（M. Neuburger）评价说："这一时期医学已经退化到原始医学的时代。"20 世纪初加拿大著名医学家奥斯勒（W. Osler，1849—1919）分析了导致这种局面的三种原因：第一，"蛮族"的入侵。西罗马帝国被"蛮族"灭亡后，随之分裂为众多蛮族人的国家。这些未开化的民族侵入罗马后，文化遭到破坏，人心惊恐不安，在这种情况下，医学很难发展。第二，基督教的影响。基督教把天堂视为人的极乐世界，认为人活着是为了受苦赎罪，死后才能进入天堂。灵魂是至贵的，肉体是可恶的。人的肉体如果妨碍了灵魂的善举，那就应该去死。疾病就是上帝对一切作恶之人的惩罚，因此人人都该忍受疾病，不许采用医药和手术，治病最好的办法是祈祷。因此，中世纪的人依靠祈祷来治病，致使医学的发展停滞不前。第三，鼠疫的流行。中世纪鼠疫肆疟欧洲，弄得人心惶惶，疲于应付鼠疫，无暇顾及科学文化的发展。以上三种原因中，以宗教神学的影响尤为突出。

（三）黑暗时期医学的缓慢发展

黑暗时期的欧洲医学遭受到严重的摧残，欧洲已有的医学知识和经验大部分失传，直到中世纪后期，这些知识和经验才又从拜占庭和阿拉伯流传回来。尽管如此，欧洲医学在某些方面仍在缓慢发展，为近代实验医学的兴起奠定了一定的基础。中世纪欧洲医学仍能缓慢发展的原因：第一，是由于科学的发展是任何时候、任何地方、任何力量都阻止不了的。人们对医疗和卫生保健的需求是自然存在的，也是客观必然的，最终必将推进医学的进步。第二，宗教集团内部并非铁板一块，也有反叛力量，如曾是僧侣的罗杰·培根（Roger Bacon，约 1214—1292）就反对经院哲学，提出"科学实验"的思想。这种反叛精神，无疑有利于医学的进步。第三，宗教统治的桎梏并非无所不在，也有其薄弱之处，如意大利的萨勒诺和帕多瓦两所大学受经院哲学影响最小，学术空气自由，人才辈出，直接推动了医学的进步。如与萨勒诺大学齐名的法国蒙披利大学有一个著名的外科医生肖利克（Chauliac），他总结了作为外科医生的四个必要条件：第一要博学，第二要熟练，第三要敏捷（因为当时无麻醉药，外科手术以快为好），第四要有一定的道德修养。这四条标准，直至今日仍是外科医生适用的准则。又如中世纪最著名的外科医生乔利阿克（Cue de Chauliac，约 1300—1367）所著《大外科学》是近代外科学之父巴累之前的外科学经典。其中叙述了各种外科手术和大量新方法，许多方法沿用至今。在临近文艺复兴的时期里，表现最突出的首推植物学的研究。15 世纪，萨拉迪纳（Saladinodi Ascoli）所著《芒香药物概要》（*Conpedium Aromatariorum*），解决了当时药学知识与用药技术不足的问题。

该书当时被采用为正式的药物学教材。

（四）欧洲之外的医学发展

对比中世纪欧洲医学处于黑暗时期，当时中国正处于唐、宋、元、明这几个朝代，是中国医学兴盛、普及、发展的时期，医学水平遥遥领先于世界医学。在这一时期，东罗马帝国以拜占庭帝国（Byzantium）的形式保存下来，它收集了古代希腊、罗马的文化，并加以系统化，对科学文化的发展起了一定作用。5—8 世纪的拜占庭医学为以后阿拉伯医学的发展奠定了基础。8—12 世纪的阿拉伯医学很发达。阿拉伯继承了希腊、罗马的文化，又吸收了印度与中国的文化，起到了沟通欧、亚各民族文化的作用。当时，世界医学的中心转移到东方，东方医学对世界医学的发展产生了比古代东方更大的影响。

中世纪的医学通常包括中世纪欧洲的医学与这一时期的拜占庭医学和阿拉伯医学。

二、宗教神学和经院哲学对医学的影响

（一）宗教神学对医学的影响

中世纪的欧洲，基督教教会成了最大的封建主，拥有最大的权力，这是中世纪欧洲的一个突出特点。基督教于 1 世纪起源于巴勒斯坦，后来传播到罗马帝国，成为奴隶和穷人的宗教。虽然基督教曾因反对奴隶制而遭到镇压和迫害，但基督教教义很快渗透到上层社会，成为奴隶主的统治工具。国王于 313 年宣布信仰自由，于 325 年把基督教定为国教，于是基督教又逐渐变成了封建统治的工具。教义几乎具有法律效力，而教皇、主教、修道士、神父之类构成了中世纪强有力的统治阶层。神学渗透到一切知识领域，哲学、科学、文学、教育都为神学服务，成为神学的附庸。医学也被宗教所垄断，主要掌握在僧侣手中。只有他们懂得拉丁语，保存了一些古代流传下来的医药知识。他们替人看病，也替病人祈祷，成了所谓“僧侣医学”或“寺院医学”，即寺院成为知识的中心，祈祷的地方，看病的场所，并把治愈疾病视为“神圣的奇迹”。“寺院医学”在 10 世纪达到鼎盛时期，以后才逐渐衰落。原因在于教会有一条重要宗旨，那就是修养心灵。而当时的医学被认为仅仅是治疗肉体。如果僧侣成天忙于为人治病，势必有违宗教的教义。在这种情况下，医学事业才逐渐从僧侣手中解放出来。

（二）经院哲学对医学的影响

除宗教神学的影响外，经院哲学对医学的影响也不容忽视。8 世纪，查理曼大帝（Charlemagne，742—814）在宫廷和各地修道院设立“经院”

(Schola)，令王侯贵族子弟学习经院哲学。经院哲学（scholasticism）又称“烦琐哲学”，是当时的官方哲学，在思想文化领域居统治地位。它为基督教教义寻找理论根据，解释和论证《圣经》的真实性和基督教义的神圣不可侵犯性。它看待一切问题都以《圣经》作为出发点和终极真理，宣扬神创论和目的论，崇尚空谈，轻视实践。这种经院哲学对医学产生了恶劣的影响。例如，受经院哲学的影响，医生的任务首先是肯定、论证和注释希波克拉底、盖仑和阿维森纳的权威著作。尤其是盖仑的著述被认为是绝对正确的，即使有明显的错误，也千方百计地加以掩饰和辩解，以致使盖仑的医学学说教条化，成为宗教神学的重要支柱。如在尸体解剖中，明明看到人的股骨是直的，并非盖仑所说的弯曲的（因为盖仑解剖的是猕猴），就牵强附会地说，这是人们长期穿紧身裤的结果。又如，他们要讨论上帝从亚当身上取下一根肋骨造夏娃时，亚当痛不痛？亚当的肋骨是否只有 23 根？夏娃的肋骨是否有 25 根？诸如此类的荒唐问题却成了经院哲学派医学的中心议题。同时，教会还采取了吸收和同化亚里士多德学说（如灵魂观念和目的论）的办法将它纳入经院哲学体系，以巩固和提高宗教在人们心目中的地位。这种经院习气一直延续到文艺复兴开始。

（三）宗教神学和经院哲学影响下的诊治法

1. 验尿法

中世纪诊断学以观察功能障碍为主，也注意诊脉，验血、尿和痰，其中验尿法是最重要的诊断方法，从 11 世纪直到 17 世纪在阿拉伯世界和欧洲盛行了 500 多年，尿瓶成了医药的标志。

验尿法所起的积极作用是促进了人们开始对尿液进行真正科学的研究。但也常有医生只凭尿液而不见病人就妄下结论。此外，也有医生利用验尿法来影响病人的心理，而并非真想靠它“诊断”出什么病症来。

2. 放血术

放血术主要是手术切开静脉放血的治疗方法，亦可用医用蛭吸食坏血。它与“四体液病理学说”有密切关系。该学说认为人体内含有多种不同的体液，某种体液过多或过少都会引起疾病。放血的目的就在于排除过剩的体液，以治疗相应的疾病。放血术被视为“万能疗法”，在中世纪风行一时，它不但用于治疗病人，还作为常规保健措施用于健康人，甚至连“相思病”、“抑郁症”之类的精神病症也用它来治疗。至于放血会造成贫血症，则被人们忽略不计了。

3. 按手礼

按手礼是精神心理疗法，融合了浓厚的宗教色彩。据说神权帝王

(anointed kings) 拥有治病的权力，只要将他们的“皇家之手”(royal hands)放在病人的头与颈背上即可。《马克福音》中说：“他们将手放在病人身上，病人就会恢复健康。”于是国王把他的手放在病人身上，口中念念有词：“我碰一碰你，上帝令你痊愈。”在集会上用这种方法一次竟可治疗 1 000 ~ 1 500 人。

三、中世纪的欧洲大学

中世纪欧洲的文化教育是极其落后的。在中世纪初期，不仅普通百姓全都是文盲，就连王公贵族也都是愚昧无知的。只有少数高级教士由于阅读圣经和宣传教义的需要而掌握了拉丁文。教会是中世纪初期唯一设有学校的地方，但它的培养目标仅仅是训练为教会服务的工具。教会学校的学习内容是“七艺”：文法、修辞、逻辑、几何、数学、天文和音乐。从形式上看似乎文理齐全，但实际上这七科全为一个目标——宣传宗教教义，服务宗教神学。教科书也只有一本，那就是《圣经》。人们不知道世上还有其他书籍，更不知道还有文学、艺术、科学，只知道信仰上帝。

11 世纪，西欧封建社会生产力有了发展，逐渐形成中世纪城市。尤其是阿拉伯人的入侵和十字军的东征，使人们接触到了东方的文明和基督教以外的世界，开阔了欧洲人的眼界，也刺激了科学文化知识的发展，使教会垄断文化知识的局面打开了缺口。为了适应城市的发展和市民生活的需要，在欧洲一些城市中开始出现城市学校，并在此基础上出现了大学。12 世纪初，意大利的波伦亚 (Bologna) 大学，法国的巴黎 (Paris) 大学、蒙披利 (Montpellier) 大学，英国的牛津 (Oxford) 大学等相继出现。13 世纪又出现了意大利的帕多瓦 (Padova) 大学、帕维亚 (Pavia) 大学、萨勒诺 (Salerno) 大学，英国的剑桥 (Cambridge) 大学，西班牙的巴伦叙亚大学 (1212)，葡萄牙的里斯本大学 (1290) 等。至 14 世纪末，又陆续建立起维也纳大学、欧佛大学、海德堡大学等。至文艺复兴初期，欧洲大学已达 80 余所。在这些大学中，以法国的巴黎大学最为典型。

大学的起源最早是教师和学生的团体。如意大利的波伦亚大学就是以学习法律的学生为中心而建立的；而巴黎大学则是以研究哲学、神学为核心的教授团体兴起的。

欧洲中世纪大学是近代大学的直接渊源。大学的出现，是世界教育史上具有划时代意义的重大事件，意味着对宗教独占文化教育的突破，对整个社会的科学文化和医学都产生了重大影响。

四、中世纪的欧洲医学教育

（一）医学教育制度

中世纪欧洲的多数大学都设有医科。13 世纪以前，各校学生人数很少，每个系总共不超过 10 人。教师也少，分别教授理论、临床和药物知识等。学校仍实行师徒制。学制 5～10 年不等。课程设置有物理学、哲学、逻辑学、修辞学、星象学、解剖学、生理学、病理学、病理各论、诊断学、外科学、妇产科学、眼科学等。学生主要学习希波克拉底、盖仑和阿维森纳的著作，死记硬背权威著作的教条式知识而轻视临床实践，故步自封，少有建树。学校实行考试制度。学生毕业时授予医师学位。毕业生的就业主要是从事教师工作。12 世纪中叶前后，西西里王罗杰尔二世（Roger Ⅱ）制定的法律规定没有合格证书者不得行医开业。13 世纪 30 年代，有名的皇帝腓特烈二世（Emperor Frederick Ⅱ）也以法律形式规定医生应受 3 年预备教育、5 年医学教育，还规定了一些医疗细则、治疗费用等，并指定学校的教材应以希波克拉底和盖仑的著作为范本，还规定准许每 5 年解剖一具尸体。

与欧洲中世纪医学发展有密切关系的大学主要有萨勒诺大学、波伦亚大学、蒙披利大学、帕维亚大学和帕多瓦大学等。这些大学为培养医学人才，促进医学发展，并为近代实验医学的兴起，发挥了重要的作用。

（二）阿拉伯医学的影响

当时阿拉伯医学对欧洲医学的影响还很大。例如意大利帕维亚大学的一位著名教授菲拉里（Ferari de Grado）在他所著教科书中，引用阿维森纳的话多达 3 000 次以上，引用累塞斯和盖仑的话也达 1 000 次以上，引用希波克拉底的话达 140 次。法国的蒙披利大学也吸收了大量阿拉伯医学的内容，该校一位著名外科医生肖利克所著《外科学》，在中世纪后期颇为著名。肖利克受阿拉伯医学的影响很深，几乎每一页都引用了阿维森纳、累塞斯等人的话。可见当时的医学院校仍在古代经验医学的笼罩之下。

由于当时尚未发明印刷术，所以大学的书籍来源非常困难。巴黎大学在 14 世纪中叶虽有医学课本 14 种，但多是阿拉伯医学的著作。据说法国国王路易十一因为担心自己的健康，很想在国家图书馆中查找累塞斯的著作，而该著作只有在巴黎大学图书馆中才有。因此，作为国王的路易十一也只好派人到巴黎大学借阅累塞斯的著作。

（三）解剖学课程

中世纪到文艺复兴前，一直不允许随意用人体作为解剖材料。至 14 世纪末，才增添了简单的解剖学示教。到了 15 世纪，每年也只许解剖一两具尸体。公共解剖多在大学讲堂或礼拜堂，有时也在屋外进行，15 世纪后期才步入正轨，设置专用的阶梯讲堂。解剖时，将尸体放在环视中心，以便于学生们观察。

意大利波伦亚大学的一位著名教授蒙迪诺（Mondino de Luczzci，1270—1326）是当时欧洲的解剖学权威，他的贡献为波伦亚大学增添了不少光彩。他是欧洲文艺复兴以前最早公开解剖人体的勇敢者，曾于 1315 年公开解剖一具女尸，并在 1316 年写成一部《解剖学》（*Anathomia*）专著。此书流传甚广，印刷发行达 23 版之多，据说发行后 200 多年，仍被推举为大学解剖学的专用教材。由于蒙迪诺的贡献，解剖学成为一门独立的学科，蒙迪诺也成为将系统解剖纳入医学教育的第一人。但蒙迪诺创立的解剖学与我们今天所谓的解剖学不大一样，前者包括了生理学和与解剖相关的内外科，而不仅仅是单纯的人体解剖学。

必须说明的是，当时教条风气盛行。蒙迪诺的《解剖学》中附有一幅解剖教学图，图示教授高坐讲台，照本宣科，助手在下执棒指点，仆人具体操作解剖，学生们则绕桌旁观，实际上解剖完全操于第三者之手。解剖学的这种教学方法，一直沿用到 16 世纪。在这 200 年间，学者效法蒙迪诺的图示，从不亲自动手实践。

15 世纪，尸体解剖日渐推广。意大利的菲拉利（Gianmatfeo Ferrari，？—1472）对各部器官的解剖描述十分详尽，他也可能是最早给卵巢命名的人（以前称卵巢为“女性睾丸”）。15 世纪末，曾学过医的西克斯塔斯四世（Sixtus Ⅳ，1417—1484 在位）正式颁布训令，准予解剖尸体以供学术研究之用。后来克利蒙特七世（Clement Ⅶ，1513—1524 在位）又重申了此项训令。教会当局的这番让步无疑有利于解剖学的发展。

（四）占星术课程

占星术被列入中世纪大学的课程。14 世纪初，波伦亚大学还设有专门讲述占星学的教授。占星术发源于古巴比伦和亚述，后来影响到希腊和罗马。因此，占星术在中世纪人们的心目中占有一定的地位，他们认为占星术与医学有很密切的关系。科学家培根也相信人与占星术有关，他认为行星、恒星、彗星的变化可以影响到人类的出生、死亡和疾病。一些著名教授也都兼行占星术。17 世纪末，巴黎大学的教授们还讨论过彗星是否为流行病的前驱、月亮是否对人体有影响等问题。直到 18 世纪末和 19 世纪，这种占星术才逐渐衰落。

五、欧洲最早的医学校——萨勒诺

萨勒诺（Salerno）地区位于意大利南部。由于它受经院哲学的影响最小，对欧洲的医学起了进步作用，是中世纪医学发展的一个中心，因此后人称之为“希波克拉底之都”。

（一）萨勒诺医学校的建立和发展

9世纪，培尼底克汀（Benedictine）修道院的朝圣者医院（Pilgrim hospital）建立了萨勒诺医学校（Salernian school）。至9世纪中叶，萨勒诺已成为欧洲一所著名的医学校。学校聘请了许多教授，有希腊人、犹太人、阿拉伯人和当地人，他们用各种语言讲授医学知识，使萨勒诺愈加闻名。11世纪初，萨勒诺发展成为欧洲的医学中心。在这里设有内科、外科诊所，还有孤儿病院、药局、慈善院等，加上环境幽雅，病人多愿来此治病。

11世纪初，意大利南部各地区仍然使用希腊文字和希腊语。萨勒诺的一些医学家将希腊医书译成拉丁文，重建盖仑的医学知识体系，使被宗教埋没多年的医学开始获得了生机。一位出生在迦太基（Carthage）的著名翻译家康斯坦丁诺斯（A. Constantinus，1015—1087）周游各国之后来到萨勒诺。他精通希腊和阿拉伯学术，把盖仑等的许多医书译成拉丁文，将阿拉伯著名医生阿维森纳和累塞斯的著作翻译介绍给欧洲，使以阿拉伯医学为基础的拉丁医学得到进一步的发展。虽然他翻译的著作简单而凌乱，但对萨勒诺医学的兴起发挥了重要作用。

（二）萨勒诺大学的建立和发展

11世纪，在医学校的基础上建立了萨勒诺大学。学制9年，包括3年预科，5年医学理论，1年临床实习；专习外科者学制10年。学校以希波克拉底、盖仑和阿维森纳的著作为基本教材，并编有《亚历山大利亚医学纲要》，将希腊和阿拉伯经典医学融会起来。学校一直保持着非宗教性医学的特点，自由学术气氛较浓，重视实践，教学在医院和化验室内进行，摒弃一切空论、迷信和占星术。学校还设有解剖课，以动物解剖为主。妇女也可以听课学习。据说除男教授以外，还有女教授。该校的教学大纲后来为许多大学所采用。

萨勒诺使500年来极度疲惫的欧洲医学重新活跃起来。在当时整个欧洲医学处于黑暗衰落的状态下，萨勒诺医学的出现使中世纪医学初露曙光。1099年，诺曼公爵洛伯特于第一次十字军东征后来此就医和疗养，使该校名声远扬。11—12世纪，是萨勒诺医学最辉煌的时期。12世纪萨勒诺的尼古拉（Nicholas of Salerno）编辑的药典《解毒方》，是中世纪颇引人注目的处方书，成为药剂学的基础。此外，萨勒诺的《罗格尔外科学》代表欧洲当时外科学的水平。从1200年起，萨勒诺医学校成为国际性医学院。1231年，萨勒诺被腓特烈二世正式承认为大学。

随着其他大学的相继建立，对萨勒诺大学的依赖程度逐渐减轻，该校开始衰落。学术中心转向意大利的波伦亚和帕多瓦两所大学。前者偏于保守，有古希腊之风；后者倾向进取，有阿拉伯之气，并从16世纪开始成为先进医学的中心。

虽然萨勒诺医学校在推动医学的进步上少有直接的贡献，但它继承古代医学的功绩却不可磨灭，并对医学摆脱宗教的束缚，走向自由研究的道路，以及以后大学的兴办，都有一定的意义。该校培养出来的医生在文艺复兴时期的医学革新运动中也发挥了十分重要的作用。

六、医院的兴起

公元之初，拉丁文 hospitalia 的原意是旅馆、客栈，当时这种旅馆、客栈兼收留老人、孤儿、残疾人，后来逐渐演变成为专供病人居住的地方，此即英文 hospital（医院）的渊源。

医院的发展与基督教密切相关，因为基督教的教义之一是服务病人。医院的组织与工作都具有宗教性质。它的护理重于医疗。虽然也可能解决病人肉体的痛苦，但其主要目的在于洗净灵魂。最早的医院可以说是希腊的阿斯克雷庇亚斯神庙。

中世纪初期，开始在修道院设立专为僧侣而设的医疗所，很久以后才在医疗所附近设立为一般病人看病的医院。医疗所一般只有一位医生和一位管理人员。6世纪以后，欧洲开始建立医院。542年、641年在法国的里昂、巴黎分别建立了医院。按照教会的规定，这些医院一般位于大教堂附近，大多数医院的规模都很小。

早期的医院或医疗机构因其目的不同，名称各异。例如，照料病人者称为医院（Nosocomium），接收病人者称为收容院（Nosodocbium），收容穷人者称为济贫院（Ptocbodocbium），接收妇女及女孩者称为妇婴院（Gynotrophium）。在9世纪还出现了产科医院。在整个中世纪，医院几乎不分科。

从11世纪末到13世纪的十字军东征期间，由于大量的伤病员需要医治，加上当时欧洲受到流行病的严重威胁，客观上促进了医院的发展。13世纪，罗马教皇伊诺森特三世（Innocent Ⅲ）特地邀请许多著名的建筑师到罗马，建立了一座大型的医院，即圣多斯比利多（Santo Spirrito）医院。此后，欧洲各地建成了许多医院。以罗马为例，11世纪仅有4所医院，12世纪增至6所，到了13世纪已拥有13所。此外，11世纪后，由于麻风病人大量增加，欧洲共设立了19 000个麻风病院；14世纪后，欧洲麻风病人减少，许多麻风病院逐渐改做普通医院。

正式医院（即将收容病人与收容贫民的机构分离）是在12世纪以后开始兴起的。第一个正式医院是1204年建于罗马的圣灵医院（Hospital of the Holy Chost）。它的管理权仍操纵在教会之手。到14世纪中叶，政府对医院的投资加大，医院规模明显扩大，从开始的十几张病床增加到200张。到14世纪末，医院的机构与功能日臻完善。

伴随正式医院的发展，公共药房也开始在欧洲出现。13世纪末，意大利开始设立公共药房，之后又成立行会。医生常在药房中诊治患者，或和当地的名流聚于药房。在意大利，药房几乎成了科学、文化和政治的活动场所。

七、麻风病、鼠疫、梅毒的流行

中世纪的卫生，特别是公共卫生，远不如西罗马时代。街道污秽，住宅狭小而且缺少必要的日光和通风设备。这个时期，所能提及的卫生学方面的进步只是由萨勒诺学校的教授写的《卫生手册》（*Regimen Sanitatis Salernitanum*）。这本书曾多次再版发行，成为个人卫生的规范。由于当时恶劣的公共卫生环境，为传染病的流行提供了条件。中世纪的欧洲，传染病猖獗流行，其中以麻风病、鼠疫和后来的梅毒为最甚。此时人们才注意到对传染病流行的预防，此前欧洲并没有接触“传染”这个概念和预防疾病的思想。由于中世纪欧洲传染病的猖獗流行，死亡人数令人恐怖，迫使人们不得不采取隔离、检疫等预防措施。

（一）麻风病

公元后麻风病在东欧流行，其后又沿地中海逐渐向北方扩展，遍及整个欧洲，13世纪流行更为严重。人们认为麻风病患者都是被上帝遗弃的有罪之人，他们之所以患麻风病，是上帝对他们的惩罚。所以，当时对麻风病患者的处置非常残酷，患了麻风病无异于被判处死刑。公共场所不许麻风病人出入，即使礼拜堂也拒他们于门外，足见中世纪对麻风病患者的处置是极不人道的。由于人们认识到麻风病有接触传染的危险，因而出现了隔离措施和法规，促进了隔离病院的建立。据说英国设立的隔离病院多达200所，法国有上千所之多。13世纪以后，医院已不都属教会管辖，出现了由市政管理的医院。隔离病院的兴起，对防止麻风病蔓延起到了显著作用。以后对其他相类似的疾病也实行隔离，例如鼠疫、斑疹伤寒、肺痨、眼结膜炎或者疥疮、丹毒等都被视为传染病。城市内一旦发现这些病人，就由政府出面把他们迁居城外，这些措施对控制传染病有一定效果。

（二）鼠疫

鼠疫在中世纪被称为黑死病，是中世纪医学史上的最大灾难。14世纪时肆虐欧洲，而且也波及亚非两洲。据统计，在14世纪的100年中，黑死病在欧洲共夺去了2 500多万人的生命，约占当时全欧洲人口的1/4。英国是这场瘟疫受害程度较严重的国家之一。据估计，英国总人口的1/4至1/2死于瘟疫，仅牛津大学就死了2/3的学生。一家死亡、全村覆灭的情形屡见不鲜，呈现尸横遍野、惨不忍睹的景象。更为可怕的是，1350—1400年间欧洲人均寿命从30岁缩短至只有20岁。当局为安定民心，想尽办法对付黑死病。在1370—1374年间，当时米兰（Milan）、威尼斯实行极其严厉的措施，禁止病人进入港口或城内，从而传染被制止。后来其他地方争相效仿，很多港口都设立了检疫的场所，遇有可疑的病人，就把他们扣留起来，在有阳光的露天广场停留30天，并把与他们有接触的人也都隔离开来，这种办法叫Trentina（30天）。后来担心30天不管用，又延长了10天，称为Quarantina（40天）。这个名词就是后来“停留检疫”（Quarantin）的来源。由于这种方法对预防传染病大有作用，不久全欧洲都采用了这种方法，直到现代，“海港检疫”已在世界通用。

由上可见，麻风病的流行出现了隔离病院，鼠疫的流行出现了海港检疫，这是中世纪对预防传染病的两项重要贡献。

（三）梅毒

梅毒是一种古老的疾病，但有文字记载的历史却只有四五百年。15世纪，哥伦布远涉重洋发现美洲新大陆，当时梅毒在美洲的西印第安居民中普遍流行。哥伦布和水手们以及后来去的移民与美洲大陆土著居民共同生活，水手们和移民很快染上了梅毒。1502年，哥伦布和水手们从美洲返回西班牙，同时也把梅毒带进了欧洲。由于战争频繁，士兵大量移动，成为欧洲梅毒的传播者，就连宫廷内的皇室贵族也不能幸免。梅毒被认为是一种不光彩的疾病，梅毒病人身上的红斑就像犯人身上的囚服一样，诉说着他们的性犯罪史。梅毒的猖獗流行始于巴塞罗那（Barcelona），以西班牙和法国为主要对手的那波里（Napoli）战争时，梅毒在军队中流行，后又蔓延到世界各地。故梅毒最初叫那波里病（Mala Napoletana）、法国病（Mala Franzoso）或高卢病（Morbus Gallicus），大流行后又叫西班牙疮、波兰疮、日耳曼疮、土耳其疮等，各国都将梅毒这个污名推加给别国。

八、拜占庭医学

（一）社会背景和医学发展

在拜占庭皇帝查士丁尼在位期间，从528年到562年，爆发了三次拜占庭波斯战争。通过战争，拜占庭保住了其东方的领土，但却付出了极其沉重的代价。606 年，拜占庭波斯战争又起，直至 631 年，拜占庭才击败波斯。至 651 年，波斯被阿拉伯帝国所灭。此后，拜占庭又与阿拉伯帝国进行了长期的战争，直至 11 世纪中期，战争才宣告结束。14 世纪初，土耳其奥斯曼帝国崛起，并于 1453 年攻进拜占庭的首都君士坦丁堡。君士坦丁堡的陷落，标志着拜占庭帝国寿终正寝了。

拜占庭文化是古希腊、古罗马文化的继承者。在政治上，拜占庭帝国的寿命是很长的，留下了 1 100 多年的历史。但是从医学史的角度来看，拜占庭医学主要是指 5—8 世纪 300 多年时间而已。拜占庭医学保留着古希腊和古罗马医学的遗风，后来又由异教徒将之传入小亚细亚，为以后阿拉伯医学的再整理、再发展奠定了基础。

从 7 世纪中叶至 9 世纪初的百余年间，受中世纪欧洲文化衰落的影响，拜占庭医学无任何重大成就，就连建于 5 世纪的君士坦丁堡科学研究机构也被撤销。

9 世纪中叶，拜占庭出现了高等学校。学校除设有哲学、数学、天文学、语文等科目外，也讲授和研究医学。在此之前，医生的培训类似我国的师徒传授。9 世纪以后，拜占庭的医生培训才改为学校教育方式。其特点是把医学与其他科目的学习较紧密地结合起来，这对提高医生素质和医学水平有很好的效果。

12 世纪时，在君士坦丁堡出现了不少医院，如 1136 年创建的潘托克拉托尔（Pantokrator）皇家医院，但也只能满足极小部分城市居民的需要。在君士坦丁堡之外，几乎没有为病人提供的服务。尽管如此，拜占庭的医疗服务水平仍遥遥领先于当时的西方国家。1204 年十字军东征占领了君士坦丁堡之后，西欧国家开始效仿拜占庭建立起自己的医院。

晚期的拜占庭大量吸收亚洲国家的医药成就，把阿拉伯和波斯典籍译成希腊文，采用阿拉伯和印度药剂，出现了较高水平的药房。

（二）拜占庭的医学家

此时期在拜占庭也出现了一些重要的医学家。如奥列巴修斯（Oribasius，325—403）、艾修斯（Aetius，约 6 世纪）、西奥菲勒斯（A. Theophielus）、亚历山大（Alexander，525—605）等。拜占庭的医学家，多是医学百科全书的编纂者。他们收集了古代医学丰富的遗产，编著了一些医书，使希腊医学和罗马医学系统化，这是他们具有历史意义的功绩。

九、阿拉伯医学

（一）社会背景和医学发展

6 世纪以前，阿拉伯半岛上的阿拉伯人还处于原始公社制阶段。从 6 世纪起，阿拉伯成为波斯与拜占庭争夺的对象。610 年，穆罕默德创建了伊斯兰教，此后又创建了军队，开始着手统一阿拉伯的战争。到 632 年，整个阿拉伯半岛在伊斯兰的旗帜下基本形成了一个统一的阿拉伯国家。阿拉伯人在“圣战”的旗帜下，向外进行大规模的军事扩张。651 年，波斯被阿拉伯帝国所灭。655 年，阿拉伯取代拜占庭控制了东地中海。661 年，阿拉伯伍麦叶王朝定都于大马士革。7 世纪末至 8 世纪初，阿拉伯又侵入西班牙乃至法国南部，向东则侵入印度河流域、中亚，并到达帕米尔高原，威胁到了中国唐朝的边疆，形成了一个地跨欧、亚、非三洲的阿拉伯大帝国。

750 年，阿拉伯阿拔斯王朝建立。762 年，迁都巴格达。8—13 世纪的阿拔斯王朝，是阿拉伯帝国的鼎盛时期，也是阿拉伯医学的极盛时期。1258 年，蒙古人占领巴格达，阿拔斯王朝灭亡，阿拉伯帝国开始衰落。从 14 世纪初开始，奥斯曼帝国的土耳其人不断扩张，并于 1453 年灭了拜占庭。到 16 世纪，奥斯曼帝国已统治了大部分阿拉伯语世界，成为幅员辽阔的伊斯兰教大帝国。19 世纪后，奥斯曼帝国接近解体，标志着整个伊斯兰世界的衰落。

阿拉伯继承了希腊、罗马的古代文化。希腊文和拉丁文的哲学、科学及医药方面的重要著作，都先后被译成阿拉伯文，以后再翻译成欧洲人认识的文字，使文艺复兴成为可能。同时，阿拉伯与东方的商业贸易交流频繁，吸收了印度和中国文化，使欧亚各民族的文化得以沟通。一部分中国医学也通过阿拉伯传入西方。阿拉伯人在天文、数学、化学、农业、建筑、医学等各方面，都取得了很大成就。

8—13 世纪，阿拉伯医学很发达。阿拉伯医学系指使用阿拉伯语言的区域的传统医学，这些区域大都信奉回教，故又称回教国的医学。阿拉伯医学大体上可分为三个时期：①初期，即 2 世纪，医学由希腊、罗马传入到阿拉伯的时代，也就是所谓翻译的时代，医学书籍几乎完全由希腊文翻译而来。②极盛时期，即 8 世纪至 13 世纪上半叶，阿拉伯医学主要是指此时期。③衰退时期，即 13 世纪下半叶以后，随着阿拉伯帝国的衰落，阿拉伯医学被逐渐兴起的欧洲医学所代替。

必须指出，阿拉伯医学最重要的意义在于当中世纪的欧洲遗忘了古希腊、古罗马医学时，替欧洲及世界继承、保护并在一定程度上发展了古希腊、古罗马医学。

（二）阿拉伯的炼金术

阿拉伯在化学、药学和药物制备技艺等方面颇有成就，提供了大量原希腊及罗马人并不了解的药物。这与当时的“炼金术”（又称“炼丹术”）是分不开的。“炼金术”，即当时的化学，有两个目的，即变贱金属为贵金属以及炼制长生不老之药。虽然目的荒诞，但达到目的的方法和手段却不容忽视。在实践中，“炼金术”产生了若干客观效应，如建立了一些化学的基本原则，改进了许多实验操作方法，发现了许多对人类有用的物质，丰富了药物制剂，促进了药物学的发展。关于阿拉伯炼金术的来源有两种说法，一说来自埃及，一说来自中国，而来自中国之说更有说服力。因为关于炼金术的最早记载出现于中国的历史文献中。魏伯阳所著《周易参同契》就是世界炼丹史上现存最早的文献。最著名的炼丹家葛洪所著《抱朴子》中也有专门讨论炼丹的内容。中国唐代已能炼制轻粉、红升丹和白降丹等。此外，有充分证据证明拜占庭的希腊人和伊斯兰教的阿拉伯人在中世纪初即与中国有往来。并且炼金术的术语和中国以追求长生不老为根本教义的道家著述，有许多共同之处。

（三）阿拉伯的医院

阿拉伯成立了多所医院。最早在707年，教主威利克（EL. Welic）在大马士革建立了一座医院，后来东回教（叙利亚一带）政府在重要的城市几乎都设有医院或诊所，其中以开罗的医院规模最大，设备也最完善。开罗的曼苏理（Mansuri）医院，始建于1284年，外观为一座四角形的建筑，按病种设置病房，还设有恢复期病房，并且设立了门诊处、孤儿院、膳食专用屋、图书馆、大教堂等，同时雇用了众多男女护士。足见当时医院的兴盛景象。

（四）阿拉伯医学之王——阿维森纳

阿拉伯出现了一些重要的医学家，如炼金术权威该伯（Geber）、多产作家累塞斯（Rhazes，约860—932）和阿拉伯医学之王阿维森纳等，他们对阿拉伯医学乃至世界医学作出了重大贡献，其中尤以阿维森纳最为著名。

阿维森纳（Avicenna，980—1037）是阿拉伯最著名的医学家，同时也是著名的百科全书编纂家和思想家，被誉为“阿拉伯医学之王”、“中东医圣”，与希波克拉底及盖仑被并称为“医界三大明星”，在世界医学史上占有重要地位。他生于布哈那附近的一个小镇，10岁时就能背诵《古兰经》，被誉为神童。青年时代曾博览布哈拉的皇家图书馆藏书，16岁学医，17岁时已是一位博学之士了，18岁时因治愈王子的病而成名。他不但对医学有精深的研究，对于数学、物理、化学、动植物学、哲学、天文学、地理、法律、音乐、诗歌等均有研究，留下各科著作近百种，其中医学16种。他作诗非常出色，有8种医书是用诗写成的。阿维森纳在医学各科中都留下了不可磨灭的功绩，他的医学代表作是《希腊—阿拉伯医典》（简称《医典》，*Canon of Medicine*）。该书不但吸收了盖仑的学说，还吸取了中国、印度当时的医学成就，加以整理和注释，并把亚里士多德的逻辑学应用于医学，结构非常严谨，对沟通欧、亚两大洲各民族的医学起了重大作用。

《医典》包括解剖学、生理学、病理学、治疗学、制药学、卫生学和营养学等内容。在解剖学和生理学部分，他着重讲述大脑和神经的作用。在"论热病"中，他提出鼠疫、天花和麻疹等疾病是由肉眼看不见的病原体所致，这些病原体是通过土壤、饮水来传播的。在饮食营养一章中，他强调年龄与饮食的关系，对住宅、衣服、营养卫生等方面描述非常细致。在诊断方面，他注意切脉，并将脉象区别为48种，其中35种颇似我国王叔和《脉经》中所述。他重视药物的作用，用很大篇幅讨论药物治疗的问题。他不但收载希腊、印度的药物，还收载了中国药物，并擅长使用泥疗、水疗、日光疗和空气疗法。他还记述了放血疗法的适应症、禁忌症和方法，膀胱结石截除和气管切开的手术，以及创口和外伤的疗法，并推荐用葡萄酒处理伤口，用汞制剂治疗梅毒。此外，阿维森纳注重观察和实验，并注重精神因素对健康和疾病的影响。他曾做过绵羊和狼面对面拴放的实验，结果表明，绵羊身边虽放有饲料，但因恐惧而不能进食最终死亡。

《医典》曾多次被译成拉丁文，在很长一段时间内，被作为研究医学的必读指南书，直到17世纪，欧洲的一些医学校仍采用《医典》作为教材。在今天的伊斯兰世界仍以绝对优势而广为流传。当然，《医典》中也有不少研究解梦、预卜吉凶等神秘观点，对一些药物的疗效作不合理的推论等不足之处。

第五章　文艺复兴时期的医学

一、社会和文化背景

自西罗马帝国灭亡之后，欧洲历史便进入了漫长的中世纪封建时期。在这期间，许多古老的城市化为废墟，古希腊和古罗马的文明几乎被一扫而光，封建制度严重窒息了文化与艺术的发展，《圣经》成为人们必须信奉的信条，而灿烂的古代文化则被视为异端邪说而横加摧残，以致中世纪的欧洲，文化艺术毫无生气，精神生活极为枯燥，科学技术十分落后，成为人类历史上最野蛮、愚昧和黑暗的时期。

(一) 文艺复兴的动因

到了十四五世纪，西欧封建社会内部发生了重大变化。在手工业、商业较发达的意大利北部产生了最初的资本主义萌芽，出现了资本主义性质的手工工场，随之涌现了一批工场主、商人、银行家，他们构成了一个新阶层——资产阶级。随着拜占庭帝国的灭亡，文化西迁，大批拜占庭学者带着大量古希腊、古罗马的书籍逃往意大利。他们在那里开设学校，讲授哲学、文学和历史，为欧洲带来了一股清新的风气。生活在中世纪的欧洲人，从未想到世上竟然还有如此优美的文学艺术和丰富的学术思想。新兴的资产阶级知识分子广泛搜集研究已被淹没千年之久的古典文化。当时的人们认为古希腊一切都是美好的，而中世纪一切都是丑恶的，他们要求恢复古希腊的文化和艺术。此风逐渐吹到法国、德国、西班牙、尼德兰、英国，西欧掀起了一股“希腊热”，这便是“文艺复兴”。当时中国的火药、指南针和造纸术已传至欧洲，对文艺复兴起到推动作用。15 世纪末到 16 世纪前半期的“海上霸主”西班牙和葡萄牙，首先把殖民扩张的目光投向欧洲大陆之外的地区。1492 年哥伦布发现新大陆，1519 年到 1522 年麦哲伦环球一周的航行，拓展了人们的地理知识，也为资产阶级开辟了殖民地，开拓了市场，促进了资本主义的发展。

(二) 文艺复兴的发展和特征

早期的文艺复兴（14 世纪至 15 世纪中叶）以意大利为中心。15 世纪末到 16 世纪，是意大利文艺复兴的全盛时期。在文艺复兴后期（16 世纪末至 17 世纪初），这场运动已席卷全欧洲。它为欧洲带来了思想解放、科学繁荣，个性的自由发展，促进了一系列社会变革。在德国，出现了马丁·路德发起的宗教改革运动。在英国有莎士比亚、法国有拉伯雷为代表的启蒙运动。以英国培根为代表的唯物主义哲学也已发展。在自然科学领域，更是兴旺发达，出现了一批科学巨匠。

文艺复兴的特征是欧洲封建制度开始崩溃，新兴的资产阶级崛起了，他们对封建制度及其意识形态展开了全面的进攻。文艺复兴运动以“人”为中心，而不再是教会宣扬的以“神”和“来世”为中心，反映了新兴资产阶级的要求。人文主义思想冲击了腐朽的封建主义思想和文化，为近代欧洲资本主义的发展奠定了基础，成为冲破中世纪黑暗时代的一缕曙光。

但是，封建统治者，尤其是教会极端仇视人文主义。他们依然占据着统治地位，极尽一切手段残酷迫害宣传人文主义思想的人。像哥白尼、布鲁诺、伽利略、康帕内拉、塞尔维特、维萨里等，都为相信科学、坚持真理而付出了沉重的代价，甚至付出了自己的生命。

文艺复兴运动以人文主义为思想核心，把人作为关注的中心。西方医学正是在文艺复兴以后才逐步迈开前进的步伐。

二、医学革命的代表——巴拉塞尔萨斯

在文艺复兴运动中，大兴怀疑教条、反对权威之风，于是医界也兴起了一场以巴拉塞尔萨斯（P. A. T. B. Paracelsus，1491—1541）为代表的医学革命。

巴拉塞尔萨斯是瑞士人，医生兼化学家，取名巴拉塞尔萨斯意思是要超过罗马医学家塞尔萨斯。他曾到弗拉拉大学听课，受到菲锡纳斯（M. Ficinas）新柏拉图主义的影响，最早攻击盖仑的思想，首先向阿拉伯医学发起总攻。后来他到巴塞尔（Basel）大学任教，曾效法马丁·路德焚烧教皇训令和法典，当众烧毁盖仑和阿维森纳的著作，以示他与中世纪传统医学的决裂。他首先用当时通用的德文来讲演和写作，违反了当时用拉丁文讲课的习惯，以致后来被迫离职。他反对脱离实际的理论，曾经说：“没有科学和经验，谁也不能做医生。”他嘲笑经院哲学的医学家们“终生在炉边坐拥书城，而乘在一只愚蠢的船”。他说：“我的著作不像别的医生那样，抄袭希波克拉底和盖仑，我是以经验为基础，用劳动写成的。”他在教学时把学生集中在病人床边，而不是在课堂上。他利用在各地旅行的机会观察工人、农民和商人的疾病。他是一位名副其实的临床实践家。

在临床实践中，巴拉塞尔萨斯对癫痫作了重要的观察。他认为麻痹和语言障碍与头部的伤害有关。他对矿工肺病的敏锐观察可以说是对职业病的最早研究。他特别重视化学，指出人体所完成的过程是一种化学过程。他宣

称，没有空气所有生命都将死亡。他在炼金术的基础上促进了药物化学的发展。他注意到矿泉水的治病作用，并提倡应用多种化学品如铅、硫黄、铁、砷、硫酸铜甚至汞剂作为药物，对应用汞剂治疗梅毒起了推广作用。他还提倡鸦片酊剂和酒制浸膏。他也反对中世纪以来复杂的处方，主张简化处方。

虽然巴拉塞尔萨斯在医药学发展史上有很大功绩，但他在理论概括上并没有摆脱中世纪的神秘主义。他相信神创造世界，生命来自“活素”(Archaeus)，物质来自三种元素，即硫黄、水银和盐。他也相信占星术。对于药物的治疗原理主张象征学说，认为各种药用植物的外形决定它的治疗作用。总之，他认为化学的和生命的法则统治着人体。所以近代医史学家苏特霍夫（K. Sudhoff，1853—1938）把他看作是化学病理学家和活力论者。巴拉塞尔萨斯的思想反映了文艺复兴时期医学家们世界观的二元性和矛盾性。

三、人体解剖学的建立

欧洲的中世纪，在教会的封建统治下，反对进行人体解剖，直到13世纪以后，阿拉伯一些盖仑注释家的出现，才有了解剖学。其后，虽然医学院校的课程设有解剖课，但是这种解剖都是严格按照盖仑、阿维森纳的教本进行的，甚至可以说是为了用解剖的例证来验证这些教本才进行的，并非为了研究解剖学的需要。解剖学教授们在讲堂上正襟危坐，手持盖仑著作，逐句宣读，仆人进行解剖，助教从旁指导。如果解剖的尸体与权威的学说不同，则宁可说是尸体生长的错误。可见当时教条风气盛行。因此，人体解剖学在16世纪以前，没有大的进步。各大学能够对盖仑等权威的见解或记述进行公开的讨论和批评，都是16世纪以后的事。

（一）人体解剖学的首先革新者——达·芬奇

随着科学的复兴，艺术也开始了复兴运动，人体解剖学也随着艺术的复兴而受到影响，如米开朗琪罗（Michelangelo，1475—1564）、拉斐尔(Raphael，1483—1520)、丢勒（A. Durer，1471—1528）等大画家都对人体外表作了精细的研究。他们为了要把体形正确而忠实地表现出来，察觉到解剖知识尤其是关于肌肉及骨骼知识的必要性，于是就自己进行解剖工作。在这些艺术家中，有的人甚至对人体构成及其功能的兴趣比纯艺术更加浓厚，其中最著名的就是意大利人文主义者达·芬奇。

达·芬奇不仅是画家、自然科学家和工程师，也是解剖学家和哲学家。他的伟大之处在于艺术和科学都不受权威的羁绊，他对解剖学的研究也完全摆脱了经院哲学的传统。他做过不少极为仔细的解剖，据说他曾解剖过30个人体。他所绘的解剖图，至今尚有150多幅。

达·芬奇既有艺术的才能又有敏锐的观察力。他在看到一副骨骼后，不仅要画下每一根骨头，还要追究它的功能；看到每一条肌肉时也要研究它的作用。他还描绘了心脏、消化道、生殖器官和子宫内胎儿的情况，也绘出了上颌窦。他所描绘的神经系统的图画存留至今。他对心脏和血管的研究更加仔细，首先对盖仑的解剖学产生疑问，指出盖仑所谓肺与心是相通的学说是错误的。他将蜡注入心脏以观察房室的形状，否定了盖仑以为肺静脉将空气输入心脏的说法，证明静脉的根源在心脏，并非盖仑说的静脉起源于肝脏。他还证明瓣膜的作用在于阻止血液回流。可见，达·芬奇早在哈维和培根之前就试图用实验的方法来研究人体各部分的器官和机能。

达·芬奇的研究成果当时并未发表于世，他的手稿被公开也是近代的事。他根据观察结果写出解剖学著作的计划也没有完成，而完成这项事业的是在他死时还只有 4 岁的维萨里。

（二）人体解剖学的奠基人——维萨里

1. 盖仑解剖学的挑战者

具有日耳曼血统的比利时学者维萨里（Andreas Vesalius，1514—1564）在医学史上占有极为重要的地位。他不但是人体解剖学的奠基人，也是现代医学科学的创始人之一。他出生于医生家庭，自幼喜欢解剖小动物，年轻时求学于罗文学院。这所学院是人文主义者爱拉莫斯（Erasmus，1465—1536）及莫尔（T. More，1478—1535）等人创办的，维萨里在这里深受古典主义的影响，并开始热爱自然科学。18 岁时进巴黎大学学医，他对于巴黎大学的解剖课仍由仆人解剖的教学方法深感失望，于是自己寻觅尸体进行解剖研究。他到墓地、刑场偷取尸体，躲在暗室里秘密解剖，观察研究了大量尸体，积累了丰富的解剖学知识。23 岁时获博士学位并被聘为外科学和解剖学教授，在意大利帕多瓦大学任教。他一改过去解剖学的教学形式和方法，由他亲自主刀，不需要助手，边解剖边讲授。他的革新精神引起整个欧洲的关注，各地学者纷纷慕名前往帕多瓦大学观摩他的解剖学教学。当时的帕多瓦大学正处于全盛时期，会集了欧洲各地的众多学者，使他有可能得到深入研究的机会，大胆地完成创新工作。他勇敢地推翻了当时被认为是不可指责的盖仑的解剖学经典，指出盖仑的记述只适用于动物，主要是猴子与猪，而对于人体的记述则大多是不完善的或者是错误的。当时的解剖学一直遵照盖仑的学说来讲授，已达数百年之久。然而当时才 20 多岁的维萨里却无视这种“权威”，毅然提出自己的见解，认为人体解剖学有必要从头开始。他坚信自己的观点是正确的，决心扫除一切陈腐的谬误。

2. 第一部人体解剖学教科书——《人体的构造》

1541 年，维萨里参与翻译盖仑的著作，发现了盖仑更多的错误。1543

年，也就是哥白尼出版《天体运行论》的这一年，29 岁的维萨里发表了划时代的《人体的构造》（*De humani corporis fabrica*），书中有大量精美的解剖学插图。在该书中，维萨里第一次与盖仑相反地描述了静脉和人类心脏的解剖，仔细描述了纵隔及系膜的解剖学结构，改正了盖仑关于肝、胆管、子宫和颌骨解剖上的错误，说明了胸骨的结构和构成骶骨的骨数，正确地描述了杓状软骨及手和膝的关节面，还描述了黄体。书的最后一章讨论活体解剖，与盖仑的说法相异，并证明将动物的喉头切开后仍可用人工呼吸维持生命。他还提到不同种族头盖形状的差异，如日耳曼人的头短，弗兰德斯人的头长。总之，《人体的构造》一书，指出盖仑的错误多达 200 余处，给予人们全新的人体解剖学知识。

维萨里在《人体的构造》一书的序言中提到医生必须要有解剖学的知识。同时，他反对当时由市侩药商来掌管医药，并指出医生地位低下是阻碍医学发展的原因。对于解剖学，他强调必须亲自操作，如果委之于仆人，是无法获得正确知识的。他尖锐地批评了盲目崇拜古人的风气。他说："我要以人体本身的解剖来阐明人体之构造为己任。盖仑过去进行尸体解剖，不是人的，是动物的，多半是猴子的。这不是他的过失，因为他没有机会解剖人体。但是现在有了人体可供观察，却仍坚持错误的人们才是有罪的。难道为了纪念一位伟大的活动家必须表现为重复他的错误！"

《人体的构造》是近代史上第一部人体解剖学教科书，标志着实验医学的开始。由于当时保守势力的影响，该书未能在就近的威尼斯出版，而是在巴塞尔出版的。因为巴塞尔的出版商奥波林（Oporin）也是当时著名的人文主义者，深知此书的价值。此书的出版在当时引起了极大的轰动。先进的医学家和科学家都深表赞叹，但许多盖仑主义者则联合起来攻击维萨里，就连他以前在巴黎大学的解剖学教师西尔维厄斯（J. Sylvius，1478—1555）也出来指责他。教会则坚持《圣经》的说法，他们假想人体内有一个复活骨，又说男子肋骨每边少一根，以迎合《圣经》关于夏娃是由亚当的一根肋骨变成的记载。由于维萨里的描述与教会的学说和盖仑的陈腐之见发生了不可调和的矛盾和冲突，从此，维萨里就不断地遭到来自教会的种种迫害。他不得不辞去帕多瓦大学的职位并放弃研究，应召担任了查理五世的侍医，后来又任菲利普二世的侍医。他在宫廷中仍关心着解剖学的进步，饶有兴趣地阅读他的后继者罗波阿的著作，惜无机会进行自己的研究。1563 年他渡海去耶路撒冷朝圣赎罪，次年于归途中遇难死于赞德岛，年仅 50 岁。虽然维萨里被反动势力迫害而死，但是他的革新精神及先进方法，已赢得各国科学家的认可。从此，人体解剖学得到更加深入的发展，近代医学在这个基础上逐步形成。恩格斯指出："没有解剖学就没有医学"。

四、近代外科学之父——巴累

中世纪时医生是分等级的。内科医生的地位较高，而外科由于污秽而受轻视，一般外科手术都由理发师进行，称为“理发外科医生”，地位较低，不能参加学术团体。在外科医生中又分两等，如做膀胱结石术的医生地位较高，而做当时流行的放血术或小手术的外科医生的地位较低。他们穿的服装也有短服和长袍之分，法律地位明显不同。这种严格的等级制度在文艺复兴时仍然保持着。可是真正能解决问题的却常常是有实际操作技能和临床经验的医生。这在战场上表现得尤为明显，如取出箭头或子弹，治疗创伤或骨折等都是穿短服的所谓低下医生的事；而穿着长袍、只能空谈书本知识和烦琐哲学的高等医生在这里是毫无用处的。文艺复兴时期的外科进步也正是靠这些有实际经验的穿短服的医生推进的。法国的理发师医生、军医巴累（A. Pare，1510—1590）正是这样的医生。

巴累在长期的军医实践中，总结了不少外科新经验。当时许多外科医生认为枪伤有毒，要用煮沸的油来处理伤口，这在尚无麻醉法的情况下病员是极端痛苦的，而且治疗效果不好。巴累偶然发现用蛋黄、玫瑰油和松节油的混合物代替沸油，不仅能使病人减轻痛苦，而且伤口愈合很好。为此，他在1545年发表了名著《枪伤疗法》。此外，他主张创伤后的止血也不必用烙铁烧灼法，只要用结扎法即可。他还发明了血管结扎术。他主张在万不得已的情况才进行手术。他也反对治疗疝气时同时切掉病人的性器官。他还采用金或银来制造假牙、假肢、假眼，发明了许多科学的医疗器械。由于他对外科学的巨大贡献而被称为“近代外科学之父”。

由于巴累了解人体解剖学并将其应用到外科实践上，使传统的外科有了重大的改变，并使外科医生的地位有所提高。虽然他受到保守派的攻击未能进入索尔本（Sorbonne）学院，但终于在1554年成为圣科斯马斯（St. Cosmas）学院的成员，他的几位学生后来也成了有名的外科专家。由于他不懂拉丁文，他的著作都是用他本国的文字法文写成的，这在文艺复兴时期也是一个大的改革。巴累的著作是外科史上的一大进步，但是其中也描述了中世纪人兽、人鱼等传说，以至新的外科器械、新的手术方法连同中世纪的迷信混杂在一起。这和巴拉塞尔萨斯一样，证明文艺复兴这个过渡时代科学家们思想的二元性和矛盾性。

巴累不但是近代外科学的创始人，也是近代法医学的先驱者。

五、内科学和传染病学的进步

（一）医学书籍的增多

文艺复兴时期的内科学比外科学还要落后。当时内科学的医疗技术仍与中世纪非常相似，“四体液”学说依然是解释疾病现象的主要学说。维萨里在解剖学上的成就并未使生理学获得飞跃发展，生理学仍未能走上科学的道路。因此，以生理学为基础的内科学也没有太大的进步，能称得上进步的是医学书籍增多了。由于印刷术的传入和阿拉伯医学所保存的中世纪以前古希腊、古罗马的医学书籍，使得在文艺复兴时期出现了很多较为正确的医学译本。其中大部分是经典著作，尤以希波克拉底的著作为多，其次是阿维森纳的著作。这些新译本和新书籍，逐渐替代了阿拉伯医学书籍的位置，阿拉伯医学在整个医学史中的地位也不再像以前那么重要了。

（二）夫拉卡斯托罗对传染病的新见解

文艺复兴时期内科学的另一进步是意大利医生夫拉卡斯托罗（G. Fracastro，1483—1553）对传染病的新见解。他也是帕多瓦大学的学生，后来又在该校执教，哥白尼是他的同期同学。在他的名著《论传染和传染病》一书中，把传染病的传染途径分为三类：第一类为单纯接触，如疥癣、麻风、肺痨；第二类为间接接触，即通过衣服、被褥等媒介物；第三类为远距离传染。他把传染源解释为是一种最小粒子，是我们感觉不到的东西。这种微小粒子从患者传给健康人，使健康人致病。他还认为这种微小粒子对人有不同的亲和力，并有一定的繁殖能力。夫拉卡斯托罗的见解与 19 世纪后期的细菌学观点非常类似，只可惜当时还没有显微镜，他的这种想法不能用实验观察的方法加以证实。因此，他的观点没能被更多的人所接受。

（三）夫拉卡斯托罗对梅毒研究的贡献

夫拉卡斯托罗对医学的另一贡献是对梅毒（Syphilis）的研究。这一时期欧洲发现了一种含糊不清的传染病。这种疾病毒性强烈，传播速度很快，袭击了欧洲大部分地区，夺去很多人的生命，因而也备受欧洲人的重视。由于该病是由外面传来的，对其本质了解不清，因此出现了各种各样的名称。多数人将它与中世纪流行的麻风病混为一谈，但直到 15 世纪末，人们也未能将之与麻风病区别开来。除被称做麻风病以外，还有人误称它为“天花”，后来人们才知道这种病是通过性接触传染的。因为这是一种不光彩的病，所以它的名称也不一样，如在法国称其为“意大利病”或“西班牙病”，而在意大利又称它是“法兰西病”。最后人们公认，这种病是在哥伦布发现美洲时，由美洲土人传染给水手，又由水手带到欧洲的。后来有一位牧羊青年希费利（Syphily）得了这样的病，症状非常典型，以后就把这种病命名为Syphilis，即今天所说的梅毒。夫拉卡斯托罗在《论梅毒或法兰西病》一书中，指出该病由性交传播，传染是由目不能见的小粒子引起的。他第一次确认梅毒和淋病是两种不同的疾病，只是两者的传播途径类似而已。Syphilis一词，就是由夫拉卡斯托罗最先提出的。自从这一病名确定以后，就有很多相关的书籍和文献发表出来。

夫拉卡斯托罗对其他一些疾病也提出过不少独到的见解，其中最著名的是关于斑疹伤寒的记载。

综上所述，文艺复兴时期医学的进步，主要是建立了人体解剖学的基础，这是一个划时代的突破。西方医学就是在16世纪解剖学的基础上，经过了17世纪的生理学，18世纪的病理解剖学，19世纪的细胞学、细菌学，直至19世纪末和20世纪的临床医学的不断发展，才成为今日的现代医学。

第六章 17 世纪的医学

一、社会背景和自然科学的兴起

(一) 资产阶级革命的爆发

16 世纪下半期至 17 世纪初的尼德兰革命，是人类有史以来第一次成功的资产阶级革命，从而在尼德兰的北方诞生了独立的荷兰共和国，这是欧洲第一个资产阶级共和国。而在尼德兰的南方则建立了比利时和卢森堡。17 世纪中叶，被称为“海上马车夫”的荷兰，取代西班牙和葡萄牙，称霸海上，进行疯狂的殖民扩张。荷兰殖民者的魔爪也伸到中国，1624 年，侵占台湾，大肆掠夺。17 世纪中后期至 18 世纪初，荷兰经过两次英荷战争和多次对法国的战争，最终失去海上霸主和大国的地位，成为争霸棋盘上一个无足轻重的小卒。

英国早在 1588 年和 1612 年就分别打败了当时的海上霸主西班牙和葡萄牙，走上殖民扩张的道路。从 1640 年开始，英国爆发了历时 48 年的资产阶级革命。至 1688 年，推翻了封建的专制王权，建立了资产阶级的君主立宪政权，开创了世界资产阶级革命的新时代。至 17 世纪末，英国又打败了荷兰。17 世纪末至 18 世纪中期，英国又打败法国，确立了世界霸权。

(二) 自然科学的兴起

17 世纪是自然科学兴起的世纪。16 世纪中叶哥白尼的《天体运行论》和维萨里的《人体的构造》问世，意味着近代科学的诞生。当历史的时钟指向 17 世纪，自然科学前进的步伐也明显加快。1600 年，科学史上的天才布鲁诺（G. Bruno，1548—1600）因坚持宇宙无限性观念被教会判处死刑，烧死在火刑台上。也正是在这一年，另一位科学家笛尔德（V. Dilderp，1544—1603）发表了《论磁石》一文。文章不但对磁石的本质做了研究，而且还指出地球本身就是一块大磁石。1604 年，近代物理学之父伽利略发现了著名的落体定律，表明物体下落的时间与重量无关，纠正了自亚里士多德以来的错误。1609 年，伽利略研制成世界上第一台天文望远镜，1611 年借助望远镜发现了金星。另一位天文学家开普勒（Kepler，1571—1630）以精密的数理方法研究探讨天体运动的法则，确立了太阳系的概念。1661 年，波义耳出版了《怀疑的化学》一书，标志着近代化学从炼金术中分离出来，成为一门独立的科学。这一时期化学界的另一位代表人物梅犹（J. Mayow，1643—1679）提出燃烧、呼吸的概念，并指出静脉血在变成动脉血的过程中，必定有一种物质在起作用，而且这种物质就存在于空气中（即氧气）。此外，在哲学上，培根提出经验唯物主义，主张一切知识来自经验，总结出归纳、分析、比较、观察和实验归纳法，他的名言“知识就是力量”激励了后人的探索精神。唯物论的代表笛卡儿重视人的思维能力，同时又把机械自然观用于生理学的研究上，对后世生命科学的发展产生了深远的影响。17 世纪以后，医学上注重观察和实践，量度观念对医学产生很大影响。所以，17 世纪医学上的很多进步，都得益于以上科学家的贡献。

二、生理学的确立

（一）桑克托留斯应用量度手段

17 世纪，量度的观念已很普及，对医学产生了很大影响。最先将量度手段应用到医学中的是帕多瓦大学的教授桑克托留斯（Sanctorius，1561—1636）。他设计了最早的体温计和比较脉搏快慢的脉动计，用于测量人体的体温和脉搏。这种医疗仪器都是根据伽利略的发明而加以改制的，体温计由寒暑表改进而成，脉动计是根据脉搏跳动与摆的运动原理设计制造的，因为当时还没有钟和表。桑克托留斯还对不同时间、不同条件下的体重进行研究。他制造了一种像小屋大小的秤，并亲自坐在这杆大秤中，在睡眠、运动、进食、排泄前后，都把自己称一称，观察体重变化规律，如此不厌其烦地坚持了 30 年。他发现一旦将身体的某部分直接暴露于空气中，即使不进食、不排泄，体重也会发生变化。他将这种现象的原因解释为不易察觉的出汗所致。这可以说是新陈代谢的最早发现。

（二）哈维发现血液循环

实验、量度的应用，使生命科学步入科学轨道，其标志是哈维发现血液循环。哈维（W. Harvey，1578—1657）1578 年 4 月 2 日生于英国的福克斯顿（Folkstone）。成年就读于剑桥大学，攻读医学专业，后来又到意大利帕多瓦大学学习，做了法布里修斯的学生。回国后被任命为伦敦解剖学校的教授，同时兼任圣・巴托罗缪（St. Bartholomew）病院的工作。以后又做了英王詹姆士一世和查理一世的侍医，在英国革命时期，与查理一世一同隐退到牛津，战争结束后返回伦敦。

哈维在帕多瓦大学的教师法布里修斯（Fabricius ab Aquapendente，1537—1619），是一位著名的解剖学家，同时也是胎生学的始祖。但即使是这样一位多才敏锐的科学家，也没能完全摆脱传统见解的影响，依然遵循亚里士多德和盖仑的学说，因而未能对生理学和循环学说提出进一步的见解。1600 年他在《论静脉瓣》一文中，记述了瓣膜口向着心脏，其实这在当时是一项了不起的发现，但由于其抱守旧有的学说，未能对静脉瓣的作用做进一步研究，在即将发现血液循环的道路上停住了脚步，未能揭示出血液循环的本质。这一未竟的事业由他的学生哈维完成了。

哈维博学而谦恭，虽然他也做临床医生为人治病，但主要工作是基础实验研究。在为病人治病的同时，他常常考虑到血液循环问题。在他以前的许多学者在不同时代、不同国家对血液循环都有不同的认识，但都没有确切阐明。哈维在经历了反复实验和多次失败以后，终于发现血液是循环的。哈维对心脏的构造很了解，根据实验，他首先证明心脏是血液循环的原动力。哈维还使用量度的概念，细心地计算了心脏的容量，计算了从心脏流出的血量和回心的血量，以及血液流动时间。他假定：左右心室各容血液 2 英两，脉搏每分钟 72 次，这样一小时的脉搏为 72 次/分 ×60 分 =4 320 次。在一小时内，从左心室流入主动脉的血量和从右心室流入肺动脉的血量就分别为 2 英两 ×4 320 次 =8 640 英两，约合 540 磅，是一个身材魁梧的人体重的 3 倍。如此大量的血液远远超出人体一小时所能制造的，也远非人体一小时所能消耗的。因此，他断定自左心室喷入动脉的血，必定是自静脉回归右心室的血。这样就发现了血液循环，盖仑的“潮汐说”不攻自破。他还利用各种动物反复进行实验研究，十余年后，即 1628 年终于发表了他的名作《论动物心脏与血液运动的解剖学研究》（*De motucordis et sanguinis in anima libus*）。这本仅有 67 页的著作里，揭穿了前人关于心脏和血液的错误理论，粉碎了以前根深蒂固的旧观念，不可避免地遭到保守派的讥笑和打击。爱丁堡大学的一位教授普利姆罗斯（G. Primrose）曾特意写了一篇文章攻击哈维的新发现，并仍根据盖仑的陈腐学说来讲授。巴黎教授会决定禁止讲授哈维的学说。虽然哈维一时受到保守势力的攻击，但和历史上许多新事物、新理论一样，他的学说终于被人类所接受。

17 世纪医学上最重要的发现莫过于哈维发现血液循环，其贡献不亚于哥白尼在天文学和伽利略在物理学方面的贡献。恩格斯评价说：“由于哈维发现血液循环，而把生理学确立为一门科学。”在此基础上，18 世纪的病理学才得以建立，以后才有近代临床医学的开始。

三、显微镜的发明和应用

文艺复兴以后，光学有了惊人的进步，由此制造出放大镜、望远镜。经过长期研制和改进，给医学带来革命性变化的显微镜出现了。由于显微镜的发明和应用，大大扩充了人类的视野，把人类的视觉由宏观进入到微观，对生物体内的细微结构等取得了一系列重要发现。

（一）显微镜的发明者——简森父子

显微镜最早出现于16世纪末。1590年，荷兰眼镜商H. 简森（Hans Jansen）观察其年仅10岁的小孩Z. 简森（Zacharias Jansen，1580—1638）玩弄透镜，发现当其偶然将两块透镜重叠至一定距离时，物像非常清晰。意想不到的结果使简森父子十分惊异。接着，Z. 简森在一根直径1英寸、长1英尺半的铜管两端分别装上一块凹透镜和一块凸透镜，制造了第一台原始的复式显微镜，其放大倍数为8～12倍。

伽利略也曾对显微镜进行过研制，并于1610年制成了放大70倍的显微镜。大约在同一时期，另一荷兰人德雷布尔（C. Drebbel，1572—1664）制成了一架更好的显微镜，并使其传播开来。因为当时人们常用最易得到的跳蚤作为观察对象，所以人们戏称这种仪器为“跳蚤镜”（flea microscope）。1625年，费伯（J. Faber）将之正式命名为显微镜（microscope）。

（二）组织学和胚胎学的先驱——马尔皮基

意大利人马尔皮基（M. Malpighi，1628—1694）首先把显微镜用于观察生物体的组织结构，因而成为组织学和胚胎学的先驱。他曾在波仑雅、比萨、莫西纳几所大学任教，还担任过法国国王的侍医。1661年他发表了通过显微镜观察研究得到的最初成果，最早证实了毛细血管的存在。他对毛细血管的发现以及雷文虎克对血球从毛细血管中流过的发现，填补了哈维血液循环学说的空白。马尔皮基也曾致力于生物学研究，研究过雏鸡的生长过程。此外，他发现了皮肤上的马尔皮基小体（马尔皮基层），研究了生物体内的红细胞，阐明了肝、脾、肾等脏器组织学构造，对植物的组织和蝉体结构也进行了细致观察。

（三）杰出的显微镜研制者——雷文虎克

荷兰人雷文虎克（Leeuwenhoek，1632—1723）是17世纪最杰出的业余科学家和显微镜研制者。他比马尔皮基小4岁，未接受过学校教育，完全是自学成才的。他锲而不舍的进取精神、健壮的体魄、敏锐的观察力，奠定了通向成功的基础。他是位长寿的学者，在90余年的生活中，他热衷于显微镜的研究，收集了250个显微镜和400多个透镜。他阐明了毛细血管的功能，补充了红细胞形态学的研究，对肌肉组织和精子活动进行了细致的观察。更有意义的是，他发现了血球从毛细血管中流过的情形。雷文虎克还于1676年用自磨镜片创制了一架能放大266倍数的显微镜，首次在显微镜下发现了微生物，正确地描述了微生物的球形、杆状和螺旋状等形态，为微生物的存在提供了科学依据。1681年，雷文虎克被选为伦敦皇家学会会员。

此外，英国人胡克（ R. Hooke，1635—1703）曾用两个透镜合成的简单显微镜观察微小动物。他在用显微镜观察软木塞切片时发现有许多小格，把它命名为“细胞”（cell）。1665 年出版的《显微镜学》（*Micrgraphies*），公布了他的研究成果。英国人格鲁（Grew）于 1682 年写成《植物的解剖学》，这是一本用显微镜观察植物的记录，奠定了他作为植物组织学先驱者的地位。

显微镜发明于 16 世纪末，开始应用于 17 世纪，直到 20 世纪 30 年代电子显微镜问世以前，它一直是观察微观世界独一无二的工具。400 多年来，显微镜给医学界以极大的帮助和推动，它把医学从宏观推入到微观，揭示了微观生物世界的奥秘，使人们对生命现象的认识大为深化，为临床诊断学、治疗学提供了依据，并直接导致了 19 世纪细胞学、组织学、胚胎学、微生物学等学科的建立。

四、医学上的三个学派

17 世纪，物理学、化学和生物学都有了显著进步，一些传统的医学理论被新的物理、化学、生物学理论打破了。传统的医学理论已不能完全解释人体各种生理、病理变化，包括权威性的盖仑学说也开始受到人们的质疑，如他的“灵气”学说和血液循环方面的观点，面临新理论的挑战。归纳起来，这些新学说可分为三个学派：

（一）物理学派（Latrophysics）

在伽利略以后，桑克托留斯、哈维将物理知识应用到医学上并取得成功，因此这一学派主张用物理学原理来解释一切生命现象和病理现象，代表人物是笛卡儿、波累利和普利维。笛卡儿是法国医学机械论者、哲学家、数学家和物理学家，他在 1662 年出版的一本书中说：“宇宙是一个庞大的机械，人的身体也是一部精细的机械，从宏观到微观，所有物体无一不可用机械原理来阐明。”笛卡儿的思想表现在医学上是特别重视神经系统，主张一切疼痛、恐怖都是机械的反应。笛卡儿还错误地认为人是有灵魂的，灵魂存在于松果（Tineal glnad）中，而动物没有灵魂，动物的一切活动都是盲目的，有无灵魂是人与动物最重要的区别。波累利（G. A. Borelli，1608—1670）是意大利数学家，伽利略的学生。他试图用度量方法解释生物体。他认为肌肉运动是一种力学原理，并推断鸟会飞翔、鱼会游动都与力学相关。推而广之，他认为人体的心脏搏动、胃肠蠕动都符合力学原理，他甚至认为胃的消化功能就是摩擦力作用的结果。普利维（Boglivi，1668—1706）则把身体比作许多小机器，如把牙比作剪刀、胃比作烧瓶、胸比作风箱等等。片面性机械论的错误观点使物理学派最终走向失败。

（二）化学派（Iatrochemestry）

这一学派的观点与物理学派相反，把生命现象完全解释为化学变化，创始人是海尔蒙特（B. van. Helmont，1577—1644）。他认为人的每一个特定动作都是由精力（bla）支配的，生理机能纯粹是化学现象，即一种发酵作用或特殊精力，这种特殊精力由感觉的灵魂所掌握，它产生在人的胃内。化学派的另一代表人物希尔维厄斯（F. Sylvius，1614—1672）。他试图将医学上血液循环、肌肉运动的原理用化学思想来解释。他主张人体内存在三种要素：水银、硫黄和食盐，这种观点与16世纪帕拉塞尔萨斯的观点类似。他认为酵素在人体生命活动和生理机能中发挥重要作用。他还认为血液是中枢，一切病理过程都由血液产生，人体发生疾病是由于体内酸碱物质失去平衡的结果，因此治疗疾病的方法侧重于恢复人体内酸碱平衡。另一位化学派代表是英国牛津大学的威利斯（I. Willis，1621—1675），他注重临床观察，是西方第一个知道糖尿病患者的尿是甜味的人，所以糖尿病也称作“威利斯病”（Willis Disease）。他还记述过重症肌无力症，描述并命名过产褥热和大脑基底动脉环。化学派在17世纪的医学中占有一定地位，在解释人体生理现象方面作出一定贡献，特别是在消化生理的研究中，用化学变化解释唾液、胃液、胰液的功能是颇为正确的。

（三）活力派（Vitalisi）

这一学派以德国化学家兼医学家斯塔尔（G. E. Stahl，1660—1734）为代表。他曾发表《燃素论》（*Thlogiston*）。他的观点非常隐晦，实际上是拥护亚里士多德，反对笛卡儿“动物体是机器”的观点。他认为生命现象不受物理、化学原则的支配，而是由生命特有的生命力来维持的，这种生命力亦即活力（Anima）。化学变化也受活力的支配。斯塔尔说疾病的原因在于生命力的减少，而生命力的消失就是死亡。活力派到18世纪时更为盛行。

17世纪医学上这三个学派，各有长短。时至今日，依然可见这三个学派的痕迹。

五、近代临床医学之父——西顿哈姆

如上所述，16世纪解剖学进步突出，17世纪生理学发展显著。但在17世纪内科学并没有多大进展，“四体液”学说依然是医学的理论基础，医术与中世纪相仿，大部分临床医生仍是些江湖医生，迷信、符咒等治法仍被理发匠、屠夫等没知识的人所采用。当时一位知名教授散蒙（W. Salman）的著作中记载了很多荒诞离奇的治法。还有一位教授约翰·特纳（John Tanner），主张小宇宙论，把腹部比作大地，把腹腔静脉比作地中海，把膀胱比作大西洋，把心脏比作太阳，种种谬论层出不穷。可见 17 世纪是新旧医学矛盾冲突的时代，古医古法仍占主导地位。

由于生理学、解剖学的进步，当时的医生多研究解剖学和生理学，似乎忘记了医生的主要责任。为此，17 世纪英国的临床医学家西顿哈姆（T. sydenham，1624—1689）指出："与医生最有直接关系的既非解剖学之实习，也非生理学之实验，乃是被疾病困扰的患者。故医生的任务首先是正确探明痛苦的本质，也就是应多观察患者的情况，然后再研究解剖、生理等知识，以导出疾病之解释和疗法。"他认为医生描述临床症状应如同画家画一幅肖像那样细致精确。在西顿哈姆之前，虽然也有许多人侧重临床实践，但只有从西顿哈姆开始，才打破中世纪以来遵从古人教条的格局，回到病人床边，亲自观察疾病变化。

西顿哈姆重视人体本身的抗病能力。1666 年他用《对热性病的治疗法》一书中的一段话献给化学家波义耳：根据我的意见，无论致病因素对身体多么有害，人体内总有一种自然抵抗力，可以将这种致病因素驱逐体外，以恢复患者健康。这段话与"医学之父"希波克拉底强调人体自身抗病能力的治愈力学说有异曲同工之妙。

17 世纪流行病很普遍，西顿哈姆对此时期的流行病做了详细的临床观察，并能区别真正的天花与假天花。1676 年，他发表了《关于急性疾病的发生及其治疗的观察》一书。书中记录了 15 年来流行病的发生情况和详细的治疗经过，提倡根据不同的症候将疾病分类治疗，即：根据病原分有主要症候，依靠人体自身的抵抗力、在未经治疗时出现的症候，治疗后出现的症候。西顿哈姆依据以上分类原则，记载了风湿病、舞蹈病、丹毒、肋膜炎、肺炎、精神病等病的症候。值得一提的是，正是从 17 世纪开始，才陆续出现了描述专科疾病的论文。

西顿哈姆在医学史上虽无重大发现发明，但由于他十分重视临床医学，被誉为"近代临床医学之父"，人们尊他为"英国的希波克拉底"。

六、天花等传染病的流行

有人总结出流行病、战争、灾荒是 17 世纪人类的三大灾难。从 16 世纪开始，像中世纪那样大面积的麻风病流行没有了，路易十四把法国的麻风病院改为慈善病院。梅毒也不如文艺复兴时期那样猖獗，因为已开始利用汞剂治疗梅毒。但在 17 世纪，除麻风病、梅毒以外的传染病，如白喉、伤寒、痢疾、天花、鼠疫、斑疹伤寒等还很常见且流行很广。德国在 1618—1648 年间曾爆发了一场"战争热"，可能就是斑疹伤寒。据史料记载，当时流行病死亡人数很多，尤其是当时欧洲人还不知道种痘的方法，因天花而死的人数非常多。17 世纪天花由亚洲大陆开始，蔓延到非洲北部和欧洲的全部，1660—1669 年曾在英国大规模流行。鼠疫在中世纪时期的欧洲泛滥成灾，到了 17 世纪虽没有出现类似的大流行，但小范围的流行仍较频繁，死亡率也较高。如俄国在 1601—1603 年曾爆发一次鼠疫大流行，仅莫斯科一个城市就有 12.7 万人在这场瘟疫中丧生。1603—1613 年德、法、荷兰、英等国都有不少人因感染鼠疫而死亡。1625 年荷兰又因鼠疫导致 7 000 人死亡。

七、国际的医学交流

到了 17 世纪，医学才有了国际的交流。此前的埃及、巴比伦、印度、中国、希腊以及罗马的医学都对其他国家和地区产生影响，但这只是医学的简单渗透，而各国的医生和科学家之间并没有任何实质性的交流与合作。从 17 世纪开始，一些先进国家已预感到国际的交流与合作是今后促进科学文化发展的重要因素，因而不同国家间的医学与科学交流已成为这一时期医学的重要特征。各国间的关系日趋密切，新发明和新发现很快传播到国外。例如：化学家波义耳的工作几乎同时传到意大利；医学家马尔皮基在伦敦的声誉并不亚于在波伦雅；哈维发现血液循环，这一惊人发现在英国和德国近乎同时被公众知晓，而且迅速在整个欧洲展开大规模的讨论。因此说，17 世纪是真正国际医学交流的开始。

综观 17 世纪的医学，由于实验观察与数量分析方法的引入，促进了基础医学的发展。人们开始运用科学手段研究医学问题，哈维是这一时期的杰出代表，他发现的血液循环说是 17 世纪生命科学最突出的成就。显微镜的发明和应用、医学上三个学派的争鸣，以及其他方面的进步，都为近代医学的发展奠定了重要基础。

第七章　18 世纪的医学

一、社会背景和自然科学的进步

（一）英国工业革命和法国大革命的爆发

英国资产阶级革命胜利后，革除了制约生产力发展的封建制度，经济迅猛发展，国内外市场迅速扩大，从而刺激了生产技术的变革，引发了英国的工业革命。这场工业革命首先是从纺织业开始的。1733 年以后，先后出现了飞梭织布机、以马力作动力的纺纱机、以水力作动力的工厂，从此开始以工厂代替手工作坊，开辟了现代工业的新时代。1782 年，瓦特制造出了复动式蒸汽机，此后蒸汽机很快应用于纺织业和工矿业。机器生产代替了手工生产，生产力大大提高了。正是工业革命使英国一跃成为世界近代史上的第一强国。18 世纪的法国，资产阶级发动和领导了波澜壮阔的启蒙运动，涌现出伏尔泰、卢梭等一批启蒙思想家。法国的启蒙运动，成为法国大革命的前奏。1789 年 7 月 14 日法国起义者攻占巴士底狱，标志着法国资产阶级革命的开始。1799 年，拿破仑上台执政，开创了拿破仑时代，对法国和欧洲都产生了深远的影响。美国也在 1776 年通过《独立宣言》，13 个州脱离英国而独立。

英国工业革命和法国大革命这两个伟大的历史事件使 18 世纪成为光辉的世纪。英国的工业革命马上带动了相应学科的发展，科学自此越来越面向实用技术，并形成科学—技术相互加速的循环机制。法国的启蒙运动和大革命使近代的科学精神在法国广为传播，使人们认识到科学的进步意义，从而使法国一跃成为欧洲的科学强国。

（二）自然科学的进步

18 世纪自然科学的进步主要体现在物理学的进步上，牛顿三大定律的出现标志着物理学的新起点。18 世纪后半叶，对植物的呼吸作用的研究发现，植物可以吸收二氧化碳，释放氧气；1885 年从碳酸气中分离出氧气。

18 世纪中叶，苏格兰医生布莱克（J. Black，1728—1799）为化学的进步作出了贡献。以往人们认为燃烧是一种燃素作用的结果，但是布莱克经研究发现燃烧后物质的重量非但不减少，反而增加，这一发现给过去的燃素说以重大打击。1774 年英国牧师普瑞斯里（J. Priesly，1732—1804）完成加热氧化物以提取氧元素的实验，并发现静脉血变成动脉血必须有氧元素参与。法国知名化学家拉瓦锡（J. Lavoisier，1732—1804），明确了呼吸气体的组成，确定二氧化碳和水是呼吸过程的正常产物；并把氧化物燃烧产生的气体命名为氧。1784 年，英国人卡文迪许（H. Cavendish，1731—1810）发现氧和氢可以组成水，从而揭示了呼吸产生的二氧化碳和水，并非是身体内某一器官或血液分泌的，消除了过去的错误认识。

18 世纪末，意大利解剖学者加瓦尼（Galvaniluigi，1737—1798）发现，电刺激可以引起神经兴奋和肌肉收缩。后来把这种从试验中诱发出电流的现象称作“加瓦尼现象”（Galvsnism）。1800 年意大利科学家伏达（A. Volta，1745—1827）宣布加瓦尼现象与动物的种类无关，肌肉受到电刺激而发生反复收缩的现象是一种很普遍的现象。

二、机械唯物主义对西方医学的影响

机械唯物主义萌芽于文艺复兴时期，形成于十七八世纪。这个时期的资产阶级迫切要求从封建制度下解放生产力，要求认识现实和自然，要求发展科学技术，这样就形成了新的、与封建社会相对抗的、在当时具有进步意义的机械唯物主义世界观。这是资本主义生产关系在思想和意识形态上的必然反映。这一时期唯物主义的特征是机械的、形而上学的，因此称为“机械唯物主义”。它的形成和当时自然科学的发展密切相关。十七八世纪自然科学的研究是从最简单的运动形式机械运动即力学开始的，牛顿的力学发现将这一研究发展到顶峰。风气所及，使全部自然科学都带有机械论的色彩，主要以机械论的观点来说明。如著名医生拉美特里（Lamettrie，1709—1751）把人称为“爬行的机器”，他写的一本书的书名就叫《人是机器》，认为任何疾病都是机器故障的一种形式。

机械唯物主义清除了 17 世纪以来唯物主义中掺杂的宗教神学的杂质，贯彻了无神论思想，对社会发展具有进步意义，对西方医学的影响也是极为深刻的。莫干尼提出病灶的思想，奥恩布鲁格发明叩诊法，都是与当时盛行的机械唯物论思想分不开的。值得一提的是，18 世纪法国的许多机械唯物主义者都是医生。马克思在谈到机械唯物主义学派时曾说：“这个学派是从列鲁阿医生开始的，在卡巴尼斯医生时达到它的顶点，拉美特里医生是其中心。”卡巴尼斯（Cabanis，1757—1808）是法国医院事业最出色的组织者之一，于 1789 年发表了《对巴黎医院的意见》，不久被任命为巴黎市医院管理局局长。他不仅是位医学理论家，还是物种变化的拥护者，认为后天获得性可以遗传。他的代表作《人的肉体和精神的关系》认为，意识主要依赖于人的生理机能和内部器官的转动而产生，还宣称大脑可以分泌思想，正如肝脏分泌胆汁一样。可见卡巴尼斯是一位庸俗唯物主义者。

虽然机械唯物主义是比古代朴素唯物主义更高一级的唯物主义形式，但它的局限性也显而易见。如完全用力学的尺度衡量有机过程；又如它的形而上学性，即用孤立静止的眼光看待事物，看不到事物的不断发展变化，割裂了局部与整体、形态与功能、生理与心理、内部与外部、人与环境等诸方面的联系。时至今日，仍有很多西医的思想方法受到这种机械唯物论的影响。

三、病理解剖学的建立

对人体正常器官的解剖生理观察，始于维萨里。继维萨里之后，在意大利帕多瓦大学，解剖学方面又有许多新突破。到 18 世纪，凡是肉眼看得到的正常器官，几乎发现无遗。当时仍然由外科医生讲授解剖学。在解剖大量尸体的基础上，解剖学家和外科医生就有可能识别异常的器官，因而病理解剖开始出现了，代表人物是意大利人莫干尼（G. B. Morgagni，1682—1771）。莫干尼在帕多瓦大学的解剖教研室任教 56 年之久，做过无数次尸体解剖。他在法罗比奥（G. Falloppio，1523—1562）自费创建的解剖学研究室的基础上，建立起病理学研究室。同时他又是临床医生，看过许多病人，不少病人死后都是经他亲手解剖的。当时人们依然根据传统的“四体液”学说来解释疾病的原因。比如一个病人咳嗽、吐痰、咳血，用“四体液”学说来解释就是黏液增多了。但莫干尼经过多年的解剖实践，特别是解剖那些生前他熟知的病人后发现，生前有咳嗽、吐痰、咳血的病人，通常他们的肺脏都有变化，即后来所说的病灶。因此，莫干尼认为疾病的原因，不是黏液的改变，而是脏器上的变化。当他 79 岁高龄即他去世的前一年，他根据 640 个解剖病例，发表了不朽之作《论疾病的位置和原因》。他肯定一切疾病的发生都有一定的位置，只有脏器变化才是疾病的真正原因。莫干尼因此成为病理解剖学（系统器官病理学）的创始人，尽管当时还没有“病理解剖学”这一术语。莫干尼仔细描述了病理状态下的器官变化，并据此提出了关于疾病原因的有严密科学根据的推测。这本书是以书信的形式写成的，详细记述了病人的生活史、发病经过、预防死亡的主要事项以及尸体解剖得到的各脏器情况。他把“病灶”和临床症状联系起来，从此西医诊断学才开始找病灶，这种思想影响至今。

莫干尼提出病灶的思想无疑是进步的，他驳斥了疾病来自某些超自然力量的唯心主义理论，从物质的实体寻找疾病的原因，这与当时盛行的机械唯物论思想是分不开的。也正因如此，他认为身体各器官是独立的，从而割裂了人体是一个整体、各器官之间是互相联系的关系。

莫干尼开创的病理解剖学，后来由罗基坦斯基（K. Rokitansky，1804—

1878）加以进一步的充实完善。他一生中解剖了无数尸体，积累了丰富的病理解剖经验。在罗基坦斯基以后，医学家们逐渐热衷于病理解剖学的研究。

四、近代临床教学的先驱——布尔哈夫

16 世纪以前，欧洲的医学教育奉经典为教条，临床教学从不接触病人。学生在校学习，只需读书，经过考试及格就可毕业。这种经院式的教学，严重地阻碍了医学教育的发展。16 世纪时，意大利帕多瓦大学的教师蒙塔奴（G. B. de Montanus，1498—1552）首先提出面向病人的临床教学原则，他说："医学的根源只是在病人的床边"。"要学习，只能访视病人。"17 世纪时，欧洲的另一个医学中心荷兰莱顿大学的医学教授希尔维斯（F. Sylvius，1614—1672）在确立临床教学法方面起了重要作用。他以 12 张病床的诊疗所为基地，正式开设临床医学讲座，结合病人实际进行教学。与此同时，英国的临床医学家西顿哈姆也倡导采用临床教学法。他认为医生获得知识的唯一源泉就是经验与观察。他说："你必须亲自到病床旁边，只有在那里才能了解到疾病。"

18 世纪以前，虽然有过临床教学的尝试，然而真正把临床教学法确定下来并使之发扬光大者，当推 18 世纪莱顿大学的临床医学家布尔哈夫（H. Boerhaave，1668—1738）。布尔哈夫于 1701 年开始在莱顿大学任理论医学讲师，1714 年开始主持莱顿大学的临床教学。据载布尔哈夫十分推崇西顿哈姆，每当他讲学提到西顿哈姆的名字时，都要脱帽以示敬意。布尔哈夫认为医生的首要任务是研究病人，理论应为医疗实践服务。他以病房为课堂，带领学生在病床边进行教学。他教学生如何询问病史、检查身体和分析病情，怎样用体温计给病人测量体温、用验尿等化验协助诊断，教导学生要根据各种疾病的特征做出判断，决不能按照书本上的教条生搬硬套。为了提高教学质量和临床诊断率，他积极开展临床病理讨论，在病理解剖之前尽量给学生提示临床症候与病理变化之间的关系，这就是以后临床病理讨论会（C. P. C）的开始。他还要求学生要爱护病人，要无私地为病人服务。他曾在莱顿大学做过《论医生的美德：乐于服务》的精彩演讲，将他的为医之道传授给学生。布尔哈夫对临床教学的改革，成为当时欧洲医学教育的典范，吸引各国学生纷纷云集莱顿大学。因此，他为欧洲培养了大批优秀的临床医生，莱顿大学的声誉也因之超过了著名的帕多瓦大学。布尔哈夫不仅是一位临床内科学家，而且是一位化学家、解剖学家，还是一位出色的演说家。他将广博的知识与临床实际相结合，成为当时世界最著名的临床医学家。只要在信封上写"欧洲第一位内科学者收"，就可以把信送到他的手中。后人尊他为近代临床教学的先驱。

五、叩诊法的发明者——奥恩布鲁格

虽然 18 世纪的医学知识远比以前进步，但诊断器械依然没有大的改进。桑克托瑞发明的体温计、脉动计都不适合临床应用。直到 18 世纪后半叶，诊断学上才出现了叩诊法。

叩诊法的发明人是维也纳圣三医院内科主任奥恩布鲁格（L. Auenbrugger，1722—1809）。年幼时，他在父亲的酒店里做学徒，看到父亲经常用手指敲击盛酒的木桶，根据声音推测桶内的酒量。这样做既方便，又可防止打开桶盖后酒的挥发，这个方法他一直记忆犹新。由于受到器官分类和寻找病灶思想的影响，他对通过叩击来发现病理变化很感兴趣，于是开始研究叩击的声音。他发现叩击胸部产生的不同声音可说明胸部有不同的病灶。经过多年的探索研究，包括尸解追踪等，终于在 1761 年发表了他的成果《新发现》（*Inventum Novum*），倡导胸部叩诊技术。具体方法就是用四指末端轻轻叩击胸壁，仔细辨别声音的高低、轻重变化，以判断疾病的有或无。当时他的方法并未引起足够的重视，直至 19 世纪临床上才普遍接纳他的方法。叩诊法与其后发明的听诊法几乎同时应用于临床。

叩诊法的发明与医生头脑中的机械论思想是分不开的。奥恩布鲁格发明叩诊法与莫干尼找病灶，在思想方法上是一致的。他们突破了“四体液”学说，开始从人体器官内部寻找疾病的根源，这无疑是一个进步。

六、产科学的独立

妇产科学的产生和发展过程最早可追溯到公元前数千年。产科学可能是医学中最为古老的学科，起源于原始部落的妇女在“接生”过程中的经验积累，但直到 12 世纪医学堂的建立人们才真正开始传授助产知识和技术。长期以来，产科和妇科学均属外科学专业，妇产科学的发展离不开外科学的进步。16 世纪时，法国医生巴累曾对外科和产科进行过改革。

18 世纪产科的进步，首推产钳（供难产和急诊之用）的改进与推广应用。法国医师帕尔法恩（J. Palfyn，1649—1730）对产钳进行了改进，确立了产钳的应用原则，产钳的应用才得以推广。1740 年，英国著名产科医师皮尤（B. Pugh，1718—1798）应用了经过改进的弯曲产钳。另一位著名产科医师斯梅利发明了多种产科器械，其中包括改进了的产钳和钝钩等，并在他的名著《助产士理论与实践》中制定了产钳应用原则。产钳的应用成功地挽救了许多难产孕妇和新生儿。可以说，产钳的推广应用使得产科从妇科中独立出来。

其次，18 世纪时还没有男子做产科医生，妇女也不肯让男子看病。产科医生多数是接生婆，她们缺乏知识，也不懂清洁，并且迷信，因此18世纪妇女生孩子是件很危险的事情。18世纪中叶以后，男子也可以接生了，这是产科的又一进步。此外，平安分娩的婴儿不再包裹（新理论认为让婴儿活动可以增强骨骼和促进发育），时髦的女士分娩时让丈夫站在身旁，也开始用母乳喂养婴儿。

七、统计学的应用

直到17世纪，健康和生命方面还缺少足够的统计资料，也没有合理的记载。17世纪初，英国还将洗礼、结婚、丧葬归当地教区登记，但此数字须每周或每年向国王报告。1629年规定“死亡登记表”中除鼠疫外，还应包括其他致命的疾病。一般来说，开业医生对统计是很少有感兴趣的。对医学现象的统计分析，到了17世纪后半叶才引起注意。

（一）人口统计学的奠基人——格朗特

第一位利用医学统计资料的人是英国的格朗特（John Graunt，1620—1674）。他原来是杂货商。他在研究伦敦教区保存的死亡记录时，发现死亡统计的某些现象有一定规律。他根据城市死亡率高于农村，认为人口过剩也是死亡原因之一。他发现虽然男性出生率高于女性，但因男性死亡率高而被抵消，因此男女人口几乎平衡。他根据生存率表示死亡率的寿命表，从6岁和76岁两个生存率，就可预测出活到其他年岁的人数的百分比。1662年，他出版了《从自然和政治方面观察死亡登记表》，成为人口统计学的奠基人。格朗特的观点得到彼得（W. Petty，1623—1687）的支持。彼得是一位很有才能的医生，并且喜欢政治经济学。他企图从复杂的材料中，分析出人口死亡率、罹病数及其与生命统计的关系。当时他靠几个人的力量来完成这项工作，结果却不理想。因此，他认为医院的着眼点不仅是治病，也应该培养医生和开展科学研究；政府很有必要成立专门机构，从事统计研究工作。

（二）统计学在医学中的进一步应用

到了18世纪，有更多的人喜欢研究和应用统计学，如与牛顿同时代的玛夫尔（A. de Moivre，1667—1754），在生命统计上运用了大量数学原理。1761年普鲁士人苏斯密尔茨（Sussmilch，1707—1782）发表了《通过生产、死亡、繁殖而表现于人类的神的意志》。他写这本书的目的就是揭示生命统计的关系是不变的，统计数字体现神的意志。虽然他的写作动机不科学，但是书中运用新的统计方法却使这本书成为科学史上有价值的文献，从此人口统计的研究就进一步开展起来了。1801年，英国首先应用统计学进行国事调查，使统计学更为人们所接受。天文学家凯特林（L. Queteler，1796—1874）

研究人的体力和智力得出统计资料，发表了《论人和人类的智力发达》。此后凯特林又发表了《论社会组织及支配社会组织的法则》，运用了大量统计学方法，对以后统计学发展有重要的借鉴作用。

八、卫生状况的改善

（一）陆海军卫生状况的改善

18 世纪开始重视预防医学。因为当时只有在军中才有可能对受伤和生病的士兵进行监督、观察和疾病统计，所以 18 世纪预防医学的发展始于各国陆海军的军医。

在陆军方面，苏格兰人普林格尔（J. Pringle，1707—1782）是位代表人物。他是布尔哈夫的学生，在英国军中工作很久，地位很高，因此他的建议也较易在军队中实现。1750 年，他发表了《腐败性和非腐败性的物质实验及其在医学上的应用》，阐明了所谓医院热与斑疹伤寒是同一种病，并呼吁改善军营的供水和排水，改良沼泽，在军营中增建必要的卫生设施，适当修建兵营便所，明确一些兵营卫生的规则。他还主张军队的医院应该中立，同时受交战双方的保护。

在海军方面，英国海军军医林德（G. Lind，1716—1794）卫生经验颇丰，被称为“海军卫生学之父”。他是第一位进行严谨的临床试验的人。1753 年他发表了一篇有价值的论文《论坏血病的研究》。当时在海上长期生活的人，大多患有坏血病，常常不治而死。根据他的研究常吃蔬菜和柠檬汁就可预防坏血病。此外，林德想出一种蒸馏海水的方法，以解决海上生活淡水的问题。他还提出一些预防海上传染病的规则。1757 年，他发表了《论保持海员健康的最适当的方法》。他还发表过欧洲人在热带地方积累的关于热带病的知识，可以说这是热带病研究的开始。18 世纪著名的探险家库克（J. Cook，1728—1779）船长，历经三年半的时间到南洋探海，途中经历了无数的艰难险阻。他依照林德的预防办法，在 110 名海员中，只有一人没能顺利返航，这个成绩在远洋航海史上是非常惊人的。1910 年以后的生化研究表明，果汁中确实含有预防坏血病的物质——抗坏血酸，即维生素 C。

（二）地方卫生状况的改善

18 世纪兴建大规模公共卫生设施的时机尚未成熟，把卫生学引入社会已经是 19 世纪的事了。但是出于人道，有人提议改善监狱卫生，解放精神病人。英国人霍尔德（J. Howard，1726—1790）调查研究了德国、意大利、法国、荷兰、希腊、土耳其等国家的监狱设施、医院、海港检疫，写出了以改善监狱、病院的卫生状况为目的的著作，并建议成立专门治疗医院热病的特殊病院。18 世纪中叶以后，医院和药房建筑有所改进。如英国的伦敦病院和圣·巴托罗姆（St. Barthomlomew）病院分别于 1752 年和 1753 年改建。自 1700—1825 年的一百多年里，仅英国加以改建的医院和诊所就有 154 家。改建后医院空气流通，设备也有改进，不足之处是护理力量太差，直至 19 世纪后护理工作才有所改进。

英国产业革命以后，都市扩大，城市人口逐渐增多，出现了一系列新问题。食物供给增多，土地要开发，灌溉排水要改进，这些新问题促进了农作技术的革新，从而改善了排水方式，也减少了疟疾的传播。大都市的仓促形成，对人体健康不利，农村的卫生状况就更差，都市卫生在 18 世纪中叶以后开始得到改善。如伯明翰在 1765 年、伦敦在 1766 年、曼彻斯特在 1776 年先后实行卫生法规，掩盖污水、修建街道、安设路灯、改良下水设施等。以后其他小城市也效仿大城市实行卫生法规。到 18 世纪末，英国所有的大都市在外观上都已具备了现代化都市的雏形。

产业革命后，小儿健康得到重视，少儿卫生水平逐步提高。据 1740 年统计，英国不足 5 岁的幼儿死亡数占小儿总数的 75%，1800 年以后死亡率下降到 41%，1815—1825 年又下降到 14%。18 世纪初英国很多儿童患有佝偻病，死亡率很高，产业革命后死亡率明显下降。其原因是农业的进步，肉类产量的增加，饮食结构的改变，从而减少了患病率和死亡率。

九、牛痘接种法的发明者——贞纳

18 世纪中叶，欧洲天花流行严重，死亡人数非常多。特别是从未感染天花的人群，发病率极高，人们陷入极度恐慌之中。所以有人甚至宁愿感染一次轻型天花，以免日后在天花大流行时染上重型天花。

在中国，早在 16 世纪时就有种人痘预防天花的方法。这种方法后来传到阿拉伯，又传到土耳其。后来，英国驻土耳其大使的夫人蒙古塔（M. W. Montague，1689—1762）把在君士坦丁堡学到的种人痘方法应用到正常儿童的身上，于是这种方法就传到了英国和欧洲大陆，甚至越过大西洋传入美洲。18 世纪后半期，这种方法已普遍应用，当时还出现了专门种人痘的职业，从事这种职业的人并不一定都是医生。这时出现了一位预防医学史上不可忘记的人物贞纳（E. Jenner，1749—1823）。贞纳是一名乡村医生，出生在英国的格济斯特郡（Gloucestershire），是英国著名医生韩特的学生。他将大部分时间和心血耗费在种牛痘的研究中。在贞纳以前，也有人试图采用种牛痘的方法预防天花，但都没能做出科学而有效的试验。贞纳发明种牛痘的方法，一是受到中国种人痘的启发；二是他听说挤牛奶的女工，一旦出过牛痘，再遇到天花流行也不会被传染上。他急忙写信给老师韩特，提出是否可从中得到预防天花的办法。老师很快回信，鼓励他去实践。于是 1788—1796 年贞纳致力于种牛痘的观察和实验。1796 年 5 月 14 日，他正式从一位挤牛奶女工手背上的牛痘里吸取少量浓汁，接种在一名儿童身上。两个月后，他又给这名儿童接种天花病毒，结果少儿并没有发病，更增强了他接种牛痘的信心。1798 年，他发表了著名的论文《关于牛痘的原因及其结果的研究》。虽然开始时英国人反对种牛痘，还刊出了污蔑种牛痘的漫画，但实践是检验真理的唯一标准，后来牛痘接种法终于被世界各国所接受。贞纳发明的牛痘接种法比人痘接种法更安全，为人类最终消灭天花作出了不可磨灭的贡献。晚年的贞纳生活在伦敦，英国议会为奖励他的功绩，拨款 2 万英镑支持他的研究。他死后，人们在英国伦敦为他立了塑像，以纪念这位普通而又不平凡的乡村医生。

总之，18 世纪由于机械唯物主义的形成和产业革命的胜利，对医学产生了深远的影响，其中最重要的一点是建立了病理解剖学。由此时起，西医彻底抛弃了“四体液”学说，开始以新的理论体系发展，直至今日。此外，牛痘的发明是医学史上的一件大事。1980 年世界卫生组织宣布，天花在全世界范围内被消灭了，这是人类依靠自己的力量消灭的第一种传染病。而在公共卫生和社会医学方面，只是引起了人们的重视，真正的发展有赖于 19 世纪基础医学的进步。

第八章 19世纪的医学

一、社会背景和自然科学的发展

(一) 产业革命的完成

19世纪，西方各主要资本主义国家继英法之后先后爆发了资产阶级革命。1865年，美国南北战争结束。1867年，奥匈帝国建立。1868年，日本开始明治维新。1871年，德意志帝国建立。同年，意大利完成统一。此后英国完成了自18世纪中叶开始的产业革命，法德俄美等国也相继完成产业革命。资产阶级革命和产业革命摧毁了封建势力，促进了社会的发展和生产关系的变革，使生产力大大提高。资产阶级在不到一百年时间内创造的财富比以往任何时间积累的财富都要多。英国通过与西班牙、荷兰、法国等国的殖民战争，到19世纪中期成为“日不落帝国”。此后，英国工业继续维持在世界工业国之首。英国的城市人口也不断增多，至1870年城市人口达到总人口的66%。英国生产的产品既能输出到最遥远的国家，也能进入到最贫穷的国家。日本在1889年完成明治维新，成为资本主义国家，并很快成为东方的强国。美国在南北战争（1861—1865）以后，资本主义经济飞速发展。到19世纪末，美国的工业生产总值一跃而为世界之冠，成为世界第一工业大国。

(二) 自然科学的发展

生产力的提高、经济的发展推动了科学的进步。19世纪自然科学发展很快，被誉为“科学的世纪”。物理学方面，如能量守恒和转化定律的提出、光学的进步、显微镜的改良、1823年复式接物显微镜的诞生、1830年无色镜片的问世、1886年油浸接物镜的出现、电学的进步、相继出现电热器和电治疗等。化学方面，如原子论、元素周期的提出、有机物的人工合成，打破了无机物不能合成有机物的旧说。生物学方面，如细胞学说、进化论、遗传定律的提出和发现等。自然科学的新发现和新发明不胜枚举，其中能量守恒和转化定律、细胞学说、进化论被恩格斯称为19世纪自然科学的三大发现。19世纪人类对自然界各种运动过程及其相互联系的认识和揭示，打破了18世纪以来机械唯物主义形而上学的观点，为以后辩证唯物主义的诞生奠定了自然科学的基础。

同时，科学的技术化和社会化成为 19 世纪最突出的特征。蒸汽动力在社会生活的许多方面发挥作用，铁路成了世界经济的大动脉，法拉第—麦克斯韦的电磁理论宣告了电气时代的到来，巴斯德创立的微生物学在工业和医学上即时发挥神奇的作用。

19 世纪德国是西方医学的中心。60 年代以后，日本、美国都曾派留学生到德国学习医学。他们学成回国后，建立了各自的医学，使日本和美国的医学在 20 世纪初走在世界医学的前列，如日本在细菌学、美国在麻醉学和外科学方面都取得了显赫的成绩。

（三）三大发现对近代医学发展的重大影响

三大发现对近代医学特别是基础医学发展的推动作用是显而易见的。第一，能量守恒与转化不仅适用于物理学中的机械运动，同时也适用于包括人类在内的生物界的物质代谢运动。这为以后功能学科（如生理学、生物化学等）的研究指明了一条前进的方向。第二，生物进化论第一次解决了人类的起源问题，使人类对自身有了更深刻的认识。这对以人为研究对象的医学，意义极为重大。在达尔文之后，德国科学家海克尔（Haeckel，1834—1919）发现，生物的胚胎发育过程是其种族进化过程的摘要和重演。这一论点不但成为生物进化论的重要证据，而且也推动了胚胎学的发展。同时，进化论也将生物是如何遗传和变异的作为一个问题提了出来，从而为遗传学的发展提供了动力。第三，细胞学说的建立和显微技术的发展对促进基础医学发展的意义更为重大，它使许多旧领域的研究达到了新的、更微观的细胞水平，从而分化出一些新的学科，如组织学、细胞病理学、微生物学、寄生虫病学等。

二、细胞学说的提出和组织学的建立

（一）施莱登和施旺提出细胞学说

从 17 世纪出现显微镜到 19 世纪初，有关单细胞的知识逐渐增多了。19 世纪由于显微镜的不断改进，微观结构研究的逐步扩大，因而出现了细胞学。细胞学说最终是由德国植物学家施莱登（Schleiden，1804—1881）和动物学家施旺（Th. Schwann，1810—1882）完成的。

施莱登曾经在耶那（Jena）大学担任植物学教授。他发现很多植物细胞内有核的存在，认识到细胞核是细胞的重要组成部分，并进一步指出，在多细胞组成的植物体内，每一种细胞都有两种功能：一是维持自身的生长，二是维持细胞整体的功能，即自身独立的生活和多个细胞的共同生活。对于细胞的发生，他认为不是细胞分裂增殖造成的，而是细胞内部自身产生新细胞所致。他写有两本植物学名著，一本是《植物发生论》（1838），一本是《科学植物学》（1843）。

施旺曾被聘为列日（Liege）大学的解剖学和生理学教授。他在1839年提出细胞学说，发表了《在显微镜下研究动植物的构造及其发育的结果》。他认为动物组织和植物组织都是由细胞构成的，不过动物细胞比较复杂，不如植物细胞容易分类。他还指出动物的卵也就是一个单一的细胞，复杂动物的每一部分是由一个单细胞发生而来的。施旺证实了动植物都是由细胞以及细胞产生的物质所构成，这是生物学发展过程中一个很大的进步。

除了施莱登和施旺以外，莫尔（Mehl，1805—1872）对细胞学说也有研究。他曾经把植物细胞的细胞膜和中央区分开，将中央浆液性的物质称为原生质（Protoplasm）。此外，舒尔茨（Schultze，1825—1874）指出无论是高等动物、低等动物细胞，还是植物细胞，其原生质具有相同的性质，并认为原生质是生命的基本物质。

（二）组织学的建立

组织学又称显微解剖学。早在17世纪中叶，胡克在显微镜观察软木塞切片时，发现有许多小格，把它命名为“细胞”（cell）。马尔皮基以其出色的显微镜研究成果而被视为组织学的先驱。18世纪末，法国人比沙（F. I. Bichat，1771—1802）开始把显微镜引入解剖学，把马尔皮基的观察研究引向深入。1801年，比沙提出“组织”一词。他曾记载动植物的构造像一个纺织物。他还发现肌肉、骨骼、血管在显微镜下都有独特的构造，并根据这些不同的构造把人体组织分为神经组织、细胞组织、软骨组织、血管组织、骨骼组织、淋巴组织、纤维组织等21种不同的组织，并认为是组织构成了器官。因此，比沙被认为是组织学的创始人之一。可惜他英年早逝，32岁时就因肺结核去世。

19世纪上半叶，施莱登和施旺提出了细胞学说，揭开了机体结构的奥秘，推动了组织学的发展。19世纪下半叶，随着光学显微镜、切片技术及染色方法的不断改进与充实，可在细胞水平上对机体标本进行全面而详细的观察和研究，使组织学发展成一门独立而系统的学科。到了20世纪30年代，电子显微镜问世，经不断改进，可放大数十万倍。约20年后，发展出与之相适应的超薄切片术，可观察到细胞的超微结构。80年代初，又发明了扫描隧道显微镜，可放大一百万倍，能直接从原子水平观察物质结构的细节。这是人类认识客观世界的一次革命性飞跃。

三、胚胎学成为一门学科

最早对胚胎发育进行观察的是古希腊学者亚里士多德。他首先提出“后成论”，认为胚胎是逐渐发育形成的。帕多瓦大学的解剖学家法布里修斯同时也是胎生学的始祖，他描述了鸡卵中发生雏鸡的状态。血液循环的发现者哈维晚年同他的教师法布里修斯一样，也从事胎生学研究，并于 1651 年完成了《关于动物发生的研究》一书，这是胎生学发展史上的重要成就。

到 17 世纪马尔皮基时，胚胎学已初步建立，但到 19 世纪胚胎学才成为一门明确的学科。德国人贝尔（K. Baer，1792—1876）为胚胎学的发展作出了重大贡献。他的著作《动物的发育》囊括了他在胚胎学方面的成绩。他提出“胚层说”，认为除了极低等的动物以外，一切动物的发育初期都产生叶体的胚层，而后由胚层发育成动物的器官。胚叶共有四层，最先发育的是内叶和外叶，其次发育的是由二层合成的中叶。他阐明了哺乳动物均由卵子发育而成，指出不同动物的相同器官，来自相同的基本组织层。自贝尔以后，单胚层研究成为胚胎学研究的主要内容。1842 年，德国胚胎学家雷马克（Robert Remak，1815—1865）发现了早期胚胎的三个胚层，并命名为外胚层、中胚层和内胚层。19 世纪 50 年代，雷马克又和瑞士人寇力克（A. Kolliker，1817—1905）等人证明卵子和精子原来只是简单的细胞，在发育过程中细胞本身可以复制，这个复制过程称为细胞分裂，胚胎发育过程就是细胞分裂分化的过程。德国动物学家鲁克斯（Wilhelm Roux，1850—1924）研究了动物卵子受精后，如何分裂为器官和组织的结构与功能，因而成为实验胚胎学的创始人。

19 世纪以后，发现在受精卵细胞核内的脱氧核糖核酸（DNA）中，存在有决定胎儿全身结构形态的各种基因，胚胎发育是各个基因活动的逐步展开。随着科学技术的不断发展，人们对胚胎发育的认识也越来越清楚。到 20 世纪 70 年代时，开始有了试管婴儿。

四、细胞病理学的建立

（一）微尔啸提出细胞病理学说

由于细胞学的建立和 18 世纪莫干尼创立病理解剖学、提出病灶的概念，19 世纪德国病理学家微尔啸提出了细胞病理学说，将疾病的原因归结为细胞形态和构造的改变，这是形态病理学发展史上的重大进步。

微尔啸（R. Virchow，1821—1902）1843 年毕业于柏林大学，曾做过解剖学研究，1848 年受当时普鲁士政府委托，负责调查西利西亚纺织工人中伤寒病流行的情况。他在调查报告中指出伤寒病流行不仅与卫生状况有关，也与慈善机构工作失职有关。因为与政府的矛盾公开化，1849 年他被普鲁士政府解聘，到符茨堡（Wurzburg）大学任教。1856 年他又应聘到柏林大学任病理学教授，此后开始深入细致研究病理学，曾创刊著名的《细胞病理学杂志》。1858 年，微尔啸的代表作《细胞病理学》(*Die Cellular Pathology*) 出版。在这本书中，他把人体比喻成一个国家，人体的细胞就是这个国家的公民，疾病是外界因素作用的结果，所以他提出从细胞到细胞的学说。微尔啸的细胞学说要点是：细胞来自细胞，细胞是人体生命活动的基本单位，机体是细胞的总和，机体的病理就是细胞的病理，疾病是由于机体细胞的变化引起的。关于肿瘤病理，微尔啸在《细胞病理学》的封面上绘有一位长了一个大肿瘤的妇人，他认为肿瘤就是细胞异常增生的结果。恶性肿瘤即癌症，就是细胞无限度增生造成的。微尔啸的细胞病理学确定了疾病的微细物质基础，充实和发展了形态病理学，开辟了形态病理的新阶段。该学说的不足之处是片面强调局部变化，过分关注局部现象，忽视了全身性反应和病理现象的发展过程。他把细胞视为基本自主的生命单位，对细胞的作用估计过高，否认神经系统在机体中的主导作用。这正是机械唯物主义在理论概括中的反映。尽管如此，微尔啸在病理学方面的贡献仍然是杰出的，他作为一个著名学者在近代医学史上的重要地位是值得肯定的。

(二) 微尔啸细胞病理学说对中国的影响

微尔啸的细胞病理学说是 19 世纪病理学发展中的一件大事，对医学产生了重大影响。但在新中国成立之初，由于受苏联的影响，对微尔啸的细胞病理学持批判态度。这是因为微尔啸是德国人，第二次世界大战时苏德曾经历战争，因此苏联一直反对微尔啸的细胞病理学，支持巴甫洛夫的神经病理学，认为疾病是神经调节功能失常所致。20 世纪 50 年代的中国，由于全盘接受“苏联老大哥”的观点，因而出现了既批评微尔啸的细胞病理学说又应用微尔啸的细胞病理学说的荒唐局面。如良性肿瘤与恶性肿瘤的鉴别，就源于微尔啸的细胞病理学说，但当时却在临床上广为应用。

综上所述，病理学的发展与自然科学的发展和技术的进步有着密切的联系。当人们还只能依赖肉眼和简单的放大镜观察事物时，便只能产生器官病理学。只有到了显微镜和细胞学问世之后，才有可能诞生细胞病理学。至于病理学从细胞和亚细胞水平深入到分子水平、从人类遗传基因突变和染色体畸变等去认识有关疾病，研究疾病的病因和发病机制，则有赖于电子显微镜等新技术新方法的建立和应用，这是 20 世纪病理学的发展方向。

五、生理学完整体系的形成

17 世纪哈维发现血液循环，奠定了生理学的基础。至 18 世纪，生理学又有了进一步的发展。被称为近代生理学之父的瑞士人哈勒 (A. von Haller, 1708—1777)，是研究神经生理学的代表人物。他的八卷本著作《人体生理学纲要》概括了当时生理学的成就，是一部划时代的著作。苏格兰外科学家贝尔（C. Bell，1744—1842）也对神经生理的研究作出了杰出的贡献，被尊为近代神经生理学的先驱。而对消化生理作出重要贡献的有法国人瑞奥玛（A. de. Reaumur，1683—1757）、意大利人斯巴兰桑尼（L. Spallanzanin，1729—1799）等。然而，在19世纪以前，人们对人体机能的认识仍多限于解剖学水平，仍未能进行深入的生理学研究。例如呼吸生理还停留在18世纪末拉瓦锡的研究水平上，直到1860年普留盖（E. F. W. Pfluger，1829—1910）证明呼吸的主要化学变化并不在于血液和肺脏，而在人体各种组织内，对呼吸生理的认识才有了突破。在19世纪，人们应用物理、化学的理论知识和实验方法研究机体，使实验生理学逐渐兴起，并使生理学形成了完整体系。

（一）李比希对新陈代谢的早期研究

19世纪三四十年代，德国化学教授李比希（J. F. von Liebig，1803—1873）将化学知识应用到生理学，对新陈代谢进行了早期研究，丰富了生理学内容。他曾在实验室门前写下一句话："上帝按照一定的重量和容积制造一切物质。"他于1831年首次成功合成氯仿。他还推进了有机化学的分析方法，制造了各种实验装置，其中以尿素的定量测定装置最为著名。因为尿素是蛋白质的分解产物，所以它的定量测定在生理学上具有重要意义。1828年菲勒（F. Woohler，1800—1882）人工合成了尿素，这是人类第一次将无机物合成为有机物。李比希指出有机的原子团可成为各种物质的不变成分。与元素一样，这个发现对解释人体内的化学变化大有帮助。李比希对植物化学也有研究，阐明植物从大气中的二氧化碳和氨中获取生长必需的碳和氮，植物腐败又将这些物质反馈到大气中。李比希认为植物的腐败和发酵仅是一种化学过程，这种片面观点与其后法国微生物学家巴斯德在发酵问题上的正确观点很不一致，曾引起一场激烈的争论。

（二）神经生理学的进步

在神经生理学方面，霍尔（M. Hall，1790—1857）曾经研究反射运动与随意运动的不同。1811年苏格兰外科医生贝尔曾阐明运动神经与感觉神经的区别。法国的笛卡儿曾研究过反射运动，霍尔更深入地作了阐述：大脑是随意运动的发源地，延髓是呼吸运动的根源，脊髓是反射运动的中心，交感神经司营养和分泌作用。这时对大脑各部位与各种功能的关系的研究也取得了进展，布罗卡（P. Broca，1824—1880）发现了语言、读书、写字的中枢。一向被认为复杂神秘的大脑，看来只是相对复杂，还是可以进行研究的。

德国生理学家穆勒（J. Muller，1801—1858）在生理学、胎生学、病理学、心理学、生物化学等方面都有建树，影响非常广泛。其最重要的发现是刺激与感觉的关系，某一感觉神经接受任何方法的刺激，必有同一的特殊感觉；反之，若在不同的感觉器官上给予同样的刺激，则感觉器官各自发生特异的感觉。穆勒证实了贝尔—马根迪法则，即脊髓的前根是主管肢体运动的，后根是主管肢体感觉的。他还研究了人体外围感官的构造与功能、动物神经系统的发育以及生理化学（淋巴、血液、乳糜的化学成分等），并发现各腺体构造上的统一性。

（三）伯尔纳对生理学的贡献

伯尔纳（C. Bernard，1813—1878）是19世纪生理学的另一位代表人物。他出生于法国的一个贫苦农民家庭，1834年进入巴黎医学院学习。1839年毕业时，在参加考试的29人中，他排名第26位。因此，没有人看出他将是一位出色的学者。他创立了联合生理学、病理学和治疗学的实验医学。在生理学上他首先发现肝脏有产生和储存淀粉酶的功能。他最初把糖注射到狗的静脉内进行实验，推测出动物可以把复杂的食物分解，也可以从摄取的各种物质中合成出自身需要的新物质。1849年他还公布穿刺狗的第四脑室，可以使狗患糖尿病。在消化生理方面，伯尔纳以前，只知道胃有消化作用。伯尔纳用实验证实胃的消化功能是整个消化过程的准备阶段，主要的消化工作还在胰腺，胰腺分泌物可把脂肪分解成甘油和脂肪酸，把淀粉分解为糖，还可以把胃不能分解的蛋白质加以分解。他还研究了交感神经系统的血管运动机能，用实验证明了毛细血管的收缩和扩张是受神经支配的。伯尔纳认为生理学是生命现象的基础，也是临床医学的基础。治疗学应以明了疾病现象的机制和药物的特性为根据。未来的医生应该既是一个临床医生，又是一个实验家。

1860年，伯尔纳因病回故乡休养，在此期间写成《实验医学研究导论》一书。该书成为生理学发展史上的里程碑。由于他在科学上的卓越贡献，他逝世时，法国政府为他举行了国葬。

（四）路德维希对生理学的贡献

德国的路德维希（K. Ludwig，1816—1895）对实验生理学也有很大的贡献。他曾在维也纳大学任教，1865年被聘为莱比锡大学的教授。他最先将血管运动中枢定位于延髓，第一个测量了毛细血管血压，发现了心率的抑制神经及加速神经。1871年，他与美国生理学家鲍迪奇（Bowditch，1840—1911）共同提出了心脏活动的“全或无定律”，并奠定了尿与淋巴形成的现代理论。他首次证明人类的消化腺活动受分泌神经的影响。他还发明了许多实验器械，如动脉血压示波器、血流速度计、分离血流中气体的水银气泵等。许多学生慕名前来向他学习，得到他的热心指导。有些工作是他和他的学生共同完成的，但是全都署了学生的名字。

（五）巴甫洛夫创立“条件反射学说”和“两个信号系统学说”

俄国生理学家巴甫洛夫（Pavlov，1849—1936）探讨了神经系统在人体生命活动中的主导作用，并因对消化生理的卓越研究而获得 1904 年诺贝尔生理学或医学奖。巴甫洛夫的研究工作可分为两个阶段：① 1890 年以前，他研究循环系统生理，探索药物及情绪对血压的影响，阐明左、右迷走神经对心脏活动所起的作用。后来他又研究消化生理，设计了巴氏小胃等手术方法，用以对未麻醉动物的消化液分泌等功能进行终身观察。并从唾液腺的神经性兴奋出发，转移到对高级神经活动的研究，创立了“条件反射学说”。② 1890 年以后，他研究了大脑皮层及皮层下中枢活动的生理机制，提出了高级神经活动有“两个信号系统”的学说。“第一信号系统”为人和动物所共有；“第二信号系统”即语言功能和抽象思维系统，则为人类所特有。他的理论对于医学心理学和哲学都有重大意义。

通过众多生理学家的共同努力，生理学在 19 世纪已形成了完整体系。

六、药理学和实验药理学的产生

现代药理学产生于 19 世纪初。19 世纪以前，西医的药物学与中医的相仿，采用的是天然的植物药和矿物药。意大利生理学家方塔纳（Fontana，1720—1805）曾通过动物试验对千余种药物进行了毒性测试，得出的结论认为：天然药物都有其活性成分，并且选择性作用于机体某个部位而引起典型反应。19 世纪初，由于化学（特别是有机化学）的进步和实验生理学的发展，可以从植物药提出生物碱和有效成分，形成了西药的特点，才出现了药理学。例如：1804 年由鸦片提取出吗啡（Morphine），1817 年由吐根提取出吐根碱（Emetine），1818 年由马钱子提取出士的宁（Strychnine），1819 年由归那皮提取出奎宁（Quinine），1821 年由咖啡提取出咖啡因（Caffeine）等。19 世纪中叶，尿素、氯仿、苯胺等已经能人工合成。1859 年柳酸盐类解热镇痛剂合成成功，到 19 世纪末精制成阿司匹林。此后，各种药物的合成精制也不断得到发展。

在一系列生物碱和植物有效成分的提取以及药物的合成之后，人类开始研究药物的性质和功能。这样，以临床医学和生理学为基础，以动物实验为手段，使药物的作用机理开始得到研究。如 1804 年，德国人索托诺（F. W. Sertürner）从鸦片中提取出吗啡，并在狗身上证明其有镇痛作用。1819 年和 1856 年，法国人马根迪（F. Magendie）和伯诺德（Bernald）分别用青蛙实验确定了士的宁的作用部位是脊髓，简箭毒作用于神经肌肉接头。在此基础上，德国的布克哈姆（Buchheim，1820—1879）建立了世界上第一个药理实验室，创立了实验药理学，并写出了第一本药理学教科书。这些工作为后来研究药物作用部位的器官药理学奠定了基础。1878 年，英国生物学家郎里（J. N. Langley，1852—1925）根据阿托品与毛果芸香碱对猫唾液分泌的拮抗作用研究，最早提出受体概念，为后来药物作用的受体学说的产生奠定了基础。

七、病理生理学的建立

病理生理学的建立和发展是同人类对疾病本质的认识过程密切联系的，是随着整个医学实践的需要而逐渐发展起来的。

19 世纪人们开始认识到，仅仅用临床观察和尸体解剖的方法不可能对疾病有全面、深刻的认识和理解，于是开始在动物身上复制人类疾病的模型，用实验方法来研究疾病发生的原因、条件以及疾病过程中功能、代谢的动态变化，这就是病理生理学的前身——实验病理学。法国生理学家伯纳德（Claude Bernard，1813—1878）首先倡导以研究活体的疾病为主要对象的实验病理学。病理生理学作为一门新兴的学科，一经诞生就显示出旺盛的生命力，它进一步揭示了疾病时各种临床表现和体内功能代谢变化的内在联系，阐明了许多疾病发生的原因、条件、机制和规律，从而使人们对疾病本质的认识提升到理论的高度。

病理生理学作为一门独立的教学科目和独立的教研室，最早出现于 1879 年俄国的喀山大学，后来在德国、东欧及西方一些国家也纷纷教授病理生理学或设立病理生理学教研室。

八、微生物学与免疫学的奠基

微生物学的奠基人是法国的巴斯德和德国的科赫。

（一）巴斯德

1. 杰出的爱国者

巴斯德（Louis Pasteur，1822—1895）是一位卓越的微生物学家，也是法国著名的自然科学家。他是一个制革匠的儿子，出生在法国的一个小乡村，1847 年毕业于法国的师范学校，毕业后在斯特拉堡（Satrassburg）任教授，后来又担任法国师范学校自然科学院院长，兼任索尔本（Sordonne）大学的化学教授，后来又成立了巴斯德研究所，任所长直到晚年。巴斯德凭借丰富的想象力和坚持不懈的努力，取得了不朽的科学功绩。同时他又是一位善良、富有同情心的爱国者。在普法战争中，他对德国人的入侵行径深感愤慨，决然地把德国波恩（Bonn）大学授予他的名誉学位证书退了回去，爱国热情可见一斑。巴斯德有一句名言“科学是无祖国的，但科学家却是有祖国的”，这句话激励了千百万人的爱国热情，直至今天，也是一切爱国者的座右铭。

2. 巴斯德对法国的两大贡献

巴斯德在科学上的成果卓著，贡献良多。他最初从事化学研究。他对酒石酸结晶的光线问题，即左旋性和右旋性原理的研究，解决了化学上的一大难题，使他成为一名著名的化学家。此时期法国制造的酒，包括葡萄酒和啤酒，在运往国外的过程中，常常出现酒变酸变苦的现象，严重影响了法国的出口业。法国政府请求他帮助解决这个问题。他经过研究发现，酒发生变质并不是因为发生德国化学家李比希所谓的纯化学作用，而是由微生物的发酵作用引起的，必须采取加热处理的办法。为了解决酒在 100 ℃时挥发的问题，巴斯德只把酒加热到 60 ℃左右，而把时间延长至 20 ~ 30 分钟。这样既能杀死致发酵的微生物，又不至于使酒挥发。这种方法很有效，帮助法国政府解决了酒变质的棘手问题。后人称这种方法为巴氏消毒法，巴斯德成为微生物学的奠基人。

当时法国的支柱产业，除了酿酒业之外，还有从中国传入的蚕丝业。当时法国的蚕丝业也出现了问题，蚕一批批地病死，于是法国政府又请巴斯德帮助解决。巴斯德认为蚕病也是由一种微生物所致，采取隔离病蚕与健康蚕的办法将有助于控制此病。此法挽救了法国的丝织业，使之免遭惨重的损失。

巴斯德对微生物学另一贡献，是推翻了当时盛行的“自然发生说”。关于生物的发生问题当时曾有不少争论，巴斯德用简单的实验证实，生物的发生不是凭空自然发生的。

由于巴斯德的巨大贡献，法国政府愈加重视巴斯德，他的名望也越来越大。巴斯德去世时，葬礼非常隆重，巴斯德墓也非常富丽堂皇。时至今日，由巴斯德创建的研究所在细菌、病毒等方面研究仍然处于世界领先地位。

3. 巴斯德开创了经典免疫学

随着细菌学的进步，免疫学也逐步发展起来。免疫的历史源远流长，如中国的人痘接种术和 18 世纪英国的贞纳发明的牛痘接种法，都可以说是免疫学的先驱，但科学的免疫学研究是在 19 世纪后半叶才开始的。巴斯德在 1881 年将毒力减弱的炭疽杆菌注射到健康的牛羊体内。这样，在炭疽病流行的时候，健康的牛羊就可免遭侵害。巴斯德还利用同样的方法做过鸡霍乱的研究。这两件事是人工自动免疫的开端。晚年的巴斯德用同样的方法研制出狂犬疫苗，有效地预防了狂犬病的发生，这是巴斯德最伟大的成就。第一个注射狂犬疫苗的是个儿童，名叫梅斯特（J. Meister）。1885 年 7 月，梅斯特被一只疯狗咬伤，因及时注射了巴斯德研制的狂犬疫苗而免于发病。1940年，德国法西斯闪电式袭击巴黎，当巴黎快要陷落时，梅斯特一头碰死在巴斯德的墓前。梅斯特留下遗言说："我不忍看到我们祖国伟大的科学家巴斯德的墓被敌人占领。"由此可见巴斯德在法国人民心中的崇高地位。

（二）科赫

科赫（Robert Koch，1843—1910）是微生物学的另一奠基人。他出生在德国的克劳斯特（Clausthal）镇，在那里接受中学教育，之后在哥廷根（Gottingen）大学就读。普法战争时，在部队任军医。战争结束后，做了一名普通医生。当时的科赫还很穷困，他的夫人送给他一架在当时还算先进的显微镜，此后他就开始从事细菌学研究。1876年，他研究了炭疽杆菌的生活条件以及与牛羊和人类的关系，揭示出在动物体外培养了几代的炭疽杆菌仍然可以在动物体内引起炭疽病。虽然这一观点遭到反对，但得到巴斯德的支持，最后为人们所接受。1877年至1878年，他对细菌学技术进行了研究和改进，如在玻璃片上干燥细菌的方法、将细菌的鞭毛染色的方法、给细菌拍照的方法等。由于这些研究成果，1880年，科赫成为德国政府卫生研究所的研究员。1881年，他完成了用动物胶（gelatin）平板培养细菌的方法，这是科赫所改进的最著名的方法。当这种平板培养基在英国伦敦国际会议上展出的时候，受到巴斯德的赞赏，因为此前巴斯德是用肉汤培养细菌的。1882年科赫发现了困扰人类的结核杆菌，并又公布了细菌学三定律，即Koch氏法则。1883年，科赫被推选为德国霍乱委员会的会长，并访问了埃及和印度，调查了霍乱的流行情况，并发现了人的霍乱弧菌。发现结核杆菌和霍乱弧菌是科赫最伟大的成就。1885年，科赫被任命为柏林大学细菌学和卫生学的教授。1890年8月，在柏林举行的第十届国际医学代表大会上，科赫又公布他发现了治疗结核病的药物叫结核菌素（tuberculin）。因为科赫已经是很著名的科学家，所以他的这一发现未引起别人的怀疑，致使其后不少人成为结核菌素的牺牲品。不久人们发现结核菌素只能用于诊断结核病，不能作为结核病的治疗药物，这一结论公布后，公众舆论哗然，以致科赫的名气一落千丈。当然，科赫的过失和他在微生物学方面的一系列重大贡献相比是微不足道的，但是科学史上的这一惨痛教训也足以使后人引以为戒。他也并未因此而一蹶不振，还是认真从事微生物学的研究工作，后来他又到非洲研究睡眠病。由于他的成就，科赫获得了1905年诺贝尔生理学或医学奖。他于1910年5月去世。

（三）其他学者对微生物学与免疫学的贡献

1879年汉森（Hansen）和奈瑟（Neisser）从麻风病患者的结节中分离

出麻风杆菌。脑膜炎双球菌也在同年分离出来。1880 年巴斯德和斯坦伯格（Sternberg）同时发现了 Croup 氏肺炎球菌。同年卡尔（E. Karl）在伤寒病人尸体的脾脏和肠管内发现了伤寒杆菌。1883 年，克雷白（E. Klebs）在显微镜下观察到白喉的病原体。1884 年里夫勒（Loffler）又把克雷白发现的白喉杆菌进行体外培养。球菌与化脓的关系也在 1884 年后被确定。1889 年北里柴三郎在体外培养了破伤风杆菌。1894 年鼠疫在香港大流行，北里柴三郎和页桑（Yersin）先后发现了鼠疫杆菌。1897 年日本人志贺发现了痢疾杆菌。1900 年肖特穆勒（Schottmuller）将伤寒杆菌与副伤寒杆菌加以区别。总之，细菌学在 19 世纪后半叶发展迅速，各种致病菌几乎都被发现了。

在免疫学方面，1890 年贝林（Behring）和北里柴三郎完成白喉抗毒素的研究，开创了人工被动免疫。梅契尼柯夫（E. Metchnikoff，1845—1916）发现了吞噬细胞。1900 年赖特（A. Wright）发现了调理素。德国人艾利希提出了抗体形成的侧链学说。此外，1896 年，肥达（F. Widal）发明了用于伤寒诊断的肥达氏试验。1906 年，瓦瑟曼（A. von Wasserman）发明了用于梅毒诊断的瓦瑟曼试验。1911 年，锡克（B. Shick）发明了检测白喉免疫性的锡克氏试验。

九、寄生虫病学的建立

（一）寄生虫病病原体的发现

19 世纪，寄生虫病的研究有了长足的进步。随着显微镜的改进和细菌学的发展，各种传染病的病原体被相继发现。这些被发现的病原体都与寄生虫病有关。1835 年，法国医生欧文（R. Owen，1804—1892）发现人体肌肉中有旋毛虫幼虫寄生。次年，法国医生多恩（A. Donne，1801—1878）首次报道了寄生于妇女阴道的阴道毛滴虫。1846 年，美国医生利迪（J. Leidy，1823—1891）发现猪肉中寄生的旋毛虫幼虫。1851 年，德国学者比尔哈茨（T. Bilharz，1825—1862）发现埃及血吸虫，澄清了长期以来人体不明血尿的病因。1852 年，德国学者库奇梅斯特（F. Kuchenmeister，1821—1890）用兔体内的豆状囊尾蚴喂狗，获得了豆状带绦虫成虫，再用其卵喂兔获得了囊尾蚴。这种应用动物模型的实验方法极大地推动了后来寄生虫病的研究。1857 年至 1859 年，德国学者洛克卡特（Leuckart，1822—1893）和微耳各自完成了旋毛虫生活史的研究。1870 年，英国学者刘易斯（T. R. Lewis，1841—1886）在人的粪便中发现了结肠阿米巴。

（二）疟疾的研究

疟疾（malaria）一词原出于意大利语，是瘴气的意思。早在希波克拉底的著作中就提到了这种病，以后也陆续有人记载。到十七八世纪，疟疾在欧洲很流行。17 世纪时人们已知道用金鸡纳治疟疾，但直到 19 世纪末以前，并不知道疟疾的病原体。1880 年法国医学家拉弗朗（C. L. A. Laveran，1845—1922）发现疟疾是一种寄生虫病，后来苏格兰人曼逊（P. Manson，1844—1922）提出疟疾是通过蚊子传播的，后经证实传播疟疾的蚊子是疟蚊（Anopheles）。曼逊于 1866 年作为一个海关医官在中国厦门度过的 12 年时间里，研究了橡皮病，他证实这种病是由丝虫或马来线虫通过蚊子叮咬传播的。这是第一个被证明以昆虫为媒介传播的疾病。

疟疾、阿来巴痢疾、日本血吸虫病、睡眠病等都是与寄生虫相关的热带传染病。在 19 世纪寄生虫病的研究中，最为突出的是对疟疾的研究。这项研究难度很大，参与的学者有法国、意大利、英国等国的众多专家，地域涉及欧、亚、非三大洲，历时近 20 年，最终在 19 世纪末才完全阐明了该病的机制。英国医生罗斯（R. Ross，1857—1932）完成了对疟原虫的流行病学调查，并将研究成果写成专著《疟疾研究》，书中提出灭蚊预防疟疾的有效措施。罗斯也因此荣获 1902 年诺贝尔生理学或医学奖。

经过众多学者的努力，寄生虫病学在 19 世纪成为一门独立的学科。1894 年，英国利物浦热带医学学校开设了寄生虫学课程，由著名学者罗斯任教，同时还创办了《热带医学及寄生虫学》年刊。此后，欧洲各国也先后创办了热带医学与寄生虫病学的研究院所，为 20 世纪寄生虫病学的进一步发展奠定了基础。

十、诊断学的发展

由于病理解剖学和细胞病理学的影响，当时的临床医学特别注重对内脏器官病理变化的研究和诊断，想方设法寻找“病灶”，使诊断方法手段和辅助诊断工具不断增多。19 世纪初期，诊断学的主要进步是叩诊法的推广应用和听诊法的发明。到 19 世纪末又把对病人的直接检查或多或少地转变为化验室的检查，使诊断学发生了彻底的改变。

（一）叩诊法的推广应用

早在 18 世纪中叶，奥地利医生奥恩布鲁格就已发明并改进了叩诊法，但遭到当时保守派医生的蔑视和嘲笑，叩诊法未能得到及时推广应用。19 世纪初，法国医生高尔维沙尔（Corrisart，1755—1821）经过 20 年的研究后对叩诊法加以推广，才促进了叩诊法在临床上的广泛应用。1828 年，法国医生皮欧里（Piorry）又创建了间接叩诊法。

（二）听诊法的发明

发明听诊法的是法国病理学家、临床医学家、巴黎医学院的教授雷奈克

(R. Laennec，1781—1826)。他曾说过一句名言："医学上的发现唯有熟悉医学历史者方能成功。"他通晓希波克拉底、盖仑等古代名医的著作，并从希波克拉底的著作中得到对于心肺可以听诊的启示。他最初用耳直接听诊，后来制成听诊器，进行间接听诊。他先用纸制，于 1887 年创制了木制简单听诊器，并著有《医学听诊法》。他检查了许多病人，记录了由听诊器发现的各种微小现象。他还进行了许多尸体解剖，把解剖结果与临床现象相比照，积累了丰富的听诊知识，并根据这种新的检查方法诊断肺和心脏疾病。1888 年巴济宾奇（Bazzi bianchi）又发明了双管听诊器，显著地提高了听诊效果。

叩诊法和听诊法的发明和应用，完善了视、触、叩、听的物理诊断方法。

（三）临床辅助诊断方法的应用

早在 1724 年，费赫（Fahreheit）就发明了温度计。1850 年，德国医生特劳贝（Ludwig Traube）把温度计引入临床医学。1896 年，意大利医生里韦—罗奇（Sipione Riva-Rocci）发明了简易的血压计。1905 年，俄国人科罗特科夫使血压计测量更精确化。随着照明装置和光学器具的创造，一系列光学检测器械相继发明和运用，较早的是德国人赫尔姆霍茨（H. Helmholtz）发明的眼底镜，继之喉镜、膀胱镜、食道镜、胃镜、支气管镜等亦先后问世。体腔镜的发明和运用，丰富了临床诊断的方法手段，并使体腔内治疗成为可能。

由于化学的发展，临床医学利用化学分析方法检查血液成分的变化。化学诊断方法补充了物理诊断方法的不足。除了定性定量分析以外，其他如尿和血液冰点测定、氢离子浓度测定等均在临床化验中被采用。

由于显微镜学的不断进步，使研究机体体液和固体部分的组织结构的有形成分、正常和异常排泄物的组成成分等成为可能，促进形态诊断学在临床诊断中逐步取得重要地位。

至 19 世纪以后，由于微生物学和免疫学的发展，开始应用细菌学和血清学的检查方法，使临床辅助诊断方法长足发展。

十一、治疗学由落后走向进步

19 世纪上半叶，西方在治疗学的某些方面仍有很多落后的方法在使用，但在药物疗法和物理疗法等方面却取得了很大的进步。到 19 世纪末，临床治疗的方法手段相比于从前更是不可同日而语。可见 19 世纪是新旧治疗学矛盾冲突的时代。

（一）高尔的骨相学

骨相学（Phrenology）是由德国解剖学、生理学家高尔（F. J. Call，

1757—1828）首先提出的。他对头盖骨的骨相很感兴趣。他认为，正如某一脏器具某一机能一样，大脑是人类灵魂之所在，是人类的道德和知识。脑髓可以分为37个部分，这些不同的部分在头盖骨的不同部位得到体现。因此，头盖骨表面必定能真正反映出脑的不同区域的相对发育情况。他的观点颇似中国的面相学。由于他的提倡，一时间在德国、法国、英国、美国掀起了研究骨相学的热潮，对头盖骨是凹是凸、人的思想能否由头盖骨表现出来等问题，展开了激烈的讨论。后来这种风气被消灭，但是他的骨相学得到许多人的信仰，高尔也因此而成为富翁。

（二）麦斯麦的催眠术

麦斯麦（F. A. Mesmer，1734—1815）的催眠术也称“麦斯麦术”（Mesmerism）。这种方法非常可笑，但却在民间广为流传。后来因为治疗效果不佳，他被迫逃亡到巴黎。他在巴黎仍举行集会，并身穿色彩鲜艳的衣服，手拿小木棒和口琴在会场里来回奔走，声称他这样做可以催眠，治疗疾病。麦斯麦同高尔一样，骗走了人民群众的许多钱财。起初这种催眠术在巴黎很流行，后来真相败露，麦斯麦名誉扫地。但即便如此，他的催眠术还是在德国等地蔓延泛滥，以各种不同的形式出现。这种方法在20世纪初也曾传入中国，有人用来治病，甚至至今仍然有人相信，认为它是一种精神和心理的治疗方法。

（三）哈内曼的顺势疗法

顺势疗法（Homeopathy）又称同类疗法，是与传统疗法背道而驰的方法，由德国人哈内曼（S. Hahnemann，1755—1843）所创造。哈内曼既有医学知识，又有哲学素养，但没有成为医学家。他从1811年开始写作医学论，提出与传统治法相反的治疗方法，即顺势疗法。顺势疗法有两个要点：第一，类似病可用类似药治愈（like cures like）；第二，药效强度与药物浓度成反比，药物浓度越低药效越强。他提出一般用药要经过30级的稀释，以液体药物来说，用普通液体药物2滴，加水98滴稀释；再用此稀释液1滴加水99滴稀释；如此类推，一直稀释到第30次。经过如此稀释的药物其浓度之低可想而知。据说这种原则是他经过在自己身上实验得出来的。有些药理学家认为这是哈内曼的幻想，与当时的药理学理论完全不符，因而拒绝按他的处方配药。然而由于药物的毒性反应降低，相对于那些激烈的正统疗法如放血、峻泻、催吐及使用大剂量毒药等而言，不失为一种于人无害的替代疗法。此外，一些剧毒药物经过如此这般稀释以后，虽不可能发挥任何作用，但可冒自愈之功，以为是药物治疗的结果。所以，顺势疗法在19世纪早期的美国广为流行。

（四）帕尔默的按摩疗法

按摩疗法（Chiropractic）由帕尔默（D. Palmer，1845—1913）所创立。他认为人体内结构与机能之间的关系，是影响健康的重要因素，其中脊柱结构与神经系统机能之间的关系最为重要，必须使神经得以正常的传递和表达，才能保持和恢复健康。按摩疗法的操作过程，就是通过手法对体关节及其邻近组织（特别是脊柱）进行整复及推拿，使身体得到适当调节。

（五）药物疗法和物理疗法的进步

药物治疗的发展是在药理学的独立和发展中实现的。从 19 世纪初起，人们开始用化学方法对一些植物药的有效成分进行提取。1804 年，斯特纳（F. Sertuner，1784—1851）首先从鸦片中提取出吗啡，1817 年又从吐根中提取出吐根碱。随后一系列的药物被提取和纯化，如士的宁（1818）、奎宁（1819）、咖啡因（1821）、阿托品（1831）、可卡因（1860）等。同时，人们用动物实验和化学分析的方法，研究药物的化学成分、性质、体内代谢过程、药理作用以及毒性反应等。加上化学工业和有机化学的进展，也使药物的精制和合成得到迅速发展。特别是法国学者普拉瓦兹（C. C. Pravaz，1793—1853）在 1853 年发明了注射器以后，药物注射法广泛应用于临床，改变了以往仅靠口服、吸入、涂抹等给药途径。此外，随着物理学的发展，许多物理疗法如 X 射线疗法、光能四疗法等也相继推广应用，特别是电疗获得很大的发展。

十二、麻醉法的发明

自古以来疼痛就是外科三大难题（疼痛、感染、失血）之首。早期的止痛方法是不完全的。据可靠的文献记载，世界上很多民族都曾经施行过原始、粗笨的麻醉术。比如用冰块或雪水使身体麻木，或者紧扎肢体使之麻木。直到 18 世纪末 19 世纪初，也还是用某些器械来压迫神经使人失去知觉。中国历史上的三国时代，华佗创用麻沸散止痛，这是世界历史上使用麻醉药的最早记录。欧洲也有使用麻醉药的记载，但都不很科学。直到 19 世纪中叶，由于一氧化二氮、乙醚和氯仿这三种全身麻醉药的发现和应用，使外科手术能在无痛情况下施行，真正的麻醉法才得到发展。

（一）一氧化二氮麻醉作用的发现

最早发现一氧化二氮（1795）有麻醉止痛作用的是英国化学家戴维（H. Davy，1778—1829）。但这一发现却未能及时在临床实践中推广。1844 年美国牙医韦尔斯（H. Wells，1815—1848）借助一氧化二氮无痛地拔掉了自己的一颗牙齿，宣布了一个拔牙新时代的到来。但怀疑论者对他横加指责导致他此后不久自杀了。一氧化二氮气体可使人产生欢乐、快慰的感觉，并可引发人难以控制的狂笑，因此，一氧化二氮也称作“笑气”。戴维在给朋友的一封信中，讲述了他吸入一氧化二氮以后的感觉。可惜戴维的体验没有得到英国人的重视。而美国人则把这种气体用于杂技等娱乐表演中，并从这种表演中得到了不少酬金。英国科学家的这一发现，意想不到地给美国的卖艺人找到一条生财之道，更有美国的年轻人利用笑气组织笑气晚会——不折不扣的狂欢会。

（二）乙醚、氯仿麻醉作用的发现

美国人郎（C. Long，1815—1878）在一次实验中不小心使乙醚跑出，偶然发现乙醚具有麻醉作用。1842 年，他将乙醚用于摘除一患者头部囊肿的外科手术，这是使用乙醚的最初尝试。另一位使用乙醚进行手术的医生是郎的朋友莫顿（Morton，1819—1868），他在 1844 年把乙醚应用在拔牙手术中，他的麻醉法得到许多医生的认可。自此，乙醚麻醉就被普遍地应用于外科手术。1846 年底，莫顿在美国的《波士顿医学杂志》上，正式发表了关于乙醚麻醉法的报告。第二年，英国的爱丁堡大学产科学教授辛普森（J. Simpson，1811—1870）又把乙醚用在产科手术中。1847 年 1 月 19 日，辛普森第一次使用氯仿来缓解分娩疼痛，此法很快风靡一时，即使维多利亚女皇也不例外。

（三）可卡因局部麻醉作用的发现

自全身麻醉药发现和应用后不久，人们又在寻找不使全身失去感觉，而只是使病变局部感觉消失的局部麻醉药。1884 年维也纳医生科勒（C. Koller）首先把可卡因（cocaine）应用到眼部，然后又应用到鼻和其他部位，于是局部浸润麻醉产生了。不久又有人用可卡因作皮下注射。1885 年美国的霍尔斯特德（W. S. Halsted）曾设想把可卡因注射到神经内，后来库欣（H. Cushing）实现了这一设想。再后来美国人科宁（L. Cornind）把可卡因注射到脊椎管内，使人体下半身的感觉消失。

麻醉法的发明，促进了外科手术的迅速发展。在麻醉法发明以前，评价外科手术的好坏是以手术速度做标准的。因此，19 世纪以前的外科医生都非常重视提高手术速度，完成大腿截肢术或膀胱截石术只需两三分钟。速度快了，手术难免粗糙。有了麻醉法以后，外科手术就可以比较细致、妥善地进行了，而且还可以防止没有麻醉药时患者的挣扎，使得以前无法进行的大手术也可以在无痛的基础上实施。麻醉法给外科、牙科、产科等患者带来了福音，减轻了患者的痛苦。所以，麻醉法的应用是 19 世纪后半叶医学史上的一件大事。

十三、消毒法的发明

（一）应用消毒法的第一人——塞麦尔威斯

伤口“化脓”是 100 多年前外科医生所面临的最大困难之一，其时，截肢术后的死亡率竟高达 40%～50%。首先应用消毒法解决这一问题的是匈牙利的塞麦尔威斯（J. P. Semmelweis，1818—1865）。他于 1844 年在维也纳获得医学博士学位，1846 年成为维也纳产科医院的助理产科医生。正是这位年轻的产科医生，在巴斯德发现病源微生物以前，发现严重威胁产妇生命安全的产褥热是因为医生的手不干净造成的，当时普通产科病房的死亡率竟达 30% 以上，学生接生的病房死亡率更高。他经观察发现，这是由于学生们常常是在上完解剖课以后，未洗干净手就给产妇接生。根据塞麦尔威斯的提议，自 1847 年 5 月中旬起，该院第一病房的医生在检查孕妇或产妇以前，都要用漂白粉溶液清洗双手，并用刷子仔细刷洗指甲缝。这项简单的措施实行两个月，就使第一病房的产褥热死亡率骤降。1848 年又坚持实行一年，全年 3 557 名产妇中死于产褥热者仅 45 人，死亡率低至 1. 3%。而且这一年中竟有连续两个月没有产妇死亡，这是历史上从未有过的奇迹。然而塞麦尔威斯的做法还是遭到他的上级的强烈反对，迫使他于 1850 年离开维也纳，到布达佩斯担任产科学的教授。塞麦尔威斯遭到反对不仅是因为医学同行的封闭，还在于当时盛行的病因学理论。当时的主流观点认为感染并非因为接触，而是起因于空气中的瘴气。1861 年塞麦尔威斯发表了关于产褥热的病因和预防的著作，并公布了自己预防产褥热的做法。他的做法实际上是消灭病源微生物的有效措施，但当时他并不知道什么是病源微生物，他是凭经验预防产褥热的。他的消毒法是抗菌技术的开端。塞麦尔威斯的结局非常不幸，他因强烈的精神刺激而致精神失常，并被收入精神病院。后来在一次偶然的事件中，竟因伤口感染死于败血症。

（二）外科消毒法的创始人——李斯特

外科消毒法的真正创始人应该说是英国人李斯特（J. Lister，1827—1912）。1852 年他毕业于伦敦大学，后来又到爱丁堡专攻外科。1859 年担任格拉斯哥（Glasgow）大学钦定的外科教授，1869 年被选为爱丁堡的外科教授，1877 年又被聘为伦敦皇家学院的教授。当时外科的重大问题是多数患者在手术后发生败血症，或者发生类似丹毒的情形。据李斯特的记载，在截肢术的病人中约有一半患者死于这些疾病。正在这时，李斯特获悉巴斯德发现发酵是由于微生物引起的，他由此得到启发，猜想败血症等疾病也是微生物造成的。他将之应用到外科学上的第一个原则是“伤口中的腐败和分解过程，是微生物引起的”。于是他借鉴巴斯德的消毒方法，试用过氯化锌等物质，最后试用石炭酸并获得了成功。1865 年 8 月 12 日，他第一次把石炭酸应用在一位 15 岁男孩的骨折手术中，得到满意的效果。李斯特不仅用石炭酸清洗伤口，而且还用石炭酸消毒手术台、手术室，并用包扎法包裹伤口。这些措施大大减少了因手术感染、化脓的死亡率，他所施行的截肢术的死亡率由 46% 降至 15%，从而奠定了抗菌术的基本原则。虽然李斯特遭到了很多人的攻击，但他坚信他的消毒方法是正确的，并且继续坚持并逐渐改进这一方法。在普法战争后期，石炭酸消毒法被普遍采用。

（三）高压蒸气灭菌法的创始人——别尔格曼

自从有了麻醉法，特别是有了石炭酸消毒法以后，许多复杂的腹部手术都得以施行了。然而此时伤口感染的问题并没有得到彻底解决。1877 年，德国的别尔格曼（E. von Bergmann，1836—1907）对 15 例膝关节穿透性损伤伤员，仅伤口周围清洁和消毒后即加以包扎，结果有 12 例痊愈并保全了下肢。他认为，不能将所有的伤口都视为感染，而不让伤口再被玷污更为重要。1886 年，别尔格曼采用了高压蒸气灭菌法，并研究了布单、敷料、手术器械等的灭菌措施，从而在外科学中建立了无菌术。1889 年，德国的佛伯灵格（Furbringer）提出了手臂消毒法。1890 年，美国的侯斯替德（Halsted）倡议戴橡皮手套。这样，就使无菌术臻于完善。

十四、血型的发现

早在 18 世纪，已有人尝试过输血的方法。当时是把动物的血输入人体，当然不可能成功。后来有人大胆地进行人体之间的血液输入，有时获得成功，有时则造成受血者突然死亡。直到人类认识了血型之后，才解决了输血的难题。

1896 年，美籍奥地利人兰德茨坦纳开始研究免疫机理和抗体的本质，于 1900 年发现了红细胞凝集反应的本质，并于 1901 年发现人体存在 3 种不同的血型，即 A 型、O 型和 B 型。次年他又发现了 AB 型血型。兰德茨坦纳指出不同血型的人相互输血会造成溶血现象，导致死亡。而 O 型血的人给其他血型的人输血，却很少发生溶血现象。AB 型血的人，无论接受 A 型、B 型，还是 O 型人输的血，也不会发生溶血现象；但如果 AB 型血输给 A 型、B 型或 O 型血的人，都会出现溶血现象。由于这一重要发现，使输血成为一件安全的事情，从根本上解决了因手术出血过多而致病人死亡的问题。

十五、眼科学的独立

眼科和耳鼻咽喉科开始时合在一个专科之内。现代眼科学始于 16 世纪文艺复兴时期。17 世纪认识了眼的屈光成像，18 世纪初认识到白内障就是晶状体的硬化，法国眼科医生戴维尔（Jacqueos Daviel）发明了白内障摘除术。在 19 世纪，由于科技的发展和医学的进步，眼科学真正脱离外科而独立。1805 年，英国的桑德尔（John C. Saunder）建立了一个专门的眼科诊疗所。1812 年，维也纳的贝尔（Joseph Baer）成为第一位眼科教授。1851 年，德国的赫尔姆霍茨发明了眼底镜，促进了眼科的专业化。荷兰眼科医师东德斯（Frans Cornelis Donders，1818—1889）开展了光折射基本原理的研究。1857 年，德国眼科医师格拉夫（Albrecht von Graefe，1828—1870）开展了虹膜切除术及斜视、白内障等眼外科手术。瑞典眼科医师古尔斯特兰德（Allvar Gullstrand，1862—1930）发明了“古尔斯特兰德裂隙灯”，并开展了对眼的折光系统的研究。1884 年，美国眼科医师科勒（Carl Koller，1857—1944）首先使用可卡因作为眼部手术的表面麻醉药，并使用了消毒技术，使手术更加安全有效。此外，对青光眼、内斜视、视网膜剥离等病的治疗也有所革新和进展。凡此种种，促进了眼科学成为一个独立的医学分科。

十六、耳鼻喉科学的独立

耳鼻喉科学的发展经历了一个由分到合的过程。耳科学发展较早，在 18—19 世纪，欧洲开始出现独立的耳科。其后，鼻科学与喉科学也相继独立。约在 19 世纪中叶，耳鼻喉科才逐渐合并成为临床医学中一门独立的二级学科。

早在 1800 年，法国耳科学家伊塔尔（Jean-Marc-Gaspard Itard，1775—1838）和梅尼埃尔（P. Meniere）就开始以大量时间、精力和财产，从事聋哑人的教育。1841 年，维也纳的乡村医师波利特泽尔（Adam Politzer，1835—1920）发明了额镜，从而促进了耳鼻喉科的专门化。同年，法国医师霍夫曼（Hofmann，1806—1886）发明了耳镜，波利特泽尔将之推广应用。19 世纪中叶，英国第一位耳外科医师耶尔斯莱（James Yearsley）创立了专门的耳科医院。英国医师韦尔德（William Wilde，1815—1876）在都柏林创立了专门为耳科和眼科疾病而设的医院。从 19 世纪 70 年代开始，英国医师王尔德（William Rober Wilde，1815—1876）和德国医师施瓦茨（Hermann Schwartee，1847—1916）开始使用乳突切除术，此后成为常用疗法，他们的名字也因之与耳外科的进展紧密相连。直到 20 世纪四五十年代，随着使用抗微生物药物治疗耳的传染病，乳突切除术的使用才大为减少。此外，勒皮特（Julius Lempert）医生首先采用开窗手术治疗耳硬化症。

鼻科学和喉科学的发展较晚。1854 年，西班牙声乐教师加西亚（Manuel Patricio Rodriguez Garcia，1805—1906）发明了喉镜。1898 年，德国的基林

(Gustav Killian)开始使用支气管镜。局部麻醉术的发明对鼻中隔和鼻窦手术起了重要作用。麦肯齐(Morrell Mackenzie，1837—1892)创立了英国第一个喉科医院。1873年，在瓦格纳(Clinton Wagner)主持下创立了美国大都会喉科医院和纽约喉镜学会。

十七、牙医学的奠基和发展

早期，牙医仅仅是具有治疗牙病技艺的人，即牙匠。在一般情况下，牙科治疗是由理发师和牙匠完成的。1728年，被誉为牙医之父的法国医生法卡德(Pierre Fauchard，1678—1761)出版了世界上第一本牙科专著《外科牙医学》(*Le Chiruegien Dentiste*)，描述了牙齿的解剖、生理、口腔病理和临床病例，列举了103种牙病和口腔病。他把牙医从外科中独立出来，使之成为一种独立的职业，并被称之为牙外科医师(surgeon dentist)，从而奠定了近代牙医学的基础，使治牙术开始向牙医学发展。1840年，美国的赫顿(Haydan)和赫利斯(Harris)在马里兰州创办了第一个牙科学院——巴尔的摩牙科学院(Baltimore College of Dental Surgery)。从此，牙医学从医学院独立出来。此后，世界各国都纷纷成立牙科学院或牙科系，包括1917年在中国成立的第一个牙医学院(华西协和大学牙医学院)。牙医学院的独立招生，培养出了一批又一批专业牙科医师，使牙医学得到了很快的发展。在1840年以后的100多年间，奠定了现代牙医学的基本理论和生物学基础。到了20世纪中叶以后，生物学和医学的发展深刻地影响着牙医学的发展，以往的牙科(称为机械外科和粘着牙科)再也不能解决由于牙病带来的其他一些口腔病，牙医学的发展开始超越牙齿本身疾病的范畴，从而使牙医学自然而然地发展为口腔医学。

十八、法医学的建立

(一) 法医学的兴起

早在13世纪，我国宋代已出现了世界上最早的法医学专著，即宋慈的《洗冤集录》(1247)，该书在世界范围内影响广泛。而欧洲的法医学则落后得多。1575年，近代外科学创始人、法医学先驱巴累出版了欧洲第一部法医学著作《报告的编写及尸体防腐法》。1600年，意大利Palermo大学教授蒂纳特·菲德尔(Fortunato Fedele，1550—1630)发表了欧洲第一部系统的法医学著作《论医生的报告》。1621年，意大利医学家保罗·查克其亚(Paulo Zacchia，1584—1659)出版了划时代的法医学巨著《法医学问题》(*Questiones Medicolegales*)。在本书中，作者在法医学发展史上第一个为这一新兴的学科定名为法医学(Medico-legales)，此即第一个英文法医学术语

legal medicine 的由来。所以，查克其亚被称为欧洲法医学之父。1667 年，荷兰人斯维麦丹（J. Swammerdam）发现婴儿能够呼吸以后，他的肺就能浮在水面上，不会下沉。1681 年，施雷尔（J. Schreyer）就是根据斯维麦丹的发现判断一名妇女无罪，因为当时有人怀疑这位妇女杀死了自己的孩子，但实验发现婴儿的肺在水中下沉，证明孩子尚未出生就已死亡。

到了 18 世纪，随着病理解剖学的建立，法医学有了新的进步。1723 年，德国人赫尔曼（T. Hermann，1685—1746）写了一本法医学著作，被欧洲人视为法医学的权威著作。1763 年，法国的路易斯（A. Louis）应用医学知识判断法律案件，并开始记述自杀与他杀的鉴别点。1783 年，英国的亨特（Hunter William）也记述过私生儿被杀的特点。

（二）法医学的建立和发展

19 世纪初期，法国著名法医毒物学家欧菲拉（Orfila）的《论毒物》（1814）出版。该书被誉为历史上第一部科学的毒物学著作，标志着法医毒物学的诞生。正是由于法医毒物学的创建，医学鉴定制度和鉴定人资格认定的发展，开展尸体解剖和应用毒物学理论与技术解决鉴定工作的问题，才使法医学能够在科学的基础上为法律服务，才使得法医学能够走向现代化。至 19 世纪中叶，柏林的卡斯帕（J. Caspar）的《实用法医学》、奥地利的霍夫曼（E. von Hofmann，1837—1897）的《法医学教科书》等较好的法医学著作问世。此外，克拉夫特（Von Kraft-Ebing R）和默塞尔（Mercier）对精神异常的疾病进行法医学的观察和论述。19 世纪后半叶，开始出现法医学术团体。1868 年，在法国成立了第一个法医学会——巴黎法医学会，1873 年更名为“法国法医学会”。可见，欧洲的法医学是在 19 世纪才建立起来的，至 19 世纪末 20 世纪初，才有较详细的记录，关于缢死、绞死、窒息、溺死，婴儿被杀的材料才逐渐增多。至于 DNA 分析、乙醇中毒、吸毒等问题的研究，DNA 重组技术在亲权鉴定和个人识别上的应用，众多的多态性 DNA 片断的阐明，DNA 档案的建立等，则是近几十年的事情。

十九、精神病人的解放

精神病的历史非常久远，在希波克拉底的著作、《荷马史诗》和《圣经》里，都可以看到关于精神病的记载。集中精神病人的“精神病院”也在很早就有了。如 14 世纪，伦敦就有类似的精神病院，1784 年维也纳有癫狂病院。在医学记录和人们的头脑中，精神病人总是像野人一样，头发杂乱，浑身泥巴，身披破席，近乎赤裸。当时解释精神病的原因也是一些迷信的说法，如神鬼附体。所以，对待精神病人是十分残酷的。精神病人被送进寺院，用祷告、念咒等驱鬼方法进行治疗，甚至用烙铁烧皮肤、长针穿舌头等酷刑。维也纳的癫狂病院甚至跟动物园一样，开放供人参观并收取参观费。社会也把精神病人当做娱乐的工具。到19世纪初，由于受人道主义思想的影响，这种局面才有所改变。法国的皮尼尔（Pinel，1754—1826）写了一本叫《精神病治疗哲学》的著作，阐明了解放精神病人的观点，并以自身的生命和自由做赌注。皮尼尔被第一个任命为疯人院的院长，他去掉了精神病人身上的铁链和枷锁，把疯人院变成了医院，进行了有历史意义的改革。从这时候开始，精神病才被看作是一种需要治疗的疾病，精神病人才被看作是社会的成员。1838年，埃斯基罗尔（J. Esquirol）出版《根据卫生、医学、法律的观点考察精神病》一书，该书是早期关于精神病的重要文献。1845年，柏林大学教授格里辛（W. Griesinger，1817—1868）在《精神异常之病理及其治疗法》中，引用了当代大脑生理和病理解剖的资料，记述了精神病人的症状以及精神病与病理解剖学的关系，并论述了所谓的精神失常是一种脑病的论点。此外，克雷佩林（E. Kraepelin）用新的观点来解释精神病，并阐述了早发性精神病，使精神病学建立在科学的基础上。

二十、护理学成为科学

（一）弗利德纳开始培训护理人员

护理在医学中是不可缺少的。但是经过训练的护士是在19世纪中叶以后才出现的。早在中世纪的欧洲，在天主教的统治之下，护士是由信教的女教徒充当的。马丁·路德改革以后，虽然有普通的妇人充当护士，但是这些妇人既无知识又无经验，所受待遇与普通勤杂人员无异。据说，18世纪中叶英国的医院中，护士从早晨6点一直工作到晚上6点，看护病人，打扫卫生，异常繁忙。19世纪住在德国莱茵河畔的弗利德纳（T. Fliedner，1800—1864）与其夫人于1833年创办了一个收容机构，专门收留那些刚刚从监狱释放的女囚犯，以后也收留一些贫苦的病人。夫妻俩在实践中意识到护理的必要性，于1836年开办了一所小医院，挑选那些品德好的妇女，让她们在医生的指导下学习护理工作。于是，在德国的一些小医院里出现了专门从事护理的妇女。不久，这种训练护理人员的行动传遍了欧洲各地。

（二）南丁格尔掀开护理史上的新篇章

南丁格尔（F. Nightingale，1820—1910）出生在意大利佛劳伦斯，是英国一个贵族世家的女孩。长大后对护理工作非常感兴趣，1850年她曾到上述莱茵河附近的小医院探访，学习有关的护理知识。回到英国以后，她调研了英国医院里的护理工作。1854年克里米亚战争爆发，英国的伤病员无人救护，于是南丁格尔率领32名护士开赴前线救护。临行前，南丁格尔等人遭到某些人士的嘲讽，但是她们的出色工作赢得了士兵的信任。初到战场的10

天内，她们负责护理的士兵有1 000人，100天以后达到10 000人。由于她们的卓越工作，使伤员死亡率由42%降至2%。因此，她们回国后受到英国政府的重视。1860年，南丁格尔募集了10万英镑，在伦敦泰晤士河畔的圣·托马斯医院（St. Thomas Hospital）设立南丁格尔基金，成立“南丁格尔”护士学校，正式培养护士。从而确立护理学成为一门科学，提高了护士的地位。南丁格尔的行动不但震动了欧洲大陆，而且还波及美洲。1873年美国设立了第一所护士学校。自从南丁格尔改革了护理之后，所拯救的生命比当时内外科所拯救的生命还要多得多。南丁格尔不愧是一位杰出的女性，她不仅善良，而且坚毅。她终身未嫁，把一切献给了护理学事业，著有《医院管理须知》、《护理须知》等专业书籍。她认为只有那些有教养、讲道德的妇女才能胜任护理工作。她曾经说过一句名言：“人生要像蜡烛一样，燃烧自己，照亮别人。”这句话不仅适合护理工作，也适合一切有利于人类的工作。为表彰这位“护理学之母”，1907年，国际红十字会决定设立南丁格尔奖章，这是全世界护士的最高荣誉奖。世人为表示对她的崇敬与景仰，把她的生日5月12日定为国际护士节。

二十一、国际红十字会的成立

1859年夏，以法国和意大利为一方，以奥地利为另一方，在意大利北部展开了激烈的战争。当时31岁的瑞士银行家兼慈善家杜南（J. Dunant，1828—1910）从阿尔及利亚到法国的途中，目睹双方伤亡惨重，横尸遍野无人救护。于是他考虑成立一个组织，救济这些伤员，无论伤员属于哪一方。1862年他写了对这场战争的回忆录，并捐款成立红十字会。因为瑞士的国旗是红底白十字，于是他挑选白底红十字作为标志，这个标志以后就成为国际红十字会的统一标志。1863年10月，在日内瓦召开了第一次国际红十字会会议，有14个国家的36位代表参加了会议，会议决议确认伤病员、医师和护士在战争中都处于中立地位。1864年召开了第二次会议，这次会议确定成立国际红十字会，议定了《国际红十字和约》10条，以便入约国共同遵守。1899年各国政府代表在荷兰都城举行集会，当时清政府特派驻俄使臣杨儒代表中国出席。会议结束时，各国代表在和约上签字。杜南创立了以“救死扶伤”为宗旨的国际红十字会，虽然后来他的企业破产了，他也曾倒在贫民院里，但是他的功绩不可磨灭。1910年首次设立诺贝尔和平奖，杜南当之无愧地获此殊荣。

综上所述，在19世纪这一时期，18世纪形成的机械唯物主义思想仍占主导地位，自然科学迅速发展，医学也取得了多方面的进步，为辩证唯物主义的形成提供了丰富的科学事实和理论依据，也为今日的西医学打下了基础。

第九章 20世纪的医学

一、社会背景和科技革命

(一) 两次世界大战及其后果

20世纪人类经历了两次世界大战。第一次是从1914年6月至1918年11月，死亡约一千万人，受伤二千多万人；第二次是从1939年9月至1945年9月，死亡四千万人，受伤五千万人。这两次世界大战给人类造成了深重的灾难，同时也使世界格局发生了重大的变化。第一次世界大战后期和结束后，俄罗斯帝国、奥匈帝国、德意志帝国、奥斯曼帝国相继解体，产生了第一个社会主义国家苏联。第二次世界大战结束后，德、日、意法西斯被彻底击溃，英、法等国也遭到严重削弱，只有美国的政治、经济、军事实力通过战争得到空前膨胀，成为头号超级大国，企图称霸欧洲和全世界。而苏联则成为美国称霸计划的主要障碍。以美国为首的西方联盟和以苏联为首的社会主义阵营之间的矛盾和冲突日趋明显和激烈，持续近半个世纪之久的东西方“冷战”由此拉开序幕。冷战以东欧剧变和苏联解体而告终。

两次世界大战还促进了民族解放运动的蓬勃发展，世界各地的殖民地纷纷独立，英国这个地跨欧、亚、非、美、澳五大洲的“日不落帝国”也衰落了。20世纪60年代兴起的“不结盟运动”标志着独立于美苏之外的“第三世界”的崛起。

(二) 第三次科技革命的形成

进入20世纪，作为生产力的科学技术得到空前的发展。自18世纪的蒸汽机、19世纪的发电机，发展到20世纪的原子能开发和利用。从20世纪40年代开始，出现了以原子能、电子、航天技术为代表的一系列高科技技术，形成了第三次科技革命，对社会生产力和经济发展产生了极大的推动作用，改变了世界的面貌。第一次工业革命的成就表现为棉纺织业发展、改良蒸汽机和交通运输业发展。第二次工业革命的成就表现为电的应用、内燃机发展和化工技术发展。第三次科技革命同前两次工业革命相比有所不同。首先，科学技术在推动生产力发展的过程中起到愈来愈重要的作用。其次，科学和技术互相促进，相得益彰。随着科学实验手段的进步，科学探索领域不断拓展。再次，科学技术各个领域之间相互渗透，出现了两种趋势。一方面学科愈来愈多、分工愈来愈细、研究愈来愈深入；另一方面学科的联系愈来愈密切，科学研究朝着综合性、整体性的方向发展。

（三）医学的发展和特点

科学技术的发展促进了医学进步，20 世纪医学的进步主要依赖于物理学、化学、生物学和其他自然科学的发展。科学技术的应用使 20 世纪的医学在各方面都有了显著的改观，医学与科学技术的结合越来越密切。20 世纪初，在医学领域中已经形成了一些有广泛影响的学术派别，如微尔啸学派（细胞病理学说）、巴甫洛夫学派（高级神经活动学说）、塞里学派（应激学说）、心身医学学派（精神分析学说）等。他们对疾病的发生、发展和防治都有一套比较完整的理论体系，但各个学派也都有其片面性，如巴甫洛夫学派虽然重视机体的整体统一，却过分强调了大脑皮质在疾病中的主导作用；塞里学派强调了垂体肾上腺皮质系统的作用，而对神经系统的估计不足等等。

20 世纪医学发展的特点之一是医学分科专门化。虽然在 19 世纪末科学已有分科，但当时分科的标准既不明确，也不统一。进入 20 世纪以后，医学分科越来越细，越来越专门化。同时，医学在高度分化的基础上又高度综合，这是医学高度发展的必然结果。

二、螺旋体、病毒和立克次体的发现

（一）螺旋体和病毒的发现

19 世纪的后半叶是细菌学的年代，绝大多数致病细菌都被发现。进入 20 世纪，由于显微镜的改进，螺旋体和病毒等微生物也被暴露在人们眼前。

1905 年，肖丁（F. R. Schaudinn，1871—1906）和霍夫曼（E. Hoffmann）在梅毒性下疳的分泌物中发现了梅毒螺旋体。日本在明治维新以后于 1911 年完成了梅毒螺旋体的体外培养。以后他又在麻痹狂患者尸体的脑脊髓组织液中发现了螺旋状微生物，从而揭示出麻痹狂的致病因素也是螺旋体，阐明麻痹狂与梅毒的关系。1913 年，他将急性脊髓前角炎的病原体分离并培养成功。1918 年以后，他在黄热病研究中作出了重大贡献。晚年时他着手研究眼的颗粒性结膜炎，分离出一种特殊细菌。此外，稻田龙言和井户泰等于 1914 年至 1915 年发现外耳氏病（Weils' disease）的病原体，并完成血清疗法的研究。二木谦三、石原喜久太郎等于 1915 年发现鼠咬症的病原体。日本在微生物学上的成就提高了日本在世界医学界的地位。

病毒是比细菌更小的微生物，当时称作“微子”（virus），是指能够被滤过的极小的生物。病毒不仅侵害动物和人类，而且也伤及植物。最早发现病毒的人是俄国的伊凡诺夫，1892 年他在研究烟叶黑斑病的过程中发现了滤过毒。后来洛塞弗（Loseffler）和弗拉斯（Frasch）在 1898 年研究一种动物病“口蹄疫”时发现了这种病的病毒。由于这种病原体必须寄生在其他生物体的细胞内，因此研究起来非常困难，直到 1931 年才有人将这种病毒在鸡卵内培养成功。1935 年又成功地用鸡卵培养牛痘疫苗。1935 年以后在澳大利亚用鸡卵培养了流行性感冒病毒，并制成了流感疫苗。

（二）立克次体的发现

立克次体是立克次体病（如恙虫病、斑疹伤寒、Q 热等传染病）的病原体。我国早在东晋时期，著名医学家葛洪（281—341）所著的《肘后备急方》中对沙虱毒（恙虫病）的传染媒介、临床症状和预防治疗等就已有所描述。西方对斑疹伤寒的最早记载是在 16 世纪。第一次世界大战期间，斑疹伤寒和战壕热曾肆虐一时，1915 年，塞尔维亚近 31 万人死于斑疹伤寒。1917 年至 1921 年间，苏联发生了 2 500 万例斑疹伤寒，在法国北部的军队中战壕热的发病数约占各类疾病总数的 1/3。第二次世界大战期间，侵苏德军中再次发生战壕热；东南亚、西太平洋战场发现数万恙虫病病人；欧洲及近东战场多次爆发“Q 热”流行。可见立克次体病与战争关系密切。人类在 20 世纪初期才逐步认识到立克次体和立克次体病。

第一个被证明的立克次体病是美国落基山斑点热。1906 年，美国人立克次（H. T. Ricketts，1871—1910）将落基山斑点热患者的血液接种到豚鼠及猴子体内，使动物获得感染，同年证实蜱很可能是这种病的传播媒介。1910 年，他与怀尔德（R. Wilder）一起在墨西哥合作研究虱传斑疹伤寒，通过交叉免疫试验将落基山斑点热与斑疹伤寒区别开来。同年，立克次因不幸感染而死于斑疹伤寒。以后捷克人普劳沃泽克继续进行研究。1913 年，他在塞尔维亚从吸过斑疹伤寒病人血的虱子体内发现了立克次在研究落基山斑点热时发现的类似微生物。1914 年，普劳沃泽克与罗沙利马合作研究证实这种微生物就是斑疹伤寒的病原体。在研究斑疹伤寒的过程中，普劳沃泽克与罗沙利马都感染了斑疹伤寒，普劳沃泽克不幸于 1915 年病逝，罗沙利马则获得了康复。1915—1916 年，罗沙利马继续研究证实引起虱传斑疹伤寒的微生物可在虱胃肠上皮细胞内寄生繁殖，从而最终解决了斑疹伤寒的病原体问题。1921 年，沃尔巴克（Wolbach）等人研究证实欧洲流行性斑疹伤寒的病原体也是普氏立克次体。同时鼠型斑疹伤寒也开始引起人们的注意。1931 年，蒙蒂洛（Monteiro）建议用 Rickettsiamooseri 命名鼠型斑疹伤寒的病原体，以明确鼠型斑疹伤寒的病原体与欧洲流行性斑疹伤寒的病原体是不同的。

“立克次体”最先由巴西学者罗沙利马（Rocha-Lima Da）定名，是为了纪念为研究斑疹伤寒而献身的立克次和普劳沃泽克两位医生。1916 年，罗沙利马提出用“普氏立克次体”（Rickettsia prowazekii）命名流行性斑疹伤寒的病原体。

自从立克次体作为一类新的微生物而被确定之后，人们很快发现立克次体样小体广泛存在于各种节肢动物之间，并证实有些立克次体对人和动物有致病性，有些则仅对动物有致病性。除斑疹伤寒和落基山斑点热外，人类立克次体病的病原体大多在 20 世纪二三十年代被陆续发现，以后又由人工培养成功。

三、生物化学的建立和发展

和其他基础医学学科相比，生物化学是一门较年轻的学科，直到 1903 年引进“生物化学”这一术语后，才成为一门独立学科。尽管如此，在十八九世纪生物化学学科建立以前，属于生物化学研究领域的工作就已开展并取得了许多基础性成果。

（一）生物化学的奠基

18 世纪下半叶，瑞典药剂师舍勒（W. K. Scheele，1742—1786）等首先在植物中分离出柠檬酸、苹果酸、乳酸、尿酸和甘油等，为日后阐明其在人体的代谢打下了基础。法国化学家拉瓦锡（A. L. Lavoisier，1724—1794）首先发现了氧气，阐明了呼吸作用的本质是吸入和消耗氧气，产生和呼出二氧化碳，并在这一过程中释放能量。19 世纪上半叶，德国化学家维勒（F. Wohler，1800—1882）于 1828 年人工合成尿素。1835 年，瑞典化学家贝齐里乌斯（J. Berzelius，1779—1848）提出了催化学说，并建立了催化作用与催化剂的概念。此后，伯特兰（B. Bertrand，1815—1886）等发现生物氧化过程也是酶促反应过程。19 世纪下半叶，伯特兰注意到酶促反应中还需要低分子物质（辅酶）的存在（1878），为后来研究酶的化学本质提供了线索。1868 年，瑞士生化学家米歇尔（F. Miescher，1844—1895）在从脓细胞中分离细胞核时，从核中提取出一种含磷量高、不同于蛋白质的酸性物质，次年将它命名为“核素”。1889 年，德国学者阿特蔓（A. Altmann，1852—1990）从核素中分离出不含蛋白质的酸性物质，称为“核酸”。1894 年，科塞尔（A. Kossel，1853—1927）证明：核酸普遍存在于细胞中，而且在不同的细胞中含量不同，其后又弄清了核酸的主要成分是四种不同的碱基、磷酸和糖。科塞尔因此而获得 1910 年诺贝尔生理学或医学奖。1897 年，布克奈（E. Buchner）制备的无细胞酵母提取液在催化糖类发酵上获得成功。这使巴斯德一派人持有的只有完整的微生物细胞所含的“活体酶”才能起发酵作用的论点被推翻，从而开辟了发酵过程在化学上的研究道路，奠定了酶学的基础。9 年之后，哈、杨（Harden，Young）二氏又发现了发酵辅酶（cozymase），使酶学的发展更向前推进了一步。

此外，19 世纪对组成人体最重要的物质成分蛋白质的研究也取得了不少成果。1836 年，瑞典化学家柏尔采留斯（J. Berzelius，1779—1848）首次提出“蛋白质”一词。1842 年，德国化学家李比希在其《动物化学》一书中将蛋白质列为系统中最重要的物质。此后，科学家们对蛋白质的组成进行了一系列的研究，到 19 世纪末，组成蛋白质的 20 种氨基酸就被发现了 13 种。

（二）生物化学的蓬勃发展

从 20 世纪 20 年代开始，生物化学进入了一个蓬勃的发展时期。在营养方面，研究了人体对蛋白质的需要和需要量，并发现了必需氨基酸（essential amino acid）、必需脂肪酸（essential fatty acid）、多种维生素以及人体内一些不可或缺的微量元素等。在内分泌方面，发现了各种激素（hormone）。许多种维生素及激素不但被提纯，而且还被合成。在酶学方面，萨姆纳（J. B. Sumner）于 1926 年分离出脲酶（urease），并成功地将其制成结晶。接着，胃蛋白酶（pepsin）及胰蛋白酶（trypsin）也相继人工结晶成功。这样，使酶的蛋白质性质得到了肯定，对其性质及功能有了更详尽的了解。此后，人们采用同位素示踪法等先进手段，深入探讨各种物质在生物体内的化学变化，对各种物质代谢途径及其中心环节的三羧酸循环（tricarboxylic acid cycle），有了一定的认识。20 世纪 50 年代，源于生物化学的分子生物学有了飞跃的发展，使生物化学的进展突飞猛进，成为自然科学中最活跃的领域之一。

四、维生素的发现

维生素的发现是 20 世纪医学发展的重大成就。1910 年以前，人们普遍认为组织是由蛋白质构成，碳水化合物和脂肪提供人体生命活动所需的能量，矿物质是人体骨骼的主要成分，并且认为糖、脂肪、蛋白质和矿物质是构成人和动物的基本物质。1906 年，霍普金斯（F. G. Hopkins，1861—1947）发现仅靠糖、脂肪和蛋白质远不能维持动物的生命。1912 年他用纯粹的蛋白质、淀粉、蔗糖、猪油和盐喂养老鼠，不久这些老鼠有的死亡，有的停止生长发育。但若在每天的食物中添加牛奶，则老鼠生长良好。霍普金斯解释说，这是因为牛奶中含有一种动物生长的辅助食物因子，这种因子就是以后发现的维生素（Vital amine，缩写为 vitamin，意为“生命的胺”）。维生素一词是 1912 年化学家芬克（C. Funk）提出的，Vital 在拉丁语中是“生命”的意思，amine 含有“胺”的意思。维生素被发现以后，人们才知道除了糖、脂肪、蛋白质、矿物质以外，维生素也是人体生命活动的基本物质之一，可见到 20 世纪初人类才认识到维生素。

虽然人类发现维生素的时间较晚，但各种维生素缺乏症却早已存在。如 7 世纪我国隋代巢元方所著《巢氏病源》一书记载了“雀目”一症，唐代孙思邈所著《千金方》中记述了用猪肝治疗夜盲症。1913 年，麦克科拉姆（E. V. McCollum）发现牛油和鱼肝油内有一种刺激身体发育的物质，这就是以后命名的维生素 A。脚气病是以大米为主要食物的国家的常见病，在《千金方》中，已知道用谷白皮（米糠）治脚气病。到 19 世纪末，才有人研究发现米的外皮含有一种特殊物质，能够预防和治疗脚气病，这就是维生素 B_1。1918 年，柯恩（Cohn）和门德尔（Mendel）证明新鲜水果和蔬菜内含有一种物质，能够防止坏血病，以后把这种物质称为维生素 C。1932 年，匈牙利化学家圣乔齐（Albertl von Szent-Gyrogyi）将之命名为抗坏血酸，1937 年他因这一发现而获得诺贝尔生理学或医学奖。1921 年，罗森海姆（O. Rosenheim）发现鱼肝油内有一种抗佝偻病的物质，即维生素 D。1923 年，伊文斯（H. M. Evans）和毕肖普（Bishop）发现动物缺乏一种物质会引起生殖障碍，这种物质就是维生素 E。20 世纪 40 年代，达姆（C. P. H. Dam）和福克斯（K. E. Folkers）发现维生素 K 具有抗出血的功能。随着营养学知识的丰富，人类弄清了各种营养素缺乏的病因，从而有可能采取强化食物的措施来防治营养缺乏症。

五、内分泌的研究

（一）激素的发现和命名

由于内分泌紊乱而引起的疾病，中外古书上都有记载，如甲状腺肿（缺碘）、糖尿病（胰岛素缺乏）、黏液性水肿（甲状腺机能减退）、侏儒症（垂体分泌生长素不足）等，但当时还不知道这些疾病的真正原因。19 世纪又发现了阿狄森氏病（肾上腺皮质激素分泌不足）。

内分泌的关键概念是激素。人类对激素的科学认识首先是从肠促胰液肽开始的。1902 年，英国生理学家贝利斯（W. M. Bayliss，1860—1924）和斯塔林（E. H. Starling，1866—1927），从小肠黏膜提取液中发现了促使胰腺分泌的肠促胰液肽，并将其命名为激素（hormone，来自希腊语，意为“刺激”或“激发”）。1905 年，贝利斯和斯塔林提出激素在血液中起到化学信使的作用。

（二）甲状腺素

甲状腺机能亢进或减退症是引人注目的疾病。早在 1835 年，爱尔兰人格拉夫（R. J. Gravos，1796—1853）曾记载了眼球突出同时伴甲状腺肿大的疾病，当时称作 Gravos 病。1895 年，德国化学家保曼（E. Baumann，1846—

1896）第一个发现甲状腺内存在含碘的有机化合物。1915—1919 年，美国生物化学家肯达尔（E. C. Kendall，1886—1972）从 3 吨新鲜甲状腺中提取出 0.23 克结晶物质，含碘量 65%，结晶物质被称为甲状腺素，不久后证明其具有甲状腺的功能。1926 年，英国生物化学家哈林顿（C. Harington，1897—1972）在肯达尔工作的基础上，获得 0.027 微克的甲状腺素，并阐明其化学结构式是酪氨酸衍生物。1927 年，英国化学家巴格尔（G. Barger，1878—1939）化学合成了甲状腺素。用甲状腺素治疗黏液性水肿很成功，这是临床治疗学上的一个重大进步。

（三）胰岛素

胰岛素是一种与糖尿病密切相关的激素。1899 年，德国医学家麦林（B. J. von Mering，1849—1908）和俄国医生兼病理学家明可夫斯基（1858—1931）首先把胰腺同糖尿病联系起来。他们在给狗做胰腺切除术时，发现狗出现类似人类糖尿病的症状。1909 年，法国生理学家梅耶（J. de Meyer，1878—1934）将胰腺分泌的激素命名为胰岛素。1921 年，多伦多大学的班丁（F. G. Banting，1891—1941）和贝斯特（C. H. Best，1899—1979）制备出胰岛素提取液，能使糖尿病病人血糖降低，尿糖消失，糖代谢恢复正常，从此建立起胰岛素分泌不足是糖尿病直接原因的概念。为了治疗糖尿病，一场分离胰岛素的比赛开始了。1925 年，美国生物化学家阿贝尔（Abelj，1857—1938）获得了胰岛素结晶。

（四）其他激素

人们对于分泌生长激素的垂体十分关注，美国外科医生库兴（Harvey Cushing）在他的《垂体及其紊乱》（1912）中描绘了由垂体异常引起的肥胖。他把患者形容为西红柿头、马铃薯身体和四根火柴作为四肢。

1923—1935 年间，阿兰（E. Allen）等众多科学家分别在雌激素、雄激素、孕激素的提取、结晶、功能、结构、人工合成等方面作出了重要贡献，奠定了生殖内分泌学的基础，也开辟了药物避孕的新路，女性口服避孕药出现了。

1927 年，哈特曼（F. A. Hartman）提取出肾上腺皮质激素；1943 年，伊文斯（H. M. Evens）等人提取脑垂体分泌的促肾上腺皮质激素（ACTH）；1955 年至 1966 年间，吉尔曼（R. Guillemin）和沙利（A. Schally）提取出下丘脑分泌的促甲状腺素释放激素，开创了神经内分泌学的新篇章。

20 世纪 30 年代中期，欧拉（Euler）发现并命名了前列腺素，但直到近年其结构和功能才被揭示出，使前列腺素作为早期流产和中期引产的药物使用，并对心血管病和癌症的研究提供了新的方向。

六、分子生物学的产生和发展

分子生物学源于生物化学，是从分子水平上研究生命现象的一门科学。早在 20 世纪二三十年代，已有人开始从事分子生物学的研究。微威尔（W. Weaver）和阿斯伯利（W. T. Astbuly）于 1938 年和 1947 年分别提出分子生物学（Molecular Biology）的概念。1953 年，美国分子生物学家沃森（J. D. Watson）和克里克（J. H. Crick）以及英国物理学家威尔金斯（M. H. F. Wilkins）发现和阐明了 DNA 分子的双螺旋结构，奠定了分子生物学的基础，被誉为进入 20 世纪以来生物科学中最伟大的研究成果，是整个生物科学中的重大革命，极大地促进了生物科学在分子水平上的研究。他们三人也因此而分获 1962 年诺贝尔生理学或医学奖。1955 年，格谋（G. Gomow）提出了遗传密码假说。1962 年，何莱（R. W. Holley）等人破译了遗传密码，阐明了蛋白质的合成机制。1965 年，我国在世界上首次用化学方法合成了牛胰岛素。之后，美国也合成了含有 206 个核苷酸的 DNA 大分子。70 年代，发现了反转录酶和限制性内切酶。80 年代，基因工程开始用于治疗疾病，如美、日等国用单克隆技术治疗癌症。人们还成功地把大白鼠胰腺细胞中合成胰岛素的基因克隆到大肠杆菌细胞内，以酵母菌为载体，在发酵工业中大量生产胰岛素，既增加了胰岛素的产量，又降低了成本，减轻了病人的经济负担。当前，对人类基因组的研究，破译人类全部遗传信息已取得了巨大进展。为了提高人类身体素质，延年益寿，攻克肿瘤和遗传性疾病等重大难题，对疾病基因和功能基因的研究将成为今后研究的重点。

七、医学遗传学的产生和发展

早在 1865 年，奥地利牧师孟德尔（G. J. Mendel，1822—1884）就进行了豌豆杂交试验，发现了遗传分离规律和自由组合规律，包括了遗传因子“颗粒性”概念，但当时未被重视。直到 1900 年，欧洲三位生物学家，各自独立重新发现了孟德尔定律，才奠定了遗传学的发展基础。1901 年，兰德茨坦纳发现人类的 ABO 血型是按孟德尔规律遗传的。1906 年，“遗传学”这个概念被正式提出。此时期，摩尔根（T. Morgan，1866—1945）利用果蝇研究遗传性状，提出了染色体遗传的理论。

随着遗传学的产生和发展，医学遗传学也开始萌芽。1924 年，伯恩斯坦（Bernstein）研究了 ABO 血型的遗传规律，提出了复等位基因遗传的学说。20 世纪 40 年代中期，人体染色体数目被确定。40 年代末，研究结果提示 DNA 是遗传的物质基础。1953 年，沃森、克利克和威尔金斯提出了 DNA 结构的双螺旋（double helix）模式，标志着遗传学的发展进入了分子遗传学时期。1961 年，杰可伯（Jacob）和摩诺得（Monod）提出了操纵子学说，促进了基因表达调控的研究。70 年代，又发展了体细胞遗传学和遗传工程学。80 年代，应用重组 DNA 技术，开展了基因诊断学研究，深刻地揭示出某些疾病的发病机制，如冠心病、肿瘤、糖尿病、原发性高血压、精神分裂症等已被认为与遗传有密切关系。进入 20 世纪 90 年代，遗传工程已扩大为生物工程。1996 年英国克隆羊成功，克隆羊多利的诞生揭开了世界迈向生命科学时代的序幕。

八、免疫学的进展

早在 16 世纪，我国已发明了人痘苗，1789 年英国乡村医师贞纳又发明了牛痘苗。痘苗接种预防天花的成功实践，显示了人工免疫预防传染病的可能性。19 世纪 80 年代，巴斯德减毒菌苗的发明为实验免疫学建立了基础。19 世纪 90 年代，贝林和北里柴三郎又将人工被动免疫法用于临床。20 世纪后，一系列菌苗疫苗研制成功，对于预防控制多种传染病取得了良好的效果。同时，免疫学在试验研究和理论探索方面取得了重大的进展。

（一）变态反应概念的提出

1902 年波特耳（Portier）和里切特（Richet）用海葵浸液给狗作二次注射，不仅未见有保护作用，反而出现急性休克死亡，他们称之为过敏反应。1903 年，阿瑟氏（Arthus）反复在兔皮下注射异种血清，引起局部组织坏死，这就是“Arthus 现象”。1906 年，皮尔夸特（Pirquet）总结这些现象，提出了变态反应的概念。

（二）抗体研究的进步

1910 年，兰德茨坦纳首先用偶氮蛋白人工抗原研究抗原、抗体反应特异性的化学基，这是免疫化学研究的开始。特斯利厄斯（Tiselius）和卡伯特（Kabat，1938）等创建血清蛋白电泳技术，证明抗体活性存在于血清丙种球蛋白部分，其后又建立了分离、纯化抗体球蛋白的方法，对抗体的理化性质有了进一步了解。

早在 1897 年艾利希就提出关于抗体形成的侧链学说。20 世纪 30 年代，荷罗威兹（Haurowitz）和波林（Pauling）等又先后提出直接模板学说和间接模板学说。但这一学派片面地强调抗原对机体免疫应答的作用，忽视了机体免疫应答的生物学过程。

（三）自身免疫现象的发现

在免疫学的发展过程中，由于 19 世纪抗感染免疫概念的影响，使人们对机体免疫性的认识存在很大的片面性。1907 年多纳特（Donath）和兰德茨坦纳在阵发性血红蛋白尿患者身上发现了抗自身红细胞的抗体。1938年，多梅什克（Domeshek）发现自身溶血性贫血，提出自身免疫可能是一种极为平常的现象。1942年，孔斯（Coons）发明了免疫荧光技术之后，患者血清内自身抗体的存在得以证明。

（四）免疫耐受现象的发现

1945年欧文发现异卵双生的两只小牛个体内存在抗原性不同的两种血型红细胞，称之为血型细胞镶嵌现象。这种不同型血细胞在彼此体内互不引起免疫反应的现象称为天然免疫耐受。免疫耐受性即免疫无反应性。那么，为什么在胚胎期接受异型抗原刺激，不引起免疫反应而产生免疫耐受现象呢？伯纳特（Burnet）在1949年从生物学角度提出一种假说，认为宿主淋巴细胞有识别“自己”和“非己”的能力。1953年，麦德微尔（Medawer）成功地进行了人工诱导免疫耐受实验。他把遗传系不同的纯系小鼠的淋巴细胞注入另一纯系胚胎鼠内，该胚胎鼠出生后可接受供体的皮肤移植，而不产生移植排斥现象。自此，经典免疫学的观点受到严重挑战，免疫的功能逐渐从抗感染免疫的经典概念中解脱出来。1958年，伯纳特在人工诱导免疫耐受的启发下，提出关于抗体形成的细胞系选择学说，认为引起免疫耐受的抗原有选择地抑制了对之反应的免疫细胞系，从而发生免疫耐受。但是，引起免疫耐受的机制更为复杂。因此，后来又有人提出一些对之修正的或不同的学说。

（五）免疫学成为一门独立的学科

20世纪50年代，胸腺与免疫的关系被发现，免疫球蛋白的结构也得以阐明。1956年，怀特贝克（Whitebeky）建立了多种自身免疫损伤的动物模型。1965年，克莱因（Klein）和怀特（White）发现了T淋巴细胞和B淋巴细胞；1966年，克莱曼（H. Claman）和他的同事证明必须借助这两种细胞的合作才能产生抗体，体液免疫（产生IgG、IgA、IgM、IgD、IgE五类抗体）和细胞免疫共同构成抗体的免疫系统。1975年，英国剑桥大学的科赫尔（Kohher）和米勒斯特（Milstein）发明了制备单克隆抗体的方法；这种单克隆抗体被称为“生物导弹”，可以导向攻击目标。凡此种种，使免疫学的概念从单纯的抗感染免疫发展为生物机体对“自己”与“非己”的识别，阐明了免疫抗体的多样性来源于免疫细胞基因的多样性和可变性，明确了免疫系统与神经、内分泌系统内的递质、激素、免疫因子、受体等大分子密切相关，从而对人体的整体功能达到了更为深刻的认识，并使免疫学成为影响生物学与医学的重要基础学科之一。1971年，世界免疫学会一致认为，免疫学应从生物学中分离出来，独立成科，它包括免疫化学、免疫生物学、免疫遗传学、免疫病理学、临床免疫学、肿瘤免疫学和移植免疫学等。

九、化学疗法和抗生素的发明

20 世纪上半叶是新药发展的黄金时代，发明了化学疗法和抗生素，这是 20 世纪药物学和治疗学上的重大突破。20 世纪下半叶，药理学也有很大发展。

（一）化学疗法的发明

曾对免疫学理论作出重要贡献的德国人艾利希是一位化学家，在化学疗法上也有突出贡献。19 世纪末 20 世纪初，各种病原菌几乎都被发现，于是人们期待着既能杀死这些细菌又不会对人的身体造成伤害的化学药物。1910 年，艾利希经过多次试验研制出 Salvarsan 散，也就是第 606 号砷的化合物，简称“606”。最初以为满足了人们的心愿，但后来发现“606”并不能杀死细菌，而对梅毒螺旋体有很强的杀伤力。后来，艾利希与同他一起从事砷化物研究的日本人秦佐八郎，共同进行反复的试验，将“606”改进成毒力很小的抗梅毒药物“914”，使长期流行的梅毒得到较有效的控制，开创了化学药物治疗传染病的新纪元。化学疗法的成效，推进了化学药物的研究。20 世纪初，法国研制出治疗疟疾的药物奎宁。在第二次世界大战中，这种药为预防和控制英、美军中疟疾的流行起到很大作用。沿着化学药物的研究方向，1935 年德国化学家多马克（G. Domagk，1895—1964）发现氨基苯磺酸的衍生物［磺胺类药，俗称普浪多息（Prontlosil）］对葡萄球菌感染很有疗效。20 世纪 40 年代，又实现了人工合成磺胺类药物，从此开辟了既能高效杀菌又对人体无害的人工合成药物的新途径。

从 19 世纪末至 20 世纪 20 年代，一些热带病被相继发现，如疟疾、斑疹伤寒、黄热病等。这些热带病都是由蚊子、虱子、跳蚤作为中间媒介而传播的。1939 年瑞士化学家穆勒（P. H. Muller，1899—1965）发明了具有极强杀虫能力的 DDT。在第二次世界大战中，DDT 被广泛用于军队中，有效地控制了上述热带病的发生。第二次世界大战以后，又发明了杀虫药物“666”。

（二）抗生素的发明

抗生是指两种微生物之间存在的对抗关系，抗生素就是造成这种对抗关系的物质。早在巴斯德时代已有抗生素概念的萌芽，当时就知道空气中的某些细菌能够抑制炭疽杆菌的生长，但是没有引起人们的注意。直到 1922 年，英国细菌学家弗莱明（A. Fleming，1881—1955）发现一种酶，这种酶可以存在于蛋白、盐类或某些细菌体内，可以溶解某些球菌，遂将其称为溶菌酶。1928 年，弗莱明发现他的培养基上的葡萄球菌被青霉菌污染了，青霉菌周围的葡萄球菌菌丝变得透明，甚至溶解消失。他又将青霉菌除掉，却惊奇地发现上述现象仍可发生。于是他断定这种起杀菌作用的物质是青霉菌在生长过程中产生的代谢物，他称之为青霉素。以后弗莱明又研究证实青霉素具有杀死链球菌等细菌的功能，而对人和动物的毒性很小。弗莱明从事青霉素的研究达 4 年之久，但因为青霉素性质很不稳定，且大批量生产青霉素遇到不少困难，遂中止了研究。1935 年，英国牛津大学病理学家弗洛里（H. W. Florey，1898—1968）和德国生物化学家钱恩（E. B. Chain，1906—1979）两人合作，重新研究青霉素的性质及其化学结构，找出了青霉素不稳定性的原因，并解决了青霉素的浓缩问题，使大批量生产青霉素成为可能。青霉素的诞生，使化学治疗进入了抗生素时代。1943 年，青霉素第一次成功地用于治疗病人，临床证实青霉素对猩红热、梅毒、白喉、脑膜炎、淋病等传染病都有明显的疗效。在第二次世界大战后期，青霉素起到不容忽视的作用。青霉素诞生以后，其他各种抗生素陆续被研制成功。1944 年，美籍俄国人瓦克斯曼（S. A. Waksmann，1888—1974）按照弗莱明发现青霉素的原理和方法，从灰链丝霉菌的培养基中发现了可以杀死结核杆菌的链霉素，使长期困扰人类的结核病终于得以控制。1947 年，发现了对胃肠道细菌有特效的氯霉素。1948 年又发现金霉素。此后四环素、土霉素等抗生素陆续被发现并应用于临床。

（三）药理学的新进展

20 世纪下半叶，由于基础医学的迅猛发展以及新技术在药理学中的广泛应用，药理学也有很大发展。如对药物作用机制的研究，已由原来的系统、器官水平，深入到细胞、亚细胞、受体、分子和量子水平；已分离纯化得到多种受体（如 N 胆碱受体等）；阐明了多种药物对钙、钠、钾等离子通道的作用机制。此外，从中药中提出的镇痛药罗通定，解痉药山莨菪碱，强心苷类药羊角拗苷、黄夹苷和铃兰毒苷，抗疟药青蒿素，抗癌药高三尖杉、喜树碱和紫杉醇等，均已广泛应用于临床。

随着药理学在深度和广度方面的发展，出现了许多药理学的分支学科，如生化药理学、分子药理学、量子药理学、神经药理学、免疫药理学、遗传药理学、时辰药理学、临床药理学等。这些分支学科的建立和发展，大大充实和丰富了药理学的学科体系。

十、临床诊断技术的进展

（一）X 线诊断技术

1. X 线的发现和 X 线诊断学的形成

X 线由德国物理学家伦琴（W. K. Rontgen，1845—1923）发现。伦琴于

1869年获博士学位。1895年11月8日，他在研究真空放电时发现在试验克鲁克斯真空管里产生了新的光线，并发现这种光线的穿透能力强于其他光线，且能在黑暗处使照相底片感光。由于当时对这种光线的性质不了解，他将之命名为X线。几天后，伦琴应用X射线拍下了世界上第一张X光照片，其清楚地显示出伦琴夫人的手掌骨和金戒指的轮廓。这一重大发现，引起了科学界的轰动。欧洲几乎所有的物理实验室都立即用克鲁克斯真空管来进行试验和拍照，报刊上也塞满了诸如头骨、手骨、脚骨等各种X线照片，数以百计的科学家一夜之间变成了X射线的专家。一个月后，维也纳的医院就应用X线显示出人体骨折的准确位置。1896年，美国哥伦比亚大学教授清楚地从X线照片中看到了肌肉中的弹片。从此，X线不仅应用于骨折的定位，还应用于枪弹伤的检查。经过不断的研究和改进，X线在医学界广为应用，成为不可缺少的诊断手段，从而形成了X线诊断的新学科。伦琴也因发现X线而于1901年获得瑞典科学院授予的世界上第一个诺贝尔物理奖。

2. X线诊断学发展为影像诊断学和影像医学

X线诊断学的形成，奠定了影像诊断学的基础。时至今日，X线诊断仍是影像诊断学中的主要内容，被普遍应用于全身各器官的检查。

在发现X线以后的最初20年间，人们致力于研制适用于人体透视和照相的仪器。为了解决体内各器官被X线穿透而不能显影的问题，发展了显影对比技术。1898年，美国医学家坎农（W. C. Cannon，1871—1945）发现用铋或钡配合X线检查，可以清楚地观察到动物的食道。20世纪初，开始使用碘油作不同部位的静脉注射，使X线造影技术的应用范围扩大到血管、胆囊、尿道、肾脏等许多器官。30年代初，又开始了大脑造影。此后，在提高安全性和清晰度方面又做了不少改进，大大地提高了临床诊断水平。

20世纪50年代至60年代，开始应用超声与核素扫描进行人体检查，出现了超声成像和γ闪烁成像。70年代以后又相继出现了X线电子计算机断层扫描体层成像（CT）、磁共振成像（MRI）和发射体层成像（ECT）如单光子发射体层成像（SPECT）与正电子发射体层成像（PET）等新的成像技术，从而形成了包括X线诊断的影像诊断学。

20世纪70年代，由于导管的应用和定位诊断技术的提高，X线诊断逐渐与治疗相结合，成为一门新的放射学分支即介入放射学。这样，就出现了影像诊断学发展为影像医学的新局面，从而使本门学科的工作内容大为扩展，成为临床医学中不可缺少的重要支柱。

（二）心电图诊断技术

19世纪时人们已对心电图有所研究。20世纪初，荷兰生理学家爱因托芬（W. Einthoven，1860—1927）研制了第一台现代意义上的心电图仪（E. C. G）（1903—1906）。此后，经过近几十年的发展，心电图仪的灵敏度不断提高，体积也不断小型化，到40年代时已经可由医生手提到病人家里使用。随着心电图仪的不断改进，这一诊断技术在临床上的研究和应用范围也不断扩大。先是在心脏电位的节律性变化方面的研究和应用，后来又扩展到对异常的非节律性心电图特征的研究和应用，到50年代已成为应用最广泛的临床诊断技术之一。60年代以后，由于计算机技术的发展和渗透，心电图检测技术进入了数字化以及与其他检测技术合成的发展阶段，使其不仅是现代临床诊断的重要技术，还成为对心脏病患者进行自动监测的主要系统。最初研制心电图仪的爱因托芬也于1924年获得诺贝尔生理学或医学奖。

（三）心导管插入术

20世纪以前，就有许多学者进行过对各心室压力插管检测的动物实验。1905年，德国学者布莱希罗德（F. Bleichroder）为获取代谢研究的血样，曾把导管从病人的腿部静脉插入到下腔静脉。1929年，德国医生福斯曼（W. Forssman，1904—1979）在一名护士的协助下，在自己身上进行心脏导管插入实验。当导管从腋静脉插入到右心房时，他请放射科医生为他拍下了人类第一张心脏导管的X线片。次年，福斯曼又首次在活狗身上进行了心血管造影。然而，由于传统观念和保守势力的影响，他的研究成果不但没有受到重视和支持，反而招来了责难和非议。10年以后，美国的两位医生库尔南（A. F. Caurnand，1895—1988）和理查兹（D. W. Richards，1895—1973）对福斯曼的研究成果进行了一系列的实验研究，并于1941年发表了相关论文。他们的工作发展了心导管术的临床应用，提高了心脏病诊断的精确性，使心导管插入术和造影术成为现代临床医学的重要诊断技术。

（四）脑电图诊断技术

德国精神病学家伯杰（H. Berger，1873—1941）是现代脑电图术的创立者。“脑电图（Electroencephalogram）”一词也是由伯杰用希腊语和拉丁语拼合而成。1929年，伯杰通过完整的颅骨记录到脑的电活动，经过数年研究，于1934年确认脑有自发电信号。此后，脑电图作为一种诊断脑部疾病的工具得到了公认。1946年，法国神经生理学家费萨尔（A. E. Fessard）将脑电图技术引进到法国医学中，使脑电图技术在欧洲大陆获得进一步的应用。20世纪60年代，随着脑电图仪的制造工艺和元器件的不断革新和完善，脑电图仪的性能也有了进一步的提高，在临床诊断和科研工作中的应用也有了更大的发展。

十一、核医学的发展

核医学的发展最早可追溯至19世纪末。1895年，在X射线发现后约半年，亨利·贝果勒（Henri Becquerel）就发现了铀的放射性。1898年，居里夫妇分别提取出放射性的钋和镭，拉开了放射性核素和平应用的序幕。1913年，索迪（Soddy）首次提出"isotope"（同位素）的概念。1930年，劳伦斯（Lawrence）发明了回旋加速器。1932年，劳伦斯及利文斯顿（Livingston）联合发表论文，这是人工制造放射性核素的里程碑。1934年，劳伦斯及居里夫妇都在人工制造放射性核素上取得了历史性的成功。1935年，黑韦西（Hevesy）首次提出了著名的放射性核素示踪原理。很多学者在这一原理的推动下进行了意义深远的核医学实践，如赫兹（Hertz）在1938年首先用 ^{131}I测定人体甲状腺的摄取率，并提出用这一标准来诊断甲状腺功能亢进或减退症。1942年，赫兹又首次用 ^{131}I治疗甲状腺功能亢进症。因此，黑韦西于1943年获得诺贝尔化学奖，被后人尊称为核医学的奠基人。

20世纪中叶以后，核医学进入了一个快速发展的时期。1946年，列德（Reid）及路易斯（Louis）发现 ^{125}I，为体外放射免疫分析创造了基本的物质条件。费米（Fermi E. 1901—1954）建立了第一个核反应堆。理查德（Richard）发明了第一个99mTc放射性核素发生器，成功地制备出医用放射性核素，为放射性药物的研制发展创造了条件。1946年12月，西特林（Seidlin）、马利内里（Marinelli）以及休时利（Qshry）发表了题为《放射性碘治疗：在功能性转移性甲状腺腺癌中的作用》的经典文章，该文章被公认为核医学历史上最重要的文章。核医学先驱者马歇尔布鲁萨（Marshall Brucer）认为这篇文章是核医学诞生的标志。1951年，卡森（Cassen）发明了闪烁扫描仪。1953年，罗伯特内卫（Robert Newell）首次提出"nuclear medicine"（核医学）这一完整的概念。1957年，恩杰（Anger）发明了γ照相机。50年代末，伯逊（Berson）与耶罗（Yallow）发明了利用RIA法测定人血清中胰岛素的方法。此后，各种医用RIA药盒陆续商品化。伯逊与耶罗因这项历史性的发明而于1977年获得诺贝尔生理学或医学奖。1961年，第一台Anger照相机投入临床使用。1975年，特波哥旋（Ter-Pogosium）发明了PET。1977年，杰查（Jaszak）发明了SPECT。1995年，姆雷那（Muehllehner）发明了SPECT－PET。2000年，GE公司研制成功SPECT－PET－CT，西门子公司研制成功PET－CT。

十二、内科学的进展

20世纪内科学因大量地吸收和利用了科学技术尤其是基础医学的新理

论、新技术而得到全面深入的发展，特别是在疾病的病因、发病机理的认识上有了空前的进步，对疾病的诊断和治疗技术，也有了极大的改进和提高。

（一）诊断手段的进步

20 世纪疾病的诊断手段和 19 世纪比较已不可同日而语。从各种大型诊断技术到各种小型实用检测技术不胜枚举。诸如 X 线、CT、MRI、心电图、脑电图、心导管插入术等的建立和应用；内镜的不断改进和广泛应用；高效液相层析、放射免疫测定、酶联免疫吸附测定、聚合酶链反应和酶学检查等技术的建立和完善；单克隆抗体的制备；临床生化分析技术向超微量、高速度的方向发展以及多道生化分析仪的应用；心、肺、脑电子监视系统的使用；电子计算机的广泛应用以及医用电子仪器的计算机化；放射性核素检查新技术的应用；超声诊断技术的快速发展以及多普勒超声、多普勒彩色血流显像、食管内多平面超声心电图的应用；临床心脏电生理检查、血管内超声显像、经皮活组织检查等有创性检查技术的应用。凡此种种，提高了内科疾病诊断的正确性、准确性、高效性和快速性。

（二）治疗手段的进步

1. 药物治疗

20 世纪疾病的药物治疗有了长足进步，诸如各种抗生素的发现和应用；激素的发现、分离、制备以及在治疗上的应用；维生素的发现、分离、人工合成以及在临床上的应用；各种受体阻滞剂的研制和应用；抗精神病类药物的发展；质子泵阻滞剂、钙通道阻滞剂和血管紧张素转换酶抑制剂品种的不断问世；各类免疫抑制剂或免疫增强剂的制备和应用；用基因重组技术生产的红细胞生成素、生长激素、胰岛素和组织型纤溶酶原激活剂的出现；HMG-CoA 还原酶抑制剂的开发，凡此等等。药物种类的不断增加为内科疾病的治疗提供了更多的选择，获得了更好的疗效。

2. 物理和机械治疗

除药物治疗外，各种物理的、机械的治疗技术诸如电疗、磁疗、放射疗法、介入疗法等，也有了很大的发展。例如将导管介入技术用于治疗的介入疗法，由美国放射学家多特（C. T. Dotter）在 1964 年首先在动物身上进行实验并取得成功。但多特的技术并不完善，后人进行了多次改进。1974 年，格林齐希（Andreas Gruentzig）研制出了一种圆柱形可膨胀的双球囊导管，他应用这种导管扩张外周动脉狭窄、肾动脉狭窄，取得了满意的效果。1977 年，他又将此法用于治疗冠状动脉狭窄获得了极大的成功。后经逐步改良，经皮冠状动脉腔内成形术（PTCA）目前已广泛应用于临床，成功率达 70% 以上，心绞痛复发率 30% 以下，支架应用率 60%～80%。近 20 年来，导管心内消融术发展也很快，激光、冷冻、化学、射频消融治疗心律失常也比较普及。

20 世纪内科治疗史上另一个重大的机械治疗技术是人工心脏起搏器。1932 年，美国胸科医生海曼（A. S. Hyman）自制了一台电脉冲发生器，并用家兔进行了心脏复苏试验获得成功，海曼将之命名为“人工心脏起搏器”。1950 年，加拿大医生使用体外起搏器连接电极导管，经实验狗的颈静脉刺激窦房结区，使狗恢复了心跳节律。这些试验为人工心脏起搏器用于人体奠定了基础。1952 年，美国哈佛大学医学院的医生祖尔（P. M. Zoll）应用人工心脏起搏器，采用体外经胸壁起搏的方法，成功挽救了一位濒于死亡的房室传导阻滞患者，开创了人工心脏起搏器临床应用的先河。此后，人工心脏起搏器又经多次改进，产生了埋藏式人工心脏起搏器，并研制出自动起搏复律除颤器，从而使人工心脏起搏器得到更为广泛的应用。截至 20 世纪 90 年代，世界上依靠人工心脏起搏器维持生命者已达 200 万之多。

此外，骨髓移植、异基因骨髓移植、周围血干细胞移植业已在临床应用。血液净化技术也不断改进和普及应用。用体外振波法击碎肾、胆结石等，已部分代替外科手术治疗。

（三）病因和发病机制研究的进步

20 世纪内科学除诊断和治疗手段的进步外，另一个取得成果最多的领域是对一些疾病的病因和发病机制的研究。由于分子生物学、免疫学、遗传学、内分泌和物质代谢研究等方面的进展，使不少疾病的病因和发病机制得以进一步阐明。例如，虽然很早以前人们就已认识到遗传是许多疾病的致病因素之一，但只有在运用了现代的研究方法和技术之后，才深入到基因和分子水平认识遗传性疾病和与遗传有关的疾病。如发现了 300 多种由于酶或蛋白质异常或因缺乏引起的遗传性疾病；还发现胰岛素依赖型糖尿病、强直性脊柱炎等的发病都可能与 HLA 某些位点有密切关系。现已知道，在人类疾病中虽然只有一部分具有明显的遗传特征，但原则上几乎所有疾病都受遗传因素的影响。除分子机制外，神经体液机制和细胞机制在发病中的作用也被逐步阐明。对自身免疫性疾病、原发性和获得性免疫缺陷（包括艾滋病）和免疫机制障碍等的认识也不断深化。对生物膜（细胞膜、基底膜等）在疾病发生发展中的意义也有了进一步的解释。此外，新的病种不断被发现，如胰生长抑素瘤、肾素瘤以及遗传病和免疫病中 30 余种新的综合征。这些新的进展和发现，为许多疾病的诊断和防治开辟了新的前景。

（四）疾病谱研究的进步

20 世纪 50 年代以来，由于第一次卫生革命的胜利，急、慢性传染病和寄生虫病的发病率和死亡率明显下降，心因性和社会因素性疾病显著增加，使疾病谱和死亡谱起了根本性的变化。在现代工业化社会中，急、慢性传染病和寄生虫病已不再是威胁人们健康的主要疾病，而心、脑血管疾病，肿瘤和意外死亡已上升至前三位。这些病与心理紧张、生态失衡、环境污染、吸烟、酗酒等心理、行为和社会因素关系极为密切。1991 年世界卫生组织对全球主要死因的调查结果显示：不良生活方式和行为占 60%，环境因素占 17%，生物遗传因素占 15%，卫生服务因素占 8%。心脏病研究结果亦提示：社会的、心理的、生物学的、理化的因素在高血压、冠心病的发生和发展中起重要作用，危险因素包括社会文化因素和个人行为、性格紧张状态等心理因素。为此，人们开始更多地研究某些疾病在人群中的发病率、死亡率和疾病谱。对内科疾病规模较大的研究工作之一是对冠心病的调查研究。美国、日本、意大利、希腊、荷兰、芬兰等国对冠心病进行了大规模的追踪调查，并使用统一的观察方法和诊断标准。除冠心病外，还对高血压、高血脂、动脉粥样硬化、心律失常、心力衰竭等心血管疾病进行了同样的调查和研究，从而探明了心血管疾病的多种诱发因素，建立了多病因理论，促进了对这些疾病的有效防治。

（五）专科疾病诊治的进步

20 世纪 30 年代以来，随着各种消化道内窥镜的研制和临床应用，使消化系统疾病的诊治开始取得进展。1932 年，德国医师申德勒（Rudolf Schindler，1888—1968）研制出可弯曲胃镜，使胃镜在临床检查中的应用得以推广。随着内镜的不断改进，通过直接观察、电视、照相、采取脱落细胞和活组织检查等手段，提高了一些疾病的早期诊断和确诊率，同时还减轻了病人检查的痛苦。除用于诊断外，内镜还可用于治疗。早在 1939 年，瑞典科学家就试验用内窥镜对食管静脉曲张的患者进行观察，并借助特制内镜注射器对曲张静脉注射硬化剂，以达治疗目的。试验虽获成功，但患者痛苦不堪，难以推广应用。60 年代后，随着纤维内窥镜的出现，使上述治疗再度复兴。此后，内窥镜下止血、造瘘、取出异物或结石、切除息肉、高频电灼术等治疗手段不断发展。同时，腔内手术也广泛开展起来，可进行阑尾切除、腹腔粘连剥离、胆囊摘除、肠梗阻术等。这些技术方法的应用，使消化内科的诊治手段日益丰富，前景十分广阔。

20 世纪 50 年代以来，血液学和血液病的研究也有重大发现和发明，所取得的较为重大成果不下几十种。其中人类白细胞抗原系统（又称组织相容性抗原系统）的发现，就是继人类红细胞血型系统被揭示之后的又一重大突破。研究发现，白细胞抗原与人体免疫的关系十分密切。当然，人类白细胞抗原系统的研究源于组织器官移植的排斥反应，因而该系统的发现首先受益的理所当然也是器官移植。然而研究证实，有些疾病如幼年性糖尿病、强直性脊髓炎、多发性硬化病、类风湿性关节炎等30多种疾病，都与特定的白细胞抗原密切相关。这些血液学和血液病的研究成果，极大地促进了临床诊断和治疗的进步。

此外，近30年来，由于基础性研究的不断深入，越来越多的成果应用于临床，从而使相关的专业知识迅猛增加。许多原来知识量有限的病种，现在都成为相对独立的内科学分支领域，如遗传性疾病、内分泌类疾病等。同时，伴随着学科的发展，对各系统、各器官疾病的分工也越来越细，从而使20世纪的内科学内容更加丰富，分支更加细密，手段更加先进，面貌大为改观。

十三、外科学的进展

外科学是一门既古老又年轻的学科。进入20世纪以后，外科学取得了巨大的进展，成为20世纪医学发展史中最为激动人心的篇章之一，显示出现代外科学无可限量的发展前途。

（一）麻醉学的进步

1. 麻醉装置、设备的改进

1900年，美国外科医生库欣（Havrvey Cushing，1869—1939）和克赖尔（George Crile，1864—1943）首先使用了外科手术全程监测血压的方法，以保证病人的安全。20世纪初，绍尔布鲁赫（Ferdinand Sauerbruch）设计了用于胸外科手术的负压箱。1904年，布劳尔（Leopold Brauer）设计制造了第一台用于开胸手术的正压麻醉仪。以上两法因设备复杂、笨重且十分昂贵而难以推广。1908年，蒂格尔（M. Tigel）改进了布劳尔的仪器并使仪器体积大大缩小。1923年，瓦特斯（R. M. Waters）设计了复式二氧化碳吸收装置，初步解决了二氧化碳的排出问题。1928年，格德尔（A. E. Guedel）和瓦特斯介绍了气管插管进行支气管内麻醉的方法。1934年，弗伦克纳（P. Freckner）设计了一系列气管和支气管插管、气动式通气机以及呼吸压力测量仪等。1944年，英国科学家平松（Pinson）设计了由活塞泵调节的自动呼吸机。这些麻醉装置、设备的发明与应用，极大地提高了麻醉的质量和安全性，使开胸一类的大手术得以施行和发展。

2. 麻醉剂的发展

局部麻醉发明于19世纪末，但当时使用的局麻药可卡因毒性较高，应用不是很安全。20世纪初，陆续研制出一些毒性小而效果好的局麻药，如1905年，艾因伯尔（Einbore）合成了奴佛卡因，以后普鲁卡因、利多卡因等也相继合成。1908 年美国人克里勒（Crile）想出了全身麻醉和局部麻醉相结合的方法。30 年代，出现了静脉内全身麻醉法。1934 年，伦迪（Lundy）首先使用硫喷妥纳静脉麻醉获得成功。此后，又发现了若干可供静脉麻醉的药物。40 年代，意大利药理学家博维特（Daniele Bovet）人工合成了一种类箭毒化合物琥珀酰胆碱，临床应用可使浅麻醉下的手术患者肌肉松弛，且无毒副反应，解决了以往深麻醉不安全、浅麻醉又使肌肉极度紧张的麻醉学难题，使过去难以进行的外科手术得以施行。

3. 低温麻醉的应用

低温麻醉是 20 世纪麻醉学领域的又一重要发现。1940 年，史密斯（Smith）等人最早将低温麻醉应用于外科手术，对恶性肿瘤患者施行截肢手术获得成功，但此举并未引起人们的足够重视。1950 年，美国人比奇洛（W. G. Bigelow）对数百只动物进行了低温条件下生理变化的实验研究，取得了一系列实验数据，为低温麻醉的发展奠定了基础。1952 年，美国明尼苏达大学医学院刘易斯（F. J. Lewis）等人成功地为一例 5 岁儿童在低温下停止循环施行心内直视房间隔缺损修补术。低温麻醉的成功，为心脏外科和其他外科领域的发展开辟了广阔的道路。

（二）血库的建立

1901 年，兰德茨坦纳发现了 ABO 血型。最早把兰德茨坦纳的血型理论用于指导临床输血的人是卡雷尔（A. Garrel，1873—1944）。1906 年，他把输血者的动脉连接在受血者的静脉上，获得了成功。这种直接输血法操作复杂，且输血量不易控制。1915 年，德国的路易森（Lewisohn）提出了混加柠檬酸钠溶液，使血不凝固的间接输血法，也就是把抽出的血注入加了柠檬酸钠的容器里，再把血液输入到受血者体内。柠檬酸钠的抗凝血作用解决了血液的储藏问题。根据这一原理，1937 年，在列宁格勒输血研究所和美国芝加哥的医院中都先后建立了血库。40 年代以后，血库在许多国家普遍建立。血库通常采用分型的血液加入柠檬酸葡萄糖的混合物，在冷藏的条件下保存储备血液，以备急时之需，使输血简便易行。在第二次世界大战中，由于战伤救治的需要，血库和输血技术被普遍应用。

由于 19 世纪麻醉法、消毒法、止血法的发明和血型的发现，以及 20 世纪尤其是在第二次世界大战中输血法和血库的广泛应用，为 20 世纪及其后的外科学扫清了前进的障碍，铺平了发展的道路。

（三）器官移植和人造器官的发展

1. 器官移植的进展

早在 1913 年，法国的卡列尔（A. Carrel，1873—1944）医师就曾提出把器官取下培养移植的观点。1933年，异体角膜移植成功。1954年，单卵双生兄弟之间的肾移植首次在美国获得成功。20世纪60年代以后，由于血管吻合技术的进步，显微外科技术的突破，离体器官保存方法的改进，运用免疫移植法控制排斥反应的成功，以及人体组织移植规律的发现等，使器官移植术取得了显著的进展。1963年至1967年，肝移植（Starzl，1963）、肺移植（Hardy，1963）、胰腺移植（Lillehei，1966）和心脏移植（C. N. Barnard，1967）先后获得成功。80年代以来，骨髓移植治疗白血病也取得了很大成就。在器官移植的基础上，细胞移植和胚胎器官移植已成为器官移植学中的新热点。90年代中期，转基因器官作为器官移植供体的研究正在开展。许多发达国家投入巨资发展“器官移植用转基因猪项目”。此项目研究的最终目标是建立转基因猪的生产基地——器官农场。这种器官农场将提供肾、心脏、脾、胰腺、肝等移植器官。

2. 人造器官的应用

毫无疑问，器官移植是挽救器官严重受损病人生命的主要手段，但因捐献的器官极为有限，而且费用十分昂贵，不能满足病人的需要，因而人造器官应运而生。20世纪40年代，特别是60年代以来，由于现代科学技术被广泛应用于医学领域，导致一门由生命科学与工程技术相结合的新的边缘学科——生物医学工程学的产生，从而使人造器官成为可能。1945年，荷兰学者柯尔夫（W. J. Kolff）将人工肾用于治疗急性肾衰竭获得成功，此后他又在美国开始研究人工心脏。50年代以来，人工心肺机、人工低温术应用于临床，使体外循环心内直视手术得以进行。1962年，斯达尔（Stall）采用人造球形瓣膜更换二尖瓣取得成功。1982年，美国医生给一位61岁的老人植入“贾维克—7”型人工心脏，为严重心脏病患者带来了新的生活希望。此外，人工关节、人工股骨、人工感官的研制与应用也取得较大的进步。在生物医用材料和内置体方面，特别是医用高分子材料有了快速的发展。心脏瓣膜、心脏起搏器、人工乳房、美容生物材料等的研制也日臻完善，并得到广泛应用。

（四）显微外科的发展

显微外科技术是20世纪外科学的一个崭新领域。20年代，由于光学放大系统的引入，外科手术开始进入微观世界。1921年，瑞典医生尼伦（Nylen）和霍尔姆格伦（Holmgren）首次使用双目手术显微镜为耳硬化症患者进行内耳开窗手术。这次手术充分显示了显微外科的优越性，其意义远远超出了耳鼻喉科的范围。1950年，佩里特（Peritt）在手术显微镜下进行了微观水平的角膜缝合，促进了缝合材料向显微化发展。1960年，美国医生雅各布森（Jacobson）首先用动物做实验，缝合直径在 2.6 ~ 3.2 mm 的小血管，取得良好效果。1962 年，蔡斯（Chase）在显微镜下缝合直径在 1.2 ~ 1.7 mm 的小血管又获成功。这些突破性进展为显微外科的发展和独立学科体系的形成奠定了基础。

随着显微外科手术精确性的不断提高，外科手术的适用范围显著扩大，尤其在小血管的缝合方面，几近完美，从而推动了创伤、整形和移植外科的发展。然而，显微外科真正的迅速发展在于断肢再植的成功。1963 年，我国的陈中伟等人接活完全断离的右前臂，成为世界上首次报道的断肢再植的成功病例。1966 年，我国的杨东岳等人又首次应用显微外科技术，在人体成功地完成了第二足趾游离移植再造拇指的手术，开拓了显微外科的再造领域。

（五）专科的形成

随着现代外科学向广度和深度的迅速发展，外科学的知识和技术已远远超出任何一个外科医生所能掌握的程度和范围。因此，必须有所分工，将外科进一步分为若干专科。如按人体部位，分为胸心外科、腹部外科等；按人体系统，分为泌尿外科、骨科、脑神经外科、血管外科等；按病人年龄，分为小儿外科、老年外科等；按手术方式，分为整复外科、显微外科、腔镜外科、移植外科等。特别是由于对麻醉的要求越来越高，因而有了麻醉专业。

十四、妇产科学的进展

（一）妇产科学的早期发展

妇产科学是一门古老的学科，经历了长期的发展过程。随着 13—16 世纪解剖学的创立和发展，人们认识了子宫、输卵管和卵巢的结构，也逐渐开始了各种手术。18 世纪时，产钳的推广应用使得产科从妇科中独立出来。19 世纪时，剖宫产术真正成为处理难产的有效方法并开始应用于临床。美国外科医师麦克威尔（Ephraim Mcdowell，1771—1830）是公认的产科手术学创始人，1809 年，他首次成功地切除了一例约 7 公斤的卵巢肿瘤（采用麻醉），从而开创了腹部手术。1852 年，美国妇科医师西姆斯（James Marion Sims，1813—1883）第一次为患有膀胱阴道瘘的女奴做了手术。英国外科医师威尔斯（Thomas Spencer wells）、泰特（Robert Lawson Tait）和弗劳登（W. A. Freund）分别于 1858 年、1871 年和 1878 年开始了卵巢、输卵管和子宫手术。波罗（Eduardo Porro）于 1876 年、萨格尔（Max Saenger）于 1882 年分别提高了剖宫产的技术水平，使之更加有效和安全。但一般认为，19 世纪以前的妇产科学属于单纯的医术阶段，而真正科学意义上的妇产科学的开始是以伦海兹（Roonhyze）于 1912 年至 1924 年所著的《现代妇产科学》为标志。

20 世纪以后，妇产科学取得了重要进展，其主要特征是生殖医学的发展和各种相关技术的进步。

（二）生殖医学的革命

20 世纪，在人类生育问题上取得了一系列进展，人工授精、体外受精以及无性繁殖等技术的发展，使生殖医学发生了一场革命。

早在 1890 年，美国人杜莱姆森（Dulemson）首先将人工授精技术试用于临床，当时引起轩然大波。即使在 20 世纪上半叶，人们还是利用不暴露身份捐献精子的方式来进行人工授精，到 30 年代，人工授精技术有了突破。1953 年，美国阿肯色大学医学中心的谢尔曼（Sherman）和伯奇（Burge）开辟了冷冻精子在人工授精方面的应用前景。1978 年 7 月 25 日，世界上第一例试管婴儿在英国诞生，使人们从生殖医学的必然王国走向了自由王国，从此体外受精技术进入临床应用。1988 年，我国首例试管婴儿也在北京医科大学附属第三医院诞生。截至 1995 年，全世界的试管婴儿已超过 10 万例。

（三）妇产科技术的发展

1907 年，剖宫产手术有了新的进步，弗兰克（Frank）首创腹式腹膜外剖宫产手术。1908 年，拉兹克（Latzko）设计了从膀胱侧窝进入子宫下段的手术，后经多人改进成为目前使用的侧入式腹膜外剖宫产手术。1925 年，亨塞尔曼（Hinselmann）发明了阴道窥镜，并最先应用于临床观察。1941 年，美国的帕帕尼古劳（G. N. Papanicoloau）和特兰特（H. F. Trant）建立了宫颈脱落细胞学诊断子宫颈癌的技术。1951 年，美国的希罗德卡尔（Shirodkar）设计了宫颈环扎手术。1949 年，加拿大的巴尔（Murry Llewlly Barr）和巴特拉姆（Ewart Bartram）发现了决定性别的性染色体。1952 年，英国的贝维斯（Douglas Bevis）发明了羊膜腔穿刺术。1966 年，英国的斯蒂尔（Steele）又成功地培养了羊水细胞，并进行了染色体核型分析，为预测性别提供了标准。1968 年，美国的瓦伦蒂（Carlo Valenti）首次对胎儿进行了染色体的诊断试验。80 年代以后，这类诊断技术得到广泛应用。

正是由于上述技术的发展，使 20 世纪下半叶胎儿医学得以建立和提高，并使围产医学开始成为产科又一个新的发展领域。这一系列的进步，使得从孕妇到产妇、胎儿到新生儿的医疗保健水平都上了一个新的台阶，并使妇产科与儿科的交叉渗透日趋明显。

（四）妇女保健学的建立

妇女保健学是在妇产科学的基础上通过长期的实践而发展起来的一门学科。主要内容包括探索发现影响妇女健康的各种高危因素，为危害妇女健康的各种常见病提供预防措施，研究提高妇女身心健康水平的对策和管理方法。世界卫生组织已将妇女身心健康状况列为评价当今世界各国医疗卫生水平的标准之一。

十五、儿科学的进展

(一) 儿科学的诞生和早期发展

早在 18 世纪，一部分内科学家由于受到法国哲学家卢梭（Jean Jacques Rousseau，1712—1778）关于健康儿童要德、智、体并重的教育思想影响，开始关注儿童的疾病与健康问题。英国医师卡多根（William Cadogan，1711—1797）、阿姆斯特朗（George Armsteong），瑞典医师罗森斯泰因（Swedu Nils von Rosenstein，1706—1773）等是 18 世纪儿科专业的先驱者。进入 19 世纪以后，法国的毕拉德（Charles Michel Billard，1800—1832）、英国的韦斯特（Charles West，1818—1891）等是儿科学的重要贡献者。1860 年，美国儿科医师雅各比（Abraham Jacobi，1830—1919）在美国建立了第一所儿童医院，被认为是 19 世纪美国儿科学的奠基人。在进入 20 世纪以前，人们认识到儿童的健康问题与成人不同，儿童对疾病和免疫的反应因年龄而异，从而使儿科作为一门专门学科而诞生。其重要标志是儿童疾病诊疗机构的形成及儿科学理论著作的出版。美国荷尔特（Holt）于 1896 年所著《儿科学》是儿科学第一部较完整的教科书。儿科学权威著作《尼尔逊儿科学》，更是清楚地展示了世界儿科学理论和实践的发展过程以及巨大成就。

(二) 儿科学的进一步发展

儿科学在经历了十八九世纪的创建和早期发展后，20 世纪又有了长足进步。从 20 世纪初至 50 年代，儿科学主要在人工喂养、营养不良、佝偻病、小儿腹泻和传染病等诊治上取得了重要成就，婴幼儿的体液及电解质平衡等问题也受到重视。20 世纪 50 年代以后，儿科学则加强了对各种疑难疾病诊治的研究。

第一，德国学者卡梅勒（W. Camerer，1842—1910）提出不论年龄大小的儿童，其营养需要量均按体重计算的原则，此原则后被称为“Camerer 氏定律”。德国另外两位学者休布纳（L. Heubner，1843—1926）和鲁布纳（M. Rubner，1854—1932）通过研究正常和异常小儿的营养需要量，发现了代谢率与体表面积成正比的规律。这些研究成果为小儿的人工喂养及营养不良的诊治提供了理论依据。

第二，对儿童传染病的研究也取得了很大成就。如脊髓灰质炎，1913 年前后，意大利学者莱瓦迪蒂（C. Levaditi，1874—1953）和兰德茨坦纳等人发现脊髓灰质炎患儿死后的脊髓材料可使猴子发生感染，同时还证实了其病原体的可滤过性，说明它是一种病毒。又如麻疹，早在 1950 年，美国学者赫克通（Ludving Hektoen，1863—1951）就证明了麻疹的病原体是一种非细菌类的因子。1911 年，安德森（J. F. Anderson）等人进一步证实了麻疹的病原体是一种滤过性病毒。1954 年，美国医学家恩德斯（J. F. Enders，1897—1985）成功分离出麻疹病毒，为麻疹病毒疫苗的研制开辟了道路。以上研究成果，为防治儿童病毒性传染病，降低其发病率、致残率和死亡率创造了条件。

第三，临床儿科学加强了对各种疑难疾病诊治的研究。自 1953 年 DNA 双螺旋结构被揭示以来，分子生物学领域的新技术不断地被应用于临床，为提高儿科疾病的诊治水平发挥了重要作用。其中应用最广且成效最大的是基因诊断，使种类繁多、发病机制未明的遗传代谢性疾病得以明确诊断。

（三）专科的形成

时至今天，儿科学已发展成为多分支、多专业的学科。按研究内容的不同，分为儿童健康学和临床儿科学等；按各年龄期的特点，分为围产期医学、新生儿医学、青少年医学和青春期医学等；按研究专业的不同，分为小儿呼吸系统疾病学、小儿消化系统疾病学、小儿血液病学、小儿肾脏病学、小儿肝脏病学、小儿神经病学、小儿急救医学等。

总之，20 世纪儿科学的进展是多方面的，其中一些领域在传统意义上的专业分野已经相当模糊，这与现代医学的高度分化又高度综合的发展趋势是相一致的。

十六、传染病的新动态

20 世纪，急性传染病的防治取得了重大进展，城乡的疾病谱和死因谱发生了明显的改变。急性传染病的死因顺位在 80 年代已下降至第 10 位，而慢性非传染性疾病则逐渐上升至主要地位，如心脑血管疾病、肿瘤及意外伤亡已上升到前三位，成为当今威胁人类生命的三大主要因素。

虽然急性传染病的发病率与死亡率已明显下降，但对国内外传染病发生发展的新动向仍不可麻痹大意，掉以轻心。其主要表现在如下几个方面：

（一）新的传染病仍在发生

19 世纪末，大部分致病性细菌已被发现。20 世纪初，又发现几种病毒性疾病。人们误以为发现了全部传染性疾病。自 20 世纪 70 年代中期以来，美国又陆续发现了军团病、艾滋病、莱姆病等新的传染病。艾滋病如今已波及全世界 187 个国家和地区。据联合国世界卫生组织公布的材料，1995 年，全世界已有117万人患艾滋病，感染人数达1 800万。至1996年7月1日，感染人数已达2 180万。它对人类威胁极大，已成为全球性极其严重的医学问题。此外，2003年在我国和全世界30多个国家和地区流行的传染性非典型肺炎（简称“非典”，又称严重急性呼吸道综合征，Severe Acute Respiratory Symdrom，SARS），其来势之凶猛，蔓延之迅速，危害之严重，再次引起世界各国对传染病的极度关注。

（二）一些旧的传染病又呈发展势头

一些旧的传染病如结核病，原已被控制，近年来又在五大洲蔓延，其中最严重的发病地区是南亚和东南亚。据估计，20世纪90年代这两个地区约有120万人死于结核病。目前我国仍有700万肺结核病人。世界卫生组织1994年度报告指出：“结核病正威胁着世界三分之一人口的健康，如果不立即采取预防措施，将在今后的10年内，夺去3 000万人的生命。”报告还警告说，未来数年各国将出现多种耐药型结核病。研究发现，艾滋病毒对人体抑制结核病菌的细胞有杀伤作用，是结核病得以滋生、蔓延的重要原因。

（三）传染病菌对抗生素产生耐药性

第二次世界大战期间，青霉素被广泛地应用。但在1946年，出现了耐青霉素的葡萄球菌，必须使用新的抗生素才能奏效。但随着新的抗生素的应用，能够抵抗新的抗生素的细菌突变体又出现了。如此周而复始，更新的药物不断出现，更新的细菌突变体又不断产生。80年代以前，人们认为已经征服了几乎所有的传染病，其实不然。如今每一种致病菌都有几种突变体，能够对许多种抗生素产生耐药性。有些细菌除一种药物外，对其他所有的药物都有耐药性。同时，耐药菌又可将其耐药基因传给后代，而且还可影响到其他细菌，导致耐药菌越来越多。1995年，世界感染结核菌的人数已达17亿，全球因结核病死亡的人数约300万。现在由耐药结核菌株引起的结核病占新病例的1/7。70年代，曾在南非出现的几种耐药性肺炎菌株已经蔓延到欧洲和美洲。由于使用一种抗生素对疾病不起作用，只好同时使用几种抗生素，经济损失也随之急剧增加，使各国的医疗保健费用近十年来都增加了数倍。

长期以来，人们只看到微生物有害的致病作用，没看到微生物有利的生理作用。近年来，由于生物学的发展，各种高科技的应用，以及药物对宿主微生态平衡的影响，使人们逐渐认识到正常微生物存在的普遍性和重要性。在正常情况下，绝大多数微生物对人体是有益的、必需的，而致病性只是少数的。微生物的致病性取决于宿主、环境和微生物自身三个方面。长期大量使用抗生素，除了导致上述耐药性的问题之外，也抑制或消灭了正常的微生物群，扰乱了正常微生物群的生态平衡，导致菌群失调症或菌交替症或二重感染。说明过去单纯重视外因的观点是不正确的，外因只有通过内因才能起作用，单纯的外因论是不能正确解决疾病问题的。这是对传染病认识的一次革命。据此，美国在90年代将“疾病控制中心（CDC）”改名为“疾病控制和预防中心”，并成为政府的正式机构，标志着对疾病预防认识的深化和提高，也是当前控制传染病流行的需要。

十七、精神病学的发展

精神病学（psychiatry）一词，源自于希腊语。Psyche为精神、灵魂之意，iatria为治疗之意，即精神病学是治疗灵魂疾病的意思。这是因为在古代认为有不依赖躯体的灵魂存在，灵魂可以生病，也可以受治。当然这种看法是不正确的。由于精神病学的研究对象是复杂的精神疾病，作为医学的一个科目来说，精神病学的发展落后于医学的其他科目。现代科学精神病学的发展，只有一百多年的历史。

（一）胰岛素疗法和电休克疗法的产生

20世纪30年代以前，有效的精神病疗法甚少。1918年，奥地利人瓦格纳—贾雷格（Wagner-Jauregg）曾用接种疟原虫的方法治疗麻痹性痴呆。1933年，萨凯尔（M. Sakel）被报道用胰岛素治疗精神病人。1935年，梅杜纳（Meduna V. M. von）创用卡地阿唑痉挛疗法治疗精神分裂症。1938年，格莱蒂（Gerletti）和比利（Bini）在痉挛疗法的基础上发展出电休克疗法。胰岛素疗法和电休克疗法成为在化学治疗应用之前精神病的两大治疗方法。

（二）各种学派的出现

维也纳的弗洛伊德（S. Freud，1856—1939）提出精神解剖学说（无意识、潜意识和意识）、本能学说（“性力”和“情综”）、精神结构学说（本我、自我和超我），形成了精神分析学派。该学派认为精神作用影响潜在意识，性的本能与这种作用有重要关系。弗洛伊德的学说不仅对精神病学、心身医学，而且对心理学乃至整个西方文化都产生了很大影响，也不断遭到批判和修正。后来他的学生荣格（C. D. Jung）根据精神分析学说来治疗精神病人。美国精神病生物学家梅耶（A. Meyer，1866—1950）创立的精神生物学派，把病人作为一个完整的人来理解和认识，认为精神病是由于适应习惯遭到破坏所引起的人格不平衡造成的，治疗的目的在于重建健康的适应习惯。巴甫洛夫学派以条件反射为中心的高级神经活动学说，对精神病作出生理学解释，成为当时盛行的“行为疗法”的理论基础之一。

（三）生物精神病学的进展

20世纪50年代以来，随着社会经济和科学的发展，以及分子生物学的巨大成就和新技术的应用，使神经生理、神经生化、神经免疫、神经内分泌、精神药理学以及医学遗传学等有了极为迅速的发展。医学家可以深入到神经细胞膜和氨基酸、酶、受体等分子结构研究脑的功能，有力地推动了精神病生物学基础的研究。随着脑的各种影像技术以及分子遗传学的新发展，使生物精神病学提高到一个新的水平。

（四）社会精神病学的建立

社会精神病学是从社会学、生态学、文化差异等方面研究精神疾病。近几十年来，由于医学模式的转变，使社会环境、社会心理因素对精神疾病和行为影响的问题日益受到重视，并逐渐将社会因素流行病学、社区防治等作为精神病学研究的重点，从而促进了社会精神病学的建立和发展。同时，人们认识到社会心理因素不仅影响心理健康，同时影响机体各系统的功能，从而使心身医学在 70 年代以来有了迅速的发展。

十八、肿瘤学的发展

（一）肿瘤病因和基础研究的发展

早在 18 世纪，人们就已开始探索肿瘤的致病因素。1775 年，英国内科医生卜西瓦泊特（Percivalpott）发现长期扫烟囱的男孩易患阴囊癌，从而提出肿瘤的发生与环境因素有关。19 世纪应用显微镜后形成了肿瘤学的基本框架，20 世纪以来肿瘤学更有了长足的进步。首先确定了致癌因素有化学性、物理性和生物性等，并且以突变学说来解释肿瘤的起源。1915 年，日本的山极胜三郎（Yamigiwa）和市川厚（Lchikawa）给兔耳长期涂抹煤焦油诱发了皮肤癌，证明了化学因素的致癌作用。1933 年，英国的库克（Cook）等成功地分离出了煤焦油中的致癌成分苯并芘。1941 年，提出多因素致癌的概念。随后，人们又证明从巴豆油中分离出的佛波酯对表皮细胞有致癌性，并证明烟草与肺癌有关，黄曲霉素与肝癌有关。一些化工产品、工业污染物等也都被证实为致癌因素。1953 年，美国的华生（Watson）和英国的克利克（Crick）提出了 DNA 的双螺旋结构模型，而该模型又为 DNA 复制和遗传持续性在分子水平上提供了依据，为分子生物学的迅猛发展奠定了基础，肿瘤学的研究也随之进入了一个新的时代，形成了分子肿瘤学。1954 年，著名的“接触抑制”现象被发现，成为正常细胞和恶性细胞的重要行为区别。免疫监视是抑制肿瘤发展的一个重要因素，也在 50 年代末被提出。1964 年，与鼻咽癌有密切关系的 EB 病毒被发现。70 年代初，发现 RNA 肿瘤病毒中有逆转录酶。1972 年制备出第一个重组 DNA 分子。1975 年建立了单克隆抗体。八九十年代的一个研究热点是病毒与癌变的关系，如乙型肝炎病毒与肝癌关系的分子水平研究、乳头瘤病毒与宫颈癌关系的分子水平研究等。癌细胞分子生物学研究也有了重大进展，对癌基因、抑癌基因和生长因子的研究，进一步揭示了细胞转化和恶性演进的本质。近年来，癌转移的分子机制及其防治的基础研究已成为一个重要领域，其中突出的热点是对肿瘤血管的研究。

（二）临床肿瘤学的发展

肿瘤病因和基础研究的进步，推动了临床肿瘤学的发展。在细胞病理学的基础上，组织病理学奠定了癌的现代诊断基础。20 世纪 40 年代出现了脱落细胞学。50 年代电子显微镜的应用，使肿瘤诊断提高到细胞水平和亚细胞水平。60 年代免疫学的进步，导致以甲胎蛋白为代表的肿瘤标记的研究热。七八十年代 CT、MRI、数字减影血管造影等的出现，使肿瘤诊断进入到“亚临床诊断”，长度为 1 cm 甚至 0.5 cm 的内脏癌症也能被检出。近年来分子生物学的进步，使癌症的分子诊断和基因诊断有了可能。现代治癌的三大方法——手术、放射治疗和化学治疗，建立于 19 世纪末 20 世纪初。20 世纪 80 年代又出现了肿瘤的第四大疗法——生物治疗，其中基因治疗已进入临床试验。

随着社会的发展和医学的进步，肿瘤的病因学、流行病学、诊断、治疗和预防等研究进一步深入开展，肿瘤学也日臻完善，并且形成许多新的分支。

十九、皮肤性病学的建立和发展

（一）皮肤病学的独立

18 世纪中叶以前，皮肤病属于外科学的范畴，其诊治一般由外科医师承担，有关皮肤病的知识也被包含在外科学著作中。1777 年，洛莱（Antoine-Charles Lorry）医师发表了有关皮肤病的论文。18 世纪末，许多内科医师开始注意观察和记录发生于皮肤的疾病，这种趋势一直延续到 19 世纪，以至皮肤病学成为内科学的一个分支。其创始人是新维也纳学派的黑布拉（Ferdinand von Hebra，1816—1880）。20 世纪初，一些内科医师开始专门致力于皮肤病学的临床和研究，使皮肤病学成为独立于内科学之外的一门临床学科。阿里巴特（Jean Louis Alibert，1768—1837）医师和英国威兰（Robert Willan，1757—1812）医师等都是皮肤病学的奠基人。而将细菌作为皮肤病的重要病源者，则以萨布劳德（Raymond Sabouraud，1864—1938）医师和乌拿（Paul Unna，1850—1929）医师为代表。

（二）性病学的研究

梅毒传统上是皮肤病的一个重要部分。法国里考德（Philippe Ricord，

1799—1889）医师进一步确定了淋病和梅毒是两种不同的疾病，并将梅毒分为三期。法国富尼埃（Jean-Alfred Fournier，1832—1914）医师对梅毒溃疡症和检验毒性脊髓空洞所致共济失调有较深入研究。英国哈钦森（Jonathan Hutchinson，1828—1913）是研究先天性梅毒的先驱。德国动物学家绍丁（Fritz Schaudinn，1871—1906）发现了梅毒的病源苍白螺旋体。细菌学家尼斯尔（Albert Neisser，1855—1916）1879 年分离出淋球菌，证实它是淋病的病源菌。19 世纪末，梅毒成为内科学中一个相对独立的范畴。由于大多数性传播疾病的诊治也由皮肤科医师承担，因而性病学也逐渐被纳入皮肤病学的范畴。为此，多数国家将皮肤病学和性病学合并，命名为皮肤性病学。

（三）皮肤性病学的发展

皮肤性病学在 20 世纪上半叶发展极为缓慢，主要是对各种皮肤病和性病进行临床表现的描述、分类和命名。这是由于多数皮肤病和性病发生于体表，临床易于观察，似乎无需进一步深入检查，而且当时除皮肤组织病理检查外并无其他特殊检查手段，加上各种皮肤病和性病仅限于经验性治疗，缺乏显著疗效。因此，在探求疾病本质和提高疗效方面，皮肤性病学远远落后于其他临床学科。

20 世纪下半叶，由于各基础学科的迅速发展及其与皮肤性病学之间的有效结合，皮肤性病学的研究手段不断丰富，使一些皮肤病和性病的病因、发病机制、诊断和治疗等基础和临床的研究成为可能。近几十年来，由于分子生物学技术逐渐与皮肤性病学融合，现代医药学明显加快了新药的研发进度，无疑大大推动了皮肤性病学的临床和研究工作。近年来，皮肤性病学的发展非常迅速，其分支学科包括了皮肤外科、激光医学、光生物医学等。

二十、康复医学的确立和发展

康复医学是相对年轻的学科，其形成与发展经历了漫长的历史。1910 年以前，初期的运动疗法、作业疗法、电疗法和光疗法已逐渐形成，教育康复、职业康复、社会康复亦已开始。近百年来，康复医学得到快速发展。1917 年在纽约成立的“国际残疾人中心”是现代康复医学确立和发展的起点。此后，20 世纪 20 年代为探索期，30 年代为组建期，40 年代为发展期，50 年代为建设期，60 年代为涌动期，70 年代为扩展期，80 年代以后为成熟壮大期。

第二次世界大战时期，大量伤病员通过康复治疗，功能恢复较快，逐渐形成了物理疗法、作业疗法、言语疗法、心理疗法、医疗体育锻炼等综合疗法，有力地推动了康复医学的发展。康复的概念也由单纯的身体康复发展到躯体、心理、职业和社会适应等全面康复，并逐渐得到了医学界的广泛认可。第二次世界大战后，“国际物理医学与康复学会”、“国际康复医学会”先后成立，并于1970年在意大利召开了首届世界康复医学大会，促进了康复医学的进一步发展。

近20年多来，随着电子技术的快速发展和新材料的广泛应用，促进了康复功能检查和治疗器械与方法的不断增加，再加上康复专业队伍人员的增多，康复医学得到迅速的发展。

由于社会经济的发展和人们生活水平的提高，应付巨大自然灾害和战争的需要，人口老龄化比例的增加，残疾人的数量有增加的趋势，为应对社会和患者的迫切需要，国际社会提出了“完全参加与平等”的口号，并将1981年定为“国际残疾年”。

二十一、预防医学的形成和发展

预防医学的产生和发展大致经历了以下三个阶段：

（一）经验预防阶段

经验预防阶段是预防医学思想形成的阶段。16世纪以前，由于受生产力和科学技术发展水平的限制，预防措施多偏向于个人，这种以个体为对象预防疾病的科学称为“卫生学”（hygiene）。hygiene 源于希腊健康女神之名 Hygeia，与我国“养生”、“摄生”之意相当。

（二）实验预防阶段

实验预防阶段是预防医学与实验科学相结合的阶段。16世纪中叶以后，随着欧洲文艺复兴和17世纪的工业革命，推动了自然科学的进步，促进了基础医学的发展，从而为预防医学的发展提供了理论基础和实验手段，促使预防医学建立在科学实验的基础之上。同时，预防医学也开始分成流行病学和卫生学两大分支学科。到第一次卫生革命时期，卫生学发展为公共卫生学。20世纪50年代以后，流行病学的研究对象也由传染病扩大到非传染病，随后又扩大到与健康有关的事件与状态。

（三）社会预防阶段

社会预防阶段是预防医学与社会实践相结合的阶段。在这一阶段，人类经历了和正在经历着三次卫生革命。

1. 第一次卫生革命

19世纪下半叶至20世纪上半叶，生物医学模式已居于主导地位。在一定社会措施的基础上，在生物医学模式的指引下，采用预防接种、杀菌灭虫和抗菌药物三个主要武器进行疾病防治，只几十年的工夫，就使急、慢性传染病和寄生虫病的发病率和死亡率得以明显下降，取得了以控制急、慢传染病和寄生虫病为主的第一次卫生革命的胜利。这次卫生革命，使人类平均期望寿命提高了 20 ~ 30 岁。同时，个体医学发展为群体医学，个体养生防病扩大到社会预防措施，群体预防成为解决卫生问题的主要方法，卫生学的概念也扩展为“公共卫生学”。1856 年，英国的大学第一次开设了公共卫生课程，同时建立起一套比较完整的理论和方法，从而使预防医学从医学中独立出来，公共卫生学成为一门新兴的独立学科。

使卫生学成为一门精确学科的人是德国公共卫生学家皮腾科费尔（M. Pettenkofer，1818—1901）。继皮腾科费尔之后，研究职业病的劳动卫生学、研究食品的食品卫生学、食品营养学等相继产生。自 19 世纪下半叶开始，有些较发达的资本主义国家已开始注意学校卫生。到 19 世纪末 20 世纪初，卫生学中又划分出社会卫生学，它的任务是研究公民的健康状况、患病率和死亡率以及人类与之对抗的方法。第二次世界大战以后，社会卫生学逐步改用社会医学。社会医学的基本思想逐步渗透到疾病预防、治疗、康复等各个环节。

2. 第二次卫生革命

20 世纪下半叶，随着疾病谱和死亡谱的改变，心因性和社会性疾病的显著增加，日益显露出生物医学模式的缺陷，从而推动了生物医学模式向生物—心理—社会医学模式的转变。随着医学模式的转变，医学家们从生物、心理、社会三个方面提出了疾病综合防治的新概念，促进了社会医学、医学社会学和整体医学的建立和发展，世界卫生组织也将健康定义为“健康是身体上、精神上和社会适应上的完好状态，而不仅仅是没有虚弱和疾病”。在新的生物—心理—社会医学模式的指引下，人类在继续进行第一次卫生革命的同时，迎来了以预防慢性非传染性疾病（如心血管病、脑血管病、恶性肿瘤等）为主的第二次卫生革命。这次卫生革命，使人们对预防医学的认识更加深刻，预防医学进一步扩大到社会医学、行为医学和环境医学的社会预防阶段。

3. 第三次卫生革命

20 世纪末，人类在继续进行第一次和第二次卫生革命的同时，开始了以预防暴力、酗酒、吸毒、性滥等社会病为主的第三次卫生革命。与此同时，一个全新的卫生概念“社区卫生”被提出了。这个概念强调预防医学事业是社会事业，卫生部门无法独立解决所有健康问题，必须全社会多部门参与卫生防御工作。社区是社会的基础，为社会服务必须首先搞好社区卫生服务。只有把预防医学实践从实验室扩大到社会、从生理预防扩大到社会心理预防、从单纯技术服务扩大到社会服务，才能全面地保护和促进人们的健康。

二十二、循证医学的产生

循证医学（Evidence-Based Medicine）起源于19世纪中期法国大革命之后的拿破仑时代，是唯结果论兴盛时期的产物。唯结果论主张某一行为的正确与否应以其结果来衡量。反映在医学领域，便是把临床实际效果作为判断某种疗法是否正确的唯一标准。然而，有很多重要的治疗后果是不能被精确测量的。例如疼痛的程度及其疗效，就只能主要地由患者本人根据主观感觉来评说，医生通常不能对此作出评价。有些复杂的结果（例如生活的质量）甚至不能被适当地定义。同时，由于有些人受利益的驱动和政治因素的影响，也难以保证每个结果都能真实地反映客观必然性。此外，循证医学的证据是临床试验结果，而临床试验要以病人为对象，容易因触犯伦理和法律而遭到禁止和攻击。凡此种种，使循证医学长时间未能受到应有的重视。

到了20世纪70年代，以阿奇科克伦（Archie Cochrane）为代表的一些流行病学家经过大量工作后提出，在现有的临床诊治措施中，仅20%被证明有效，疾呼临床实践需要证据。典型的例子是硝苯地平等第一代钙通道阻滞剂可以扩张动脉血管，降低血压，从而减低心脏后负荷，所以长期以来被想当然地用于急性心肌梗塞的治疗。但是随机对照试验研究反而表明此类药物增加急性心肌梗塞的死亡率。大量临床随机对照研究得出的惊人结论，使得临床医生开始怀疑习惯常用的诊治方法是否合适，认识到通过循证医学对这些方法再验证的必要性。从20世纪70年代后期起，日益发展和完善的临床流行病学以其先进的临床科研方法学，强调临床科研设计（Design）、测量（Measurement）和评价（Evaluation）（DME）的科学性，推动了临床科学研究，同时也总结出了一系列严格评价的方法和标准，从而大大地促进了临床医学信息科学的发展和循证医学实践。

80年代初期，在临床流行病学发源地之一的麦克马斯特大学，以临床流行病学创始人之一、著名内科学家萨奇特（Dr. David L. Sackett）为首的一批临床流行病学家，在该大学医学中心的临床流行病学系和内科系率先对年轻的住院医师举办了循证医学培训班，在学习应用临床流行病学原理与方法的基础上，进行循证医学培训，取得了很好的效果。经过反复实践，循证医学已成为对临床医生的一种新型培训措施。到了20世纪90年代，循证医学已被公认为是医学的重要领域。

二十三、医学心理学的发展

早在19世纪下半叶，作为心理学一个重要分支的医学心理学就已出现。1896年，美国心理学家韦特模（L. Witmer）首次提出并使用临床心理学的概念，并在宾夕法尼亚大学建立了心理门诊。从此，心理学开始应用于医学实践以解决临床问题。

20 世纪是医学心理学取得重大发展的世纪，形成了几个重要的学派。20 世纪初发展起来的心理动力学派，在西方心理学界产生过极大的影响。其创始人是奥地利医生弗洛伊德。他强调心理因素对躯体的影响，提出被压抑的情绪和心理冲突可成为导致人体机能失调的致病动因，并创立了以精神分析法治疗疾病的方法。另一重要学派是行为学派，其创始人是美国心理学家华生（J. B. Watson）。他在 1913 年创立了行为主义理论，并经斯金纳（B. F. Skinner）的发展而完善。该学派提出了经典性和操作性的两个学习理论，以及后来发展起来的社会学习理论。华生认为，人的一些变态行为是通过学习获得的。所以，变态行为和心身疾病等也可以通过教育和训练得到矫正。这些重要的理论和发现为行为治疗的开展作出了贡献。20 世纪 30 年代以来，出现了以著名生理学家坎农（W. B. Cannon）、塞里（H. Selye）、巴甫洛夫、沃尔夫等为代表的心理学派。该学派研究了情绪变化和心理应激因素对机体生理机能的影响，尤其是受自主神经控制的内脏活动以及内分泌和免疫系统的影响，认识到不良情绪长期反复地出现，就会引起生理机能紊乱和病理改变，其影响程度取决于个体的遗传素质和人格特征，初步阐明了心身之间的关系，为临床治疗提供了新的方法。这一学说为心身医学的创立奠定了基础。

第二次世界大战以后，心理测验、心理咨询和心理诊断出现了，并得到长足的发展。同时，人本主义心理学派也发展起来了。它的主要代表人物是美国心理学家马斯洛（A. H. Maslow）。马斯洛关于人类需要的层次论，一方面正视人的各种生理的和心理的、物质的和精神的需要，这是值得借鉴的；另一方面则过分强调脱离社会现实的个人需求，这又是不可取的。

近 30 多年来，医学心理学得到了更大的发展。1976 年提出了行为医学的概念，1978 年出现了健康心理学的概念，并创办了《行为医学杂志》。

二十四、医学伦理学的发展和生命伦理学的建立

医学伦理即医学道德，无论在中国还是世界都是一个古老的话题。医学伦理学的主要内容是关于医生对病人的责任、病人对医生的义务、医学界同行之间的责任和医学界对公众的责任。医学伦理学的形成和发展，大体经历了医德学、近代医学伦理学和生命伦理学三个阶段。医德学历史悠久，以往所说的医学伦理学，主要是指医德学。古希腊著名医学家希波克拉底所著的《希波克拉底誓言》可以说是西方最早的医学伦理学专著。19 世纪初，医学伦理学发展成为一门正式的学科，即近代医学伦理学。20 世纪 60 年代末，

医学伦理学发展到第三个阶段，即生命伦理学。

（一）医学伦理学的发展

第二次世界大战以后，医学伦理学的问题随着各种社会问题的增加而增加。1946 年，德国纽伦堡战犯审判法庭鉴于德国法西斯借医生以医学的名义杀人的问题，制定了著名的《纽伦堡法典》，提出了关于人体实验的基本原则。1948 年，世界医学会全体大会以《希波克拉底誓言》为基础，制定并发表了第一个《日内瓦宣言》，作为全世界医务工作者的共同守则。1949 年，世界医学会在伦敦通过了《世界医学会国际医德守则》。1965 年，国际护士学会通过了《国际护士守则》。1964 年，第十八届世界医学大会在芬兰的赫尔辛基通过了《赫尔辛基宣言》，提出以人作为实验对象的道德守则。1968 年，世界医学大会通过了《悉尼宣言》，规定了死亡的道德责任和器官移植的道德标准。1972 年，世界齿科医学会议通过了《齿科医学伦理的国际原则》。1975 年，世界医学大会通过了《东京宣言》，规定了拘留犯给予非人道的对待时，医师的行为准则。1977 年，世界精神病学大会通过了关于精神病学医生道德原则的《夏威夷宣言》。1981 年，世界医学大会通过了《病人权利宣言》。2000 年，世界生命伦理学大会通过了《生命伦理学宣言》。尽管以上这些法典、宣言、原则、守则与传统的医学道德原则的内容不尽相同，但宗旨则是相同的，即掌握医疗技术的医生都应具有良好的医学道德，都是对医师行为的约束。早在 1976 年，美国学者就曾经预测，到 20 世纪 80 年代以后医学伦理学将成为医学院校的一门标准课程。现在这个预测已经成为现实。

（二）生命伦理学的建立

20 世纪 60 年代以来，由于生命科学的迅速发展，生物工程技术愈来愈多地应用到医学领域，引发了对医学伦理难题的思考。医学伦理学大大突破了传统的狭义范围，产生出一个新的分支学科——生命伦理学。生命伦理学研究的内容主要是医学伦理的难题，如人体实验、人工授精、体外受精、代理母亲、克隆人、器官移植、安乐死、脑死亡标准、遗传病的诊断、重组 DNA 的研究等。众所周知，当代医学中许多问题的解决以及许多优秀的研究成果是否能真正造福于人类，不仅取决于医学技术本身，而且在很大程度上取决于人们伦理道德的转变和新价值观的建立。例如：1997 年 2 月，苏格兰爱丁堡一个生物工程研究所的研究人员宣布成功地培育了一只克隆羊，即利用克隆技术培育出一只与亲代一样的绵羊，这一事件引人注目。科学家们认为克隆人在理论上也是可能的，这无疑给医学伦理学提出了一个崭新的挑战性课题。

下 篇

中国医学史

第十章　中国医学的萌芽（原始社会、夏商周时期）

（远古—公元前3世纪）

一、社会背景

从300万年前人类起源至农业出现以前的这一漫长时期，称作“旧石器时代”。整个旧石器时代都以打制石器作为重要的标志。大约170万年前，中国人最早的祖先云南的元谋猿人出现了。为了生存，元谋猿人使用原始的石器捕猎野生动物。约公元前6000—前2070年，我国各地的原始人群大多处于新石器时代。一般把陶器的出现作为新石器时代的开始，后来又把农业的出现作为进入新石器时代的标志。新石器时代的晚期，私有制度形成了。

公元前2070年，禹接任了舜的职位，标志着禹的时代开始。因为禹受封于夏，所以他的部落就称为“夏”，禹也叫夏禹。禹把当时所能掌握的土地划分为九个行政区域，就是九州，分别叫冀、豫、雍、扬、兖、徐、梁、青、荆。从此中华先民不再是局限于以血缘关系为基础的氏族部落了，而成为更高级的多部族融合体的华夏民族。接着，夏禹传位于子，建立了“私天下”，这就是我国历史上第一个奴隶制国家——夏朝（公元前2070—前1600）。

公元前1600年，部落首领成汤灭夏，建立了我国历史上第二个奴隶制国家——商朝（公元前1600—前1046）。成汤建商后，吸取夏朝灭亡的教训，实行“以宽治民”的政策，注意发展农业生产。同时，四方征伐，把疆土扩大到西部的氐羌地区。

公元前1046年，周武王克商与周公伐纣灭商，建立了周朝。公元前1046—前771年的276年为西周。西周是我国历史上第三个奴隶制国家，也是奴隶制社会最兴盛的时代。公元前770年，周平王迁都洛邑（今河南洛阳），开始了大动荡的东周时代。东周以“三家分晋”为界，分为春秋和战国两个时期，前期称春秋（公元前770—前476），后期称战国（公元前475—前221）。春秋战国是我国思想、学术百家争鸣的时代，无疑也促进了我国医药学早期理论与实践的发展。

二、中医药起源的传说

自从有了人也就有了病，有了病就要治病，要治病就要有医和药。中国医药学就是我国人民在与疾病的长期斗争中逐渐积累经验而产生的。

远古时期的历史，因为没有文字记载，主要靠神话传说世代流传下来。

关于中医药的起源，流传最广的是神农尝百草的传说。神农不但是农耕之祖，也是医药之祖。相传神农时代，人口已经比较多了，人们依靠打猎捕鱼已经吃不饱肚子了，必须采集植物补充粮食。起初，神农氏不知道哪些植物的果实、种子或根、茎、叶是能吃的，是好吃的；哪些又是不能吃的，或者不好吃的。为了养活饥饿的人们，为了人类的生存，神农氏决定亲口尝一尝各种野生植物的滋味。他采集了各种各样的果实、种子和根、茎、叶，一样一样地尝。什么东西的味道是甜的，特别好吃，他记了下来；什么东西的味道又苦又涩，难以下咽，他也记了下来；有些东西的味道倒不坏，但吃了以后不是头昏脑涨，就是心跳气促，甚至上吐下泻，原来这些东西是有毒的，他也仔细地记了下来。据说神农氏在勇尝百草的过程中，最多时一天遇到70种有毒的植物，有几次差点断送了性命。然而，伟大的神农氏克服了重重困难，战胜了种种危险，终于找到了可以作为粮食的植物，可以作为蔬菜的植物，找到了好吃的水果，还找到了可以治病的药材。人们认识了这些植物，有目的、有计划地进行栽培，不但解决了食物问题，还解决了医药问题。

此外，尚有伏羲画八卦、黄帝教民治百病的传说。皇甫谧《帝王世纪》云："伏羲画八卦所以六气六府，五行五脏，阴阳四时，水火升降，得以有象；百病之理，得以有类。乃尝百药而制九针，以拯夭亡焉。"又云："黄帝命雷公、岐伯论经脉"，"俞跗、岐伯论经脉，雷公、桐君处方饵"。

关于中医药起源的传说主要有以上三种。同时，医药知识的积累与生产和生活关系极大。氏族社会晚期，人类已经发现了疾病发生的某些规律，并据此采取运动等增强体质的相应措施。总之，医药的起源，是人类在长期的生产和生活实践中同疾病作斗争的结果。

中医药起源的重要标志是人们认识了火、酒、石、草与人类健康的关系。

三、火的发现和陶器的发明

考古发现，约170万年前我国云南的元谋猿人已会用火。在含元谋猿人牙齿化石的地层中，发现了很多炭屑，表明元谋猿人已经知道用火，这大概是人类使用火的最早证据。距今约50万年的北京猿人不但会用火，而且会保存火种。在北京猿人的故居周口店山洞中，有厚达6米的灰烬，表明北京猿人有长期的用火历史。但北京猿人还不会自己造火。到了20万年前的"山顶洞人"，则已会人工取火。

原始人大多依山傍水而居，需要寻找贮水、汲水、贮存和烹饪的器具。人们很早就知道土壤加水就具有可塑性，并发现用手捏成的器物经火烧之后变得结实，且不怕水，加上他们长期用火的经验，这些都为陶器的制作创造了条件。距今约 10 000 年新石器时代早期的陶器厚薄不等，质松易碎，推测是平地堆烧的。仰韶文化后期，普遍使用陶窑烧制陶器，出现了里表磨光，造型独特，且绘有美丽的图案的细泥彩陶。可见当时的制陶工艺已相当成熟。陶器的大小、形状不同，用途各异。如鼎、鬲等烹饪器皿，坛、罐等储藏食物的陶器。陶器的发明和使用，使煮饭、煲药和炮炙药物成为可能，大大改善了人类的饮食卫生，提高了药物的疗效，从而降低了发病率和死亡率。

火的发现和陶器的发明，以及人们从穴居野处转为造屋定居，从赤身裸体转为穿衣着服，从群婚制过渡到对偶婚制。所有这些，都对人类的原始卫生保健极为有利，大大促进了人类的健康与繁衍，延长了人类的寿命。

四、酒与汤液的应用

到了奴隶社会，农业得到发展。人们已使用木制的耒和青铜的耜、铲进行耕种，使生产大为进步，文明程度与日俱增。牛耕井田，余粮造酒，是这一时期的突出特点。人们用缶储粮，雨后缶中积水，粮食因之发酵而成酒。夏代有谷物做酒，到了商代更有用小麦酿制陈年甜酒。在长期饮用酒的过程中，人们逐渐认识到酒对人体的作用，它具有兴奋作用，可用作强壮剂；有麻醉作用，可用作麻醉剂；有杀菌作用，可用作消毒剂；有挥发和溶媒的性能，又是常用的溶剂。它能“通血脉”、“行药势”，常被后世用来加工炮制药物。随着人们医药知识的日益丰富，用药经验和药物品种的不断增多，为单纯用酒治病发展到制造药酒创造了条件。甲骨文中所记载的“鬯其酒”就是一种色美味香的药酒。《黄帝内经》也提到古人作“汤液醪醴”，此处“汤液”指酒，即“五谷之液”，并指出它的治疗作用是“邪气时至，服之万全”。《汉书》将酒称为“百药之长”。另从汉字构造上看，“毉”（古代“医”字，巫医治病之意）逐渐演化成“醫”。“醫”字从“酉”（酉为古体“酒”字，形似酒坛），生动地体现了医与酒的关系。酒的出现是医药史上的重要发明，用酒治病是医疗上的一大进步。

中国人不但发明了酿酒，而且还学会制酱、制糖（饴糖）、制醋，虽然不知道这是微生物在起作用，却已能利用微生物了。

远古时候，人们只能用咀嚼生药的方法治病。后来由于火的应用和陶器的出现，使制作汤液（汤剂、水药）成为可能。汤液的应用与食疗密切相关。商代的开国之君汤王任用伊尹为相。伊尹原是一个厨役奴隶，烹调技术十分高明，并将烹调中的“五味”调和推衍为一套政治哲学和治国方略的理论。按照这套理论，饮食待人间至味，治国可国泰平安，深得汤王赏识，命他为宰相。他烹调所用的原料（如生姜、肉桂、甘草、大枣等）既可调味，又可药用，其所烹调的食物有治病的作用，从而创造了治病的汤液，即变咀嚼整块生药为加水煎服。汤液煎剂比生食草药有更多好处，如扩大了应用药物的范围，可减轻某些药物的刺激性，增加药物的疗效，矿物药的应用也成为可能，同时为由单味药向方剂过渡创造了条件，促进了复方制剂的发展。

伊尹曾著有《汤液经》一书，惜因年代久远而失传。该书主要是介绍各种饮食的匹配之法，也是中药方剂书的最早来源，伊尹也因此书而被誉为“方书之祖”。

五、殷墟甲骨文中关于医药的记载

甲骨文是商周时期刻在龟甲和骨片上的文字。“盘庚迁都”至“殷”之后，商朝又称殷商，或殷朝。周灭商后，殷日渐荒芜，故称“殷墟”，在今河南安阳西北约 2 公里处。到目前为止，在殷墟已出土 15 万片以上甲骨，一共有 4 500 多个单字，其中 1 500 多个已破译。在这些甲骨中，记载疾病者为 323 片，涉及 20 余种疾病。有不少象形字体现了当时的医药情况，如沫、浴、龋（这是我国口腔疾病最早的文字记载）、疟（可见当时已有疟疾）、疾（当时病称作“疾”，疾就是一个人中了箭躺在床上，“矢”即箭，“疒”即床的象形字）。当时按人体的不同部位来分疾病，如耳有病即耳疾，眼有病即眼疾；按疾病好发季节分为疥、疟、瘠首；按发病人群分为妇人疾、小儿疾等。

六、对药物的认识

人类对于药物的知识最初来源于自然界中的植物、动物及少数矿物的药用功能。

《淮南子·修务训》中记载：“神农氏……尝百草之滋味……一日而遇七十毒。”神农尝百草，以疗民疾，拯夭亡，是人类用草药对抗疾病的开始，也是我国远古时代医学道德的萌芽。

《周礼》是周代社会道德规范的统称。其中将药物分成五类：草、木、虫、石、谷（“五药”），这可能是当时对药物的初步分类。

《诗经》是中国历史上第一部诗歌总集，也是我国现存文献中最早记载药物的书籍。《诗经》描述了很多药物，其中植物药就有 50 余种，有些至今还是常用药，如枸杞子、泽泻、益母草、菟丝子、白芷、贝母、苍耳等。

《山海经》是春秋战国时代一部地理著作，内容广泛，保存了不少远古关于山川、物产、药物、祭礼、巫医等神话传说。其中记载药物123种，包括植物药52种、动物药67种、矿物药3种、水类1种，并说明其产地和疗效。大多数是一药治一病，也有多药治一病或一药治两病。

《五十二病方》是1973年在长沙马王堆三号汉墓出土的帛书，其目录列有52种病名，故名之。该书记载了药方283个，药物248种，包括药物的产地、形态、采集、加工等。其中约有半数药物被收入以后的《神农本草经》中，是为当时药物学知识之集大成者。

七、巫医的盛行

在生产力及认识能力极其低下的原始社会里，人们尚未建立起科学的思维方法，对许多自然现象和人体生理、病理现象都无法理解而感到神秘莫测，而当时粗浅的医学知识的积累尚无法解释复杂的生命现象，于是便产生了崇拜神灵的迷信观念。认为世界上存在着超自然的神灵在支配着人的健康与疾病，生命和健康乃神灵所赐，疾病则是神灵的惩罚，或是魔鬼进入人体所致。要祛病除疾、避免鬼神作祟或祖先的惩戒，有赖于巫医的祈祷、占卜、念咒和依靠巫术驱鬼逐疫。要想健康长寿，就必须行善积德来感动神灵。并认为死亡不过是灵魂和躯壳的脱离。在这种健康观与疾病观的支配下，对疾病的治疗主要采用巫医巫术。

在原始社会末期，巫医盛行；在奴隶社会，巫医依然处于统治地位。据史料记载，商朝的统治者十分崇信鬼神，当时宗教所崇拜的上帝和祖先，对于巩固奴隶主的王权极为有利，以至当时巫医仍很盛行。巫医采用祈祷、占卜、念咒等手段治病，有时也用药物治病或手术、体操疗法。

到了春秋的后期，奴隶制逐步崩溃，人们开始对神权迷信和鬼神致病的观念发生了动摇，加之经验医学不断进步，否定天命、鬼神的朴素唯物主义思想——“阴阳五行”学说的兴起，巫医的势力渐趋衰落，巫与医也逐渐分离，医则专用药治病。《史记》曾引扁鹊之说，即病有六种不可治，“信巫不信医”也是其中不可治的一种，可见巫医在当时仍很流行。

八、医生的分科与等级

随着政治、经济、文化的发展，西周的医学开始了较细的分科，出现了各司其职的专职医生。据《周礼·天官》记载，远在公元前5世纪，已有“医师、食医、疾医、疡医、兽医”的设置与分工。其中医师负责诊治王与卿大夫的疾病，食医则是负责王室的饮食疗养，疾医负责诊治平民的疾病，疡医负责治疗外伤科之病，兽医则负责治疗禽兽之病。这几类医生，不但是医生的分科，也是医生的等级。医师是众医之长，食医是高等医生，疾医次之，疡医更次，兽医则是末等的医生，因为他们医治的对象不是人，而是下地干活的牲畜。

至战国时期，又增添了儿科、妇科和针灸科。

九、早期的医学理论

（一）“阴阳五行”学说

阴阳学说和五行学说都是我国古代朴素唯物主义的自然观。

我国有伏羲氏画八卦、创阴阳的传说。阴阳的概念，最初是指男女而言。继而引申出光为阳，暗为阴；天为阳，地为阴；上为阳，下为阴；动为阳，静为阴；气为阳，形为阴；等等。几乎把所有的自然现象都分为阴阳两大类，认为一切自然现象的变化都是阴阳消长的结果，并且阴阳达到顶点时，就要向其相反的方向转化。因为阴阳为占卜所用，而治病也用占卜，因而很容易用阴阳来解释医学现象。阴阳思想是《周易》的重要思想，可以说，没有阴阳思想，就没有《黄帝内经》，也就没有中医学，没有 2 000 多年中医实践。

“五行”原是指宇宙中的五种原质。古人认为宇宙有五种原质，这就是五行，即木、火、土、金、水。五行之间相生的关系是指：木生火、火从木焚而得；火生土，所有物质燃烧后均成土；土生金，金属矿物都在土中；金生水，所有金属加热后都能熔化成液体；水生木，植物生长离不开水。五行之间相克的关系是指：木克土，植物生长在土上；土克水，用土可以堵水；水克火，水能灭火；火克金，火能熔化金属；金克木，植物可用金属砍伐。将“五行学说”应用到医学领域，是中国医学发展史上的一次飞跃。

（二）医和的“六气致病说”

最早提出“六气致病说”的是医和。医和是著名的医生，也是秦国的医官。公元前 514 年，晋平公有疾，向秦国求医，秦景公使医和视之，医和曰：“疾不可为也，是谓近女室，疾如蛊。非鬼非食，惑以丧志，良臣将死，天命不佑。”晋平公问：“女不可近乎？”医和答：“节之……天生六气，降生五味，发为五色，征为五声，淫生六疾。六气曰‘阴阳风雨晦明’也。分为四时，序为五节，过则为灾，阴淫寒疾，阳淫热病，风淫末疾，雨淫腹疾，晦淫惑疾，明淫心疾。女阳而晦时，淫则生内热，惑蛊之疾。今君不节不时，能无及此乎！”这段话记载于《左传》中。这里所说“阴、阳、风、雨、晦、明”六气，是大自然的现象，大自然变化过剧，使人发生疾病。阴即冷，阳即热，冷热变化可影响人体；风雨即气象的变化，对人体也可致病；晦明指白天或黑夜，如起居无常，工作过度，废寝忘食，不遵守作息规律，自然也容易生病。另外，认为多近女色是疾病之源。医和首创的“六气致病说”逐渐摒弃了鬼神病因论的错误思想，使原始医学趋于科学。后来《素问》把医和的“六气致病说”概括为“风、寒、暑、湿、燥、火”六淫，用以解释疾病的原因。

可见，当时已用朴素唯物思想解释病因，认为人体是小宇宙，而大宇宙发生变化，势必影响到小宇宙。也就是说，外在环境的变化会影响到体内生理变化。这种整体观构成中医学的一大特色。受此影响产生的伤风、中暑、受湿、上火等词汇，几千年流传下来，时至今日还为广大人民群众所采用。

十、养生思想的萌发

“养生”也叫“摄生”，即保养生命的意思，其目的是为了保持健康，预防疾病，延年益寿。这是中医“未病先防”（即“治未病”）的主要内容。

我国的养生术起源于先秦时期（即秦始皇统一中国以前的漫长历史时期）。现存最早的一篇气功养生文献《行气玉佩铭》，铭文虽短短 45 字，却叙述了站桩行气的完整过程。

以老子、庄子为代表的道家认为思想清静是健康长寿的根本方法，提倡返璞归真、清静无为的养生方法，并提倡“吹嘘呼吸，吐故纳新，熊颈鸟伸”的调息法和模仿禽兽动作的方法。

以孔孟为代表的儒家认为，延年益寿的关键在于加强道德修养。孔子提出了著名的“仁者寿”观点，认为“大德必得其寿”，并认为修身要做到“三戒”，即戒贪求女色，戒争强斗争，戒贪求财物。儒家的修身养生术，对后世影响极大。

管子认为，人是由天地之精相合而成，“精”是生命的源泉，养生应以保精为首务，节制对财、色的欲望，即可保精而长寿。

荀子认为，居住环境与健康长寿密切相关，主张“居必择乡”。

《吕氏春秋》倡导运动养生法，“筋骨瑟缩不达，故作舞以宣导之”，主张用导引术宣畅气血，使气血通利，从而祛病延寿。

十一、春秋战国时期的名医——扁鹊

扁鹊，姓秦，名越人（行医时始以扁鹊为号），渤海郡郑（今河北任丘县郑州镇）人，是春秋战国时期的一位著名民间医生。他一生有很多时间是背着药袋，带着徒弟，天南地北在各处奔走劳碌。他不辞跋山涉水的辛苦，替各地人们治病。据古籍记载，他游医列国，奔走于“律令异法，衣冠异制，语言异声，文学异形”的赵、齐、魏、秦诸国之间，过邯郸为“带下医”，过雒（洛的古字）阳为“耳目痹医”，入咸阳为“小儿医”。这一段话的意思是说，扁鹊为了解救人民群众的疾苦，在法律、文化以及风俗习惯等方面都有很大差异的各诸侯国之间奔走行医。路过邯郸，看见患妇女病的人多，他就做妇科医生；路过洛阳，看见患五官疾病、耳聋眼瞎的人多，他就成了五官科医生；而到咸阳，看见有很多患病的孩童，他就成了小儿科医生。可见扁鹊医德之高尚，他一切从病人利益出发，始终以治病救人为最高目的。

公元前310年，扁鹊再度来到咸阳（秦国都城）。由于治愈了秦武王的病，声望益著，引起秦国太医令（最高医政长官）李醯的妒忌，李派人刺杀了他。其时他已97岁高龄。当地人民听到他的死讯，都非常痛惜，便建陵墓、立碑石、造庙宇来纪念这位卓越的民间医生。

扁鹊是我国史书上第一位有记载的医生。他不但是中医脉学的创始人，也是总结祖国医学经验的第一人。他创望诊、闻诊、问诊、切诊四诊，为诊断学的确立奠定了基础。汉代司马迁所著《史记》中“扁鹊仓公列传”云：“扁鹊为医，为方者宗，后世弗能易也。”

扁鹊精通内科、外科、妇科、儿科，擅长望诊、闻诊、问诊、切诊，尤以切脉著称。在扁鹊以前，人们以是否有呼吸来判断生与死，呼吸停止就是死亡，故有“瞩纩以俟气绝”的说法。纩是一种类似柳絮的东西，将纩放在病人鼻孔处，若纩不被吹动，即表示人已死亡。扁鹊首先指出，病人一时晕厥可能停止呼吸，但脉搏仍可跳动。自扁鹊以后，医生开始用切脉来判定生死，这是世界医学史上一大发现。用心脏是否停止跳动，作为判定死亡的标准，延续了近2 500年。直至20世纪80年代，有些国家才以“脑死亡”作为死亡的标准。

十二、关于古人长寿之说

很久以前就有一种看法，认为远古人类体魄强壮，身材高大，很少患病，寿命很长。因此，传说中的有巢氏、伏羲氏、神农氏、盘古氏等都享有高寿，尤其是盘古氏，活了18 000岁。然而，这种观点已被大量历史事实证明是毫无根据的主观臆断。根据对北京猿人和山顶洞人遗骸的研究，他们的平均寿命都很短，大概只有30～40岁，死于童年的比率极高。这与原始人生存的能力极端低下有着直接的关系。另在原始人的遗骨上发现了关节僵直、骨髓炎、骨折、梅毒、佝偻病、骨瘤等痕迹。虽然今日已不可能见到有关内脏器官及软组织的病变遗迹，但料想也在所难免。如原始人群在与猛兽的殊死搏斗和同类的自相残杀中所导致的外伤，分娩时所发生的感染病，严寒酷暑、风袭雨打所带来的寒暑病、皮肤病，茹毛饮血、饥不择食所招致的胃肠病、寄生虫病，蚊、蝇、虱、蚤及天灾人祸所引起的各种传染病，“男女杂游，不媒不娉”、杂乱野合所致的蛊疾等等，都是常见病种。可见，原始人为求生存，在与大自然进行的残酷斗争中，付出了十分沉重的代价。显然，那种认为人类自古以来就是完全健康的观点是十分荒谬的。18 世纪法国人卢梭就曾断言：“文明社会的历史，同时是人类疾病史。”

至于身材，地下发掘的结果揭示：原始人并不比现代人高大。50 万年前的“北京猿人”身高为 156～157 cm；六七千年前的西安半坡人，男子平均身高为 169. 45 cm。而 2008 年中国男女的平均身高为 172 cm。可见，人类身材的发展趋势，总是后人超前人的。

第十一章　中国医学的奠基（秦、汉时期）

（公元前3世纪—公元3世纪）

一、社会背景

公元前221年，秦始皇结束了战国诸侯割据的局面，建立了中国历史上第一个统一的封建帝国——秦朝，定都咸阳。秦朝建立后，进行了一系列改革，如：车同轨、书同文、立郡县、统一全国度量衡，有力地推动了生产力和科学文化的发展。但由于秦始皇施行一系列暴政，加上秦二世的昏庸无能，人民揭竿而起，迅速推倒了秦朝的统治。

公元前206年，汉高祖刘邦灭秦，后来又打败项羽，建立了汉朝，定都长安（今陕西西安），史称“西汉”。西汉时期，封建制度基本上确立，政治、经济、文化都有了很大的发展，出现了中国封建社会的第一个盛世——“文景之治”。汉武帝时西汉成为当时世界上疆域最广阔、势力最强大的国家。汉朝的疆域范围，奠定了现今我国领土的基础。汉朝还确立了儒学在我国政治、思想界的统治地位，自此开始了儒学文化对中国长达数千年的深刻影响。汉朝在中国历史上有着重要的地位，中国文化因此而被称为“汉文化”，中原地区的中国人也被称为“汉人”，文字称为“汉字”，语言称为“汉语”，这些都带着汉朝的烙印。

西汉后期，外戚王莽以“新”代汉，自立为皇帝，西汉终结。公元25年，远支皇族刘秀（汉光武帝）重建汉朝，定都洛阳，史称“东汉”。东汉末年，农民在残酷压榨下不堪重负，爆发了黄巾起义，东汉王朝名存实亡。中国自此进入一个长达400年（三国、晋、南北朝）的大分裂时期。

秦汉时期已有了较进步的卫生设施，如下水道，可与欧洲罗马时代的下水道相媲美，还有都厕（城市公厕）和洒水车等，说明当时我国的公共卫生水平处于世界领先地位。

汉代的农业和手工业发达（如煮盐、冶铁、造纸等），促进了医药的进步。如炼钢的进步，使针灸用针从石针改进为钢针；由于开采矿物，而知丹砂、雄黄可作药物；因炼丹而炼出水银，使我国成为世界上最早使用水银作为药物的国家。此外，西汉张骞两次出使西域，将国外的医药知识带回中国，促进了东西方文化的交流。

汉代对以前的医学实践经验进行了理论概括和总结，形成了医学理论体系，中国医学出现了第一个高潮。

汉代不仅奠定了现今我国领土的基础，而且也奠定了我国医学的基础。

二、我国现存第一部医书——《内经》

相传黄帝姓姬，号轩辕氏、有熊氏。初为部落首领，后来因先后战胜九黎族、炎帝族和蚩尤族而被拥戴为部落联盟领袖。因此黄帝族也从西北地区迁居到中原地区。

黄帝还是医学之祖。史书上有关黄帝教民治百病的记载，反映了早期人类医药保健活动的一些史实。黄帝时代，人们就讲究卫生。火的发现和陶器的发明，使这一时期的饮食卫生状况有了显著的改善。《中国古代史》有云："神农所创之医，为医之经验；黄帝所创之医，为医之原理，进化之级应如是也。"我国现存最早的医学典籍《内经》一书，就是托名黄帝与岐伯、雷公等讨论医学的著作，故又称《黄帝内经》。该书是一部比较完整的医学理论论著，汇集了秦汉以前我国人民同疾病作斗争的经验。一般认为并非出自一时一人之手，而是许多年代、许多医家的经验总结和理论概括，多数历史学家认为成书于西汉。后世所谓"精于岐黄"就是精于医药的意思。岐黄是指岐伯和黄帝，据说岐伯是黄帝通晓医药的大臣。

《内经》包括《素问》与《灵枢》（也称《针经》）两部分。《素问》是以问答方式写成，内容偏重于人体生理病理学、药物治疗学的基本理论；《灵枢》则主要论述针灸理论、经络学说和人体解剖等，为后世针灸学的发展奠定了理论基础。

《内经》的哲学思想，是继承了春秋战国以来朴素的唯物主义思想，即阴阳五行学说，而且有所发展。强调整体观念，阐述了人体的体表与脏腑之间、脏腑彼此之间、人与自然界之间的联系，总结出"天人合一"、"阴阳离合"、"五行生克"、"经络循环"等思想。

《内经》中记载 13 个药方，成为方剂之始。

《内经》也总结了先秦诸子的养生实践，提出了"春夏养阳，秋冬养阴"的四时顺养原则，还记载了调摄精神、动静结合等许多养生方法，并提出"治未病"的重要思想："是故圣人不治已病治未病，不治已乱治未乱，此之谓也。夫病已成，而后药之，乱已成而后治之，譬如渴而掘井，斗而铸兵，不亦晚矣。"凡此等等，成为历代医家和养生家所遵循的养生之道的正宗。后世的各种养生学专著，多是在此基础上发展起来的。

《内经》还记载有许多关于医德方面的论述。如医生之"所以不十全者。精神不专，志意不理，内外相失，故时疑殆"，"非其人勿教，非其真勿授”等等。

总之，《内经》的基本内容和思想观念，奠定了中医学的理论基础，在我国医学发展史上占有很高的地位，对后世中医学产生了深远的影响。《内经》的部分内容已被译成日、英、德、法等国的文字，对世界医学的发展也有不可忽视的影响。

三、《内经》的浅释的发展——《难经》

《难经》是我国古代医学经典著作之一，与《内经》并称为《内》、《难》二经。《难经》共三卷（也有分五卷者），作者及成书年代不详。有人认为是扁鹊所作，但有争议。从《难经》内容来看，是在《内经》的理论基础上释难解疑，其成书肯定在《内经》之后，一般认为成书于东汉。

《难经》是一部以问答式的体裁解释疾病的理论著作，全书讨论 81 个问题，故称“八十一难”，内容包括脉学、经络、脏腑和疾病等各个方面。《难经》主要是对《内经》的理论做较浅显的解释，对某些学说则又在《内经》的基础上有所发展。在脉诊部分，它把《内经》的“三部九候”解释为气口部分的“寸、关、尺”三部，每部又有“浮、中、沉”三候，认为寸口是“脉之大会”，又是“五脏六腑之所终始”，提出“诊脉独取寸口”。在经络部分，提出“奇经八脉”的说法，弥补了《内经》之不足。在脏腑部分，提出左肾为肾，右肾为命门，开创了命门说之先河。东汉以后，《难经》一直作为中医经典著作而流传。

四、我国现存第一部药书——《神农本草经》

我国古代称药物为“本草”，因为古代的药物以植物为主。所以“本草”又有“以草药治病为本”的意思，药物学著作也多以本草命名。

《神农本草经》简称《本草经》，是我国现存第一部药物学专著，托名神农所作，通常认为成书于东汉时代（约公元 1 世纪），是秦汉以前数百年用药经验的朴素总结。《神农本草经》成书后，至唐初原书失传，书中内容保留于后世的本草著作中，明清以后许多学者进行了辑录整复工作。

《神农本草经》全书共三卷。首先，对所收载的 365 种药物，根据毒性和药效，分为上、中、下三品，其中以补养无毒药 120 种为上品（如人参、大枣、薯类等）；以遏病补虚、有毒或无毒药 120 种为中品（如当归、鹿茸、黄连等）；以除邪多毒药 125 种为下品（如巴豆、大黄、附子等）。简而言之，“上药养命，中药养性，下药治病”。这是我国药物学史上最早、最原始的药物分类法。其次，书中概括了君臣佐使、七情和合、四气五味、阴阳配合等中药学基本理论，明确“疗寒以热药，疗热以寒药”的原则，使药物性能与发病机理更紧密地结合起来，完善了中医学治疗理论。再次，对药物的功效、主治、用法、服法都有所论述，并兼顾到药物的产地、采集时间、炮制、质量及真伪鉴别等，为本草学的发展奠定了基础。

长期的临床实践和现代科学均证明，书中所载多是正确的，如麻黄治喘、常山截疟、黄连止痢、大黄泻下、茵陈蒿利胆、猪苓利尿、甘草解毒、海藻疗瘿、雷丸杀虫等。该书有158种药物入选《中华人民共和国药典》(1977)，可见其影响之深远。但由于历史条件的限制，《神农本草经》中也掺杂了服石、炼丹、成仙等唯心思想，如“雄黄……炼食之，轻身神仙”，“水银……久服，神仙不死”等，这些荒谬的理论，也给后世药物学带来消极的影响。

五、我国现存第一部临床医学著作——张仲景的《伤寒杂病论》

张仲景（150—219），名机，东汉时南阳郡（今河南南阳及湖北襄阳一带）人，是医术高超、医德高尚的一代医学宗师。

张仲景所处的年代，战争频繁，社会动荡，疾疫流行，尸横遍野。当时大多数医生对伤寒病束手无策，成千上万的人死于伤寒病。仅张仲景家族200多口，就因疾病死亡了2/3，其中有70%死于伤寒病。张仲景对此目击心伤，于是弃官从医，发誓要专心研究医药，以解除人民疾苦。经过长期的努力，张仲景终于总结出一整套关于伤寒病的病理、诊断、治疗、用药的理论和方法，并在多年行医经验的基础上撰写了《伤寒杂病论》。他勤于古训，学医救人，为医术高明、医德高尚的名医，求他看病者很多。为此，他拟出人们常患病症的处方，公布于市，并叫专人向病人解述，以使更多的病人得到医治。张仲景不仅有功当世，而且泽及后世子孙，后人称之为“医中之圣”，并立祠纪念他。在他的家乡南阳建有医圣祠，长沙等地也曾建有张公祠。

《伤寒杂病论》是张仲景的代表作，为我国现存第一部临床医学著作，也是我国现存最早的一部有明确作者的医书。共十六卷，包括两部分：一为《伤寒论》，专论伤寒病（即发热性疾病，主要是霍乱、痢疾、肺炎、流感等急性传染病）的辨证治疗原则；一为《金匮要略》，主要讨论内科杂病，也包括妇科、外科等症。

《伤寒杂病论》对外感热病的发生、演变过程和症候群等进行总结，按六经（即三阴三阳经）辨证进行治疗，确立了“审因辨证、因证立法、以法系方、遣方用药”的中医辨证施治原则。此外，张仲景在“四诊”的基础上，总结出“八纲”（阴阳、表里、寒热、虚实）。四诊八纲辨证施治的理论原则，是中医学的核心思想。张仲景对这个理论原则的奠定，做出了极其重大的贡献。此外，《伤寒杂病论》还概括了汗、下、吐、和、清、温、补、消八种治疗方法。

《伤寒杂病论》中的方药内容，奠定了方剂学的基础。《伤寒论》载方113首，用药170余种；《金匮要略》载方262首，用药214种。所用剂型有多种，内服有丸、散、膏、丹、汤；外用有洗浴、熏剂、滴耳、吹鼻、灌肠、栓剂等。张仲景的方剂组方思想严谨，一般用药不多，配伍精当，临床疗效较高，被称为“经方”，张仲景也被称为“医方之祖”。

《伤寒杂病论》的序言是一篇具有很高价值的医德文献，指出治病应不分贫富贵贱，“上以疗君亲之疾，下以救贫贱之厄，中可保身长全，以养其生”；并指出要有“精究方术”与“爱人知人”的精神，反对那种“孜孜汲汲，唯名利是务”的医生；并提出要“勤求古训，博采众方”。

《伤寒杂病论》对后世医学产生了深远的影响，一直指导着后世医家的临床实践，以六经辨证治伤寒，以脏腑辨证治杂病，处方也多采用该书原方。唐宋以来，该书影响远及海内外，日本、朝鲜及东南亚等国都有许多人研究仲景学说。

六、经络学说的建立

经络是经脉和络脉的总称，经脉是指主干，络脉是指分支。经络之间互相联系，交织成网，遍布全身，具有联系脏腑和全身的功能，与疾病的病因、发生、发展、转归都有关系。经络学说是有关经脉、络脉及其生理功能的学说，它是中医学基础理论中最重要的发现和创造，是中医学的一大特征，也是我国对世界医学的一大贡献。

经络学说约创建于汉代，以后历代又不断发展。《灵枢·经脉》提出人体有十二条大经脉，支脉为络。十二经即手太阳经、手阳明经、手少阳经，合称手三阳经；足太阳经、足阳明经、足少阳经，合称足三阳经；手太阴经、手少阴经、手厥阴经，合称手三阴经；足太阴经、足少阴经、足厥阴经，合称足三阴经。这样十二经脉就使内脏与四肢发生了联系，针刺四肢上的穴位，就可以使内脏和疾病发生变化。除十二经脉外，尚有奇经八脉（阳维、阴维、阳跷、阴跷、任脉、督脉、带脉、冲脉）等。

经络的发现与针刺术密不可分，因为针刺时会发生“感应”，从而发现了经络并建立起经络学说。反过来，经络学说又为针灸学奠定了理论基础，并被用来解释病理现象，指导临床实践。人们可以根据经络的异常，诊断相应脏腑的疾病（如分经辨证），也可以根据脏腑与人体体表经络穴位的对应关系进行治疗（如针灸、按摩、气功等）和用药（如药物归经、分经用药等）。

鉴于中医和西医是两个不同的医学体系，所以不能简单地用西医的血管和神经的概念来解释十二经脉和奇经八脉。近年的研究，已证明十二经脉和奇经八脉的客观存在。随着时间的推移和对人体认识的深化，经络学说将会得到科学的证明。

七、著名的医药学家

（一）中医外科之祖——华佗

华佗（112—207），沛国樵县（今安徽省亳县）人，东汉末年著名医家，精通内、外、妇、儿、五官、针灸各科，以外科和针灸最为有名。

华佗外科手术水平很高，首创“开腹术”，被誉为“中医外科的鼻祖”。他还发明了麻沸散，作为全身麻醉剂，为中国医学史上的创举，在世界医学史上也是一个伟大的贡献，比欧洲人发明麻药早了1 600年。《世界药学史》的著者西欧鲁氏说：“阿拉伯医家知用一种吸入的麻醉剂，恐从中国人学来，称为中国希波克拉底的华佗，很精这种技术。”

华佗重视体育锻炼，创作了“五禽戏”，这是模仿虎、鹿、熊、猿、鸟五种动物的动作姿势的一种运动，具有养精神、调气血、益脏腑、活筋骨、利关节作用，是我国较早的体育疗法。华佗身体力行，坚持练习五禽戏，故他老年时仍和壮年人一样的健康矫捷。

华佗乐于在民间行医，不为名利威武所屈，于207年被曹操所害。他有三个弟子，均为名医。他的著作未能流传下来，是祖国医学的一大损失。

（二）“杏林”奇才——董奉

董奉，字君异，三国时福建侯官（今福州）人。他行医济世的高尚医德被后人广为称颂。他隐居庐山行医，从不索取诊金，看好一个重病，让病人种杏树五株作为纪念；看好一个轻病，只需种杏树一株。后来，他的住宅附近杏树蔚然成林，竟有十万株之多。待到杏子成熟时，董奉又将杏子变卖成粮食赈济庐山贫民及南来北往的饥民，后人称为“杏林佳话”。因此，“杏林”成为医学界的美称；医生也乐于以“杏林中人”自居，“杏林春暖”、“誉满杏林”表达了人们对医生的赞誉。董奉的美德不仅在我国医界广为流传，而且在国外也颇有影响。现今日本著名的医科大学——杏林大学，就是为纪念这位医德高尚的中国古代名医而取名的。

张仲景、华佗、董奉被尊称为“建安三神医”。

（三）病历的首创者——淳于意

淳于意（公元前216—前150），西汉唯一见于正史的名医。他曾任齐国的国库官员——太仓长，故又称“太仓公”、“仓公”，临淄（今山东淄博市临淄区）人，自幼喜爱医方术，曾拜公孙光为师，因对医方见解深刻而颇受老师青睐，授之秘方，后拜公乘阳庆为师，专修三载尽得真传。淳于意不但医术精良，闻名于世，而且为人耿直，淡化名利，因拒绝为某些王公贵族治病而被诬告判刑。淳于意的女儿缇萦来到都城长安，上书汉文帝，要求罚自己为官家奴婢，以赎父亲的“罪行”。文帝被少女恪尽孝道、大胆救父的勇气所感动，特别开释了淳于意。《史记》记载了“缇萦救父”这一脍炙人口故事。

淳于意为观诊治得失，皆备病案，古代称“诊籍”。《史记·扁鹊仓公列传》中收集了他治疗的25个病案，全面记载患者姓名、职业、里居、疾病症状、脉象、诊断、治疗、预后等，是我国现存最早有文字记载的病历医案。此外，淳于意提出了一些在医药学史上有进步意义的观点。如龋齿的病因是“食而不漱”，“风”系嗜酒所致，莨菪药物可以催产，并反对滥用“五石”等。

（四）涪翁、程高与郭玉

涪翁，东汉初年（1世纪）时四川人，老年时经常在四川涪水附近钓鱼，因为不愿说出自己的真实姓名，故人们称其为“涪翁”。他并非以医为谋生之业，而以垂钓和乞食为生，是一位贫寒而热心的针灸专家。他精于针术，常常用针为民治病，解民疾苦，从不向病家索取财物，所以在群众中享有很高的威望。从现有资料看，他是我国最早的针灸专科医生。著有《针经》和《诊脉法》等书，惜均已失传。

程高，东汉时名医。当他立志学医时，闻隐士“涪翁医术高超，寻访多年，遂得其传”。程高不但继承了老师的学识技术，也学到了老师为人处世的高尚品质，长期在民间隐居行医。老年时又将自己的医术毫无保留地传授给郭玉。

郭玉（1—2世纪），字通直，四川广汉县人，东汉时著名医学家。少年时师从于名医程高，成为涪翁的再传弟子，所以也擅长针灸和脉学。他继承了涪翁和程高的医德，长期在民间行医，深受群众爱戴，医名鹊起。和帝时（89—105）被召为太医丞。《后汉书·郭玉传》记载，郭玉曾与和帝论医。和帝问：“其为贫贱者治病，常一针即瘥，而疗达官贵人，时或不愈。”郭玉答曰：“贵人疗疾有四难：自用意而不任臣，一难也；将身不谨，二难也；省节不强，不能使药，三难也；好逸恶劳，四难也。”郭玉的这番话颇富哲理性，深刻地讽刺、揭露了统治阶级骄奢淫逸、专横跋扈和不信任医者而造成疗效不佳，对病人和医生均有深刻的启迪。

第十二章　中国医学的兴盛（两晋、南北朝、隋、唐、五代时期）

（265—960）

一、社会背景

265 年，三国归晋，政归司马氏。司马炎结束了三国分裂的混乱局面，建立晋朝，定都洛阳，史称“西晋”。可是好景不长，290 年司马炎死后，爆发了“八王之乱”。316 年，西晋灭亡。

317 年，晋朝的皇族司马睿重建晋朝，定都建康（今南京），史称“东晋”。东晋是西晋的残余势力与南方的官僚联合拥立司马氏建立的南方偏安小朝廷，共存在 104 年。而在中国北方则先后建立了 16 个较有影响的少数民族政权，史称“十六国”，逐渐形成东晋十六国南北分裂的局面。北方劳动人民生活在水深火热之中，纷纷渡江南而来，中国的经济重心从此开始南移。

420 年，刘裕取代了名存实亡的东晋，建国称帝，国号为宋（刘宋王朝）。此后半个多世纪中，江南相继出现了齐、梁、陈 3 个以建康为都城的政权，历史上将这 4 个政权称为“南朝”。而北方各少数民族政权经过吞并战争，北魏道武帝拓跋焘于 439 年统一了北方。历史上将北魏与魏末分裂的东魏、西魏，以及继起的北齐、北周合称“北朝”。南北朝的形成是东晋十六国南北分裂局面的延续。

581 年，北周大丞相、隋王杨坚废掉周静帝，自称皇帝，改国号为“隋”，并统一了南北，三国、晋、南北朝近 400 年的分裂局面就此结束。隋朝只经历了短短的 38 年，只有三帝（隋文帝、隋炀帝、隋恭帝），但积累了惊人的社会财富。在中国延续了 1 300 多年的封建科举考试制度也始于隋朝。繁荣和短暂是隋王朝的两大特征。

618 年，李渊废掉隋恭帝，改国号为唐。唐朝是中国封建社会最为强盛的时期。中国封建社会的“四大盛世”就有两个盛世发生在唐朝，即：唐太宗李世民时期，五谷丰登、百姓安乐的“贞观之治”；唐玄宗李隆基时期，国力达于鼎盛的“开元盛世”。

907 年，唐宣武节度使朱全忠逼唐哀帝禅位于己，建立后梁，中国历史进入五代十国时期。从 907 年到 960 年相继统治中国黄河流域的有后梁、后唐、后晋、后汉、后周五个朝代，史称“五代”。与此同时，南方也先后出现了前蜀、吴、闽、吴越、楚、南汉、南平、后蜀、南唐九个割据政权，再加上在山西建立的北汉，史称“十国”。五代十国是中国继三国、晋、南北朝之后再度陷入分裂混乱的时期。

这一历史时期，虽然出现过战乱，但主要是相对稳定的局面，尤其是唐朝初期和中期，生产力有较大的提高，经济文化达到历史上空前的繁荣，医药学也迅速发展。唐晋医学兴盛表现在出现了一些著名的医家和医著以及频繁活跃的对外医药交流。此外，不但出现了宫廷医学校，还设立了药园，培养药学人才。

在意识形态方面，这一时期儒、道、佛三家盛行，尤以道家为甚。唐高宗李治自称李唐是道家老子李耳的后代。全国设道观近 2 000 所，道士 15 000 人。长生不老、修炼成仙是道教的根本教义，以至“炼丹术”盛行，“服石”成风，因此产生了一些新病和新药。除服石炼丹外，还有服气（吐纳气功）、存思（静坐）、房中术（性行为养生）、行跷（引导按摩）等，均与医学密切相关。同时，政府太医署还设立了咒禁科。

二、医学专著的问世

（一）我国现存最早的脉学专著——王叔和的《脉经》

秦汉以来我国脉学不断发展，《内经》中已有丰富的脉学内容散在各篇，《伤寒论》中亦有“辨脉法”和“平脉法”两篇，但都不够系统。王叔和集前人脉学之大成，结合自己的临证经验，著成我国最早的论脉专著《脉经》一书，共 10 卷，97 篇，十万余字。“百病根源，以各类例相从，声色症候，靡不赅备。”

王叔和，名熙，高平人，魏晋时期著名医学家，约生活于 3 世纪。他性格沉静，博通经方，做过太医令。在临证实践中认识到诊脉的重要性和复杂性，他曾深有体会地说：“脉理精微，其体难辨，弦紧浮芤，展转相类，在心易了，指下难明。”他所著的《脉经》确立了寸、关、尺三部定位脉诊，解决了寸口切脉的实质性问题，突破了《内经》的“三部九候法”的束缚，为后世所普遍采纳。书中概括了常见脉象 24 种，后世脉象种数虽有增加，但基本不出其左右。书中形象地描述了每种脉象的指感形象，使脉象有了明确的命名标准，对某些危难症候经常出现的所谓“怪脉”和“败脉”也进行了整理。该书首次对中医脉学从理论到临床进行比较全面的总结，使脉学理论与方法统一化、系统化、规范化，从而成为祖国传统医学中独特的诊断方法。

《脉经》不仅对我国医学影响很大（如唐代太医署的医学生必修本书），

而且在国外广泛流传，6 世纪传到朝鲜、日本，10 世纪后传到阿拉伯。阿拉伯著名医学家阿维森纳在他的名作《医典》中所记载的脉学内容，很多都与王叔和的《脉经》一致。我国脉学后来通过阿拉伯传入欧洲。当然，由于历史的局限性，《脉经》中也存在所谓“王脉”、“相脉”、“囚脉”等迷信说法。

王叔和的另一重要贡献是整理已失散的张仲景的《伤寒杂病论》，使之得以流传后世。

（二）我国现存最早的针灸学专著——皇甫谧的《黄帝三部针灸甲乙经》

针灸是中医学一种独特的治疗方法，历史上许多名医，如扁鹊、张仲景、华佗、淳于意等均精通针灸术。皇甫谧对《素问》、《灵枢》、《明堂孔穴针灸治要》三部书进行整理，纂辑成我国最早的针灸学专著《黄帝三部针灸甲乙经》（简称《甲乙经》），为以后的针灸学发展奠定了基础。

皇甫谧（215—282），字士安，号玄晏先生，安定朝那（今甘肃省灵台县朝那镇）人。出身贫寒，年幼时并不好学，20 岁后才发愤读书，常常“带经而农”，一边劳动，一边读书，文、史、哲、医各方面的书籍都读，终成一代名家。52 岁那年，他服石成痹，处于偏瘫状态，兼有耳聋，追悔莫及，遂立志学习医药，竟成一代名家。魏晋政府几次请他为官，他都推辞，一方面是受道家隐退思想的影响，另一方面是要坚定学习医药的信念，不受干扰。他认识到身体是根本，医学有大用。为此，他“耽玩典籍，忘寝与食，时人谓之书淫”。州郡的藏书，他几乎读遍了，竟至直接写信向晋武帝借书，晋武帝便赠送了他一车书。其嗜书成癖，可见一斑。

皇甫谧最重要的著作就是《甲乙经》，全书 12 卷，128 篇。内容主要分为两类：一类是基本理论，包括生理功能、病理特征、俞穴主治、诊法、针道等；一类是临床治疗，包括内、外、妇、儿诸科，以内科为重点。该书总结了公元 3 世纪以前的针灸知识，改正了许多错误的腧穴，统一了针灸穴位，规定了针刺的操作方法，讨论了针灸治疗的适应症和禁忌症，成为中医学第一部总结针灸的著作，皇甫谧也被奉为中医针灸学之祖。

《甲乙经》是一部汇编性著作，虽为针灸学专著，但《内经》的主要内容几乎都被本书选录，所以本书实际上包括了中医的基本理论。《甲乙经》较早传到国外，8 世纪时日本即以该书为教科书。法国亦将此书译为法文。该书的英译本早已流传许多国家，足见其国际影响之大。

（三）我国现存最早的基础医学巨著——巢元方的《诸病源候论》

巢元方，隋代理论医学家，生平贯里不详。隋大业年间（605—616）任太医博士，医术高明，曾治愈过隋朝大总管麻叔谋的“风逆证”（风湿病）。

巢元方等人奉隋炀帝之诏集体编写的《诸病源候论》（简称《巢氏病源》）是我国历史上第一部系统论述病因、病理、症候的基础医学理论巨著，也是世界上第一部探讨病因病机的专著。全书50卷，分67门，收载症候1 720条，分别论述内、外、妇、儿、五官等各科疾病的病因病理和症候，很少涉及疾病的治疗。

在病因学方面，《诸病源候论》突破了前人笼统的“三因”说法，指出一些传染病是由外界的有害物质（乖戾之气）所致。疥虫是疥疮的病原体，寸白虫病（绦虫病）是因吃了不熟的肉类或生鱼所致。尤其可贵的是强调“虫死病除”，把消灭病原体作为疾病治愈的标准。对于某些过敏性皮肤病，如漆疱，认为与人体素质有关。此外，比较细致准确地描述了许多疾病的症状，如南方常见的血吸虫病、江东岭南的脚气病、山区常见的甲状腺肿，还有恶核（腺鼠疫）、骨蒸（肺结核）、麻风等，并能区别天花和麻疹。对有关眼病、佝偻病的记载，也是最早的。对于肠吻合术、人工流产、拔牙等手术的记载，均为世界外科史的首创。该书的另一特点是一病一论地叙述为多，一症多病的论述为少。

《诸病源候论》是我国7世纪初极具价值的医学著作，也是继《内经》、《难经》、《伤寒论》、《金匮要略》之后祖国医学理论体系的创造性发展，对后世医学的影响很大。唐代以后许多医学著作如孙思邈的《千金方》、王焘的《外台秘要》、王怀隐等的《太平圣惠方》等，都直接或间接地引用了该书内容，到了宋代更被指定为医学生的必修书籍。就连朝鲜、日本也将其视为必读的医学典籍。然而，受历史的局限，书中也夹杂了一些迷信与不科学的地方，如认为“坟墓不祀，夫妇年命相克”是无子的原因，妇女妊娠时多食鲤鱼、多看孔雀则生子俊美等。

（四）我国现存最早的外科专著——龚庆宣的《刘涓子鬼遗方》

据史书记载，华佗曾著有外科学方面的著作，但因其被曹操杀害，未能流传下来。所以，作为外科专著，直到南北朝时期才出现，这就是流传至今的《刘涓子鬼遗方》。该书由刘宋武帝（420—422）时的随军外科医师龚庆宣（南朝齐人）整理，是我国现存最早的外科专著，反映了我国5世纪以前在外科学方面的成就。该书论述了金疮、痈疽、疥癣、疮疖、瘰疬等外科疾病，列有内、外治处方140余个，包括止血、止痛、收敛、镇静、解毒等治法。内治讲究辨证用药，为后世外病内治的“消、托、补”三法奠定了基础。此外，创造了世界上最早使用水银软膏治疗皮肤病的记录。该书特别揭示了痈疽两大病症的病因、病机及其鉴别诊断，对于痈疽的诊断治疗，具有创造性的见解。《刘涓子鬼遗方》对后世外科学的发展具有一定影响。在该书问世后的1 300多年中，对于外科疾病的诊治起了很大的作用，有的治法至今仍在中医外科和民间广为采用。学者多认为《刘涓子鬼遗方》是我国古代军队外科的代表作之一。至于“鬼遗”则纯属编造，或借神秘感以提高该书的影响力，或借以宣扬刘裕称帝乃天意之所为。

（五）我国现存最早的骨伤科专著——蔺道人的《理伤续断方》

蔺道人（约790—850），唐代长安（今陕西西安）人，姓蔺，名失考，是一位很有学问的道家。会昌年间，唐室日趋衰败，为摆脱经济困境，统治者决心改变“不务农桑，空谈彼岸”和“僧徒日广，佛寺日众”的状况，于公元845年下令佛僧道尼26万人还俗生产。在这样的背景下，蔺道人流落到江西省宜春县钟村，隐名埋术，以耕种为生。蔺道人是一位杰出的骨伤科专家，因治愈契友彭叟之子的严重骨折伤痛而医名显扬，慕名前来求治者甚多。蔺道人因对当朝者不满，将自己的理论知识和医疗技术毫无保留地传授给彭叟，并将自己所著《理伤续断方》也赠给彭叟，自己却隐居他乡安度残年。彭叟得其传授，成为当地著名的正骨医生，《理伤续断方》也得以流传下来，使千百位骨伤患者得以正确处理和康复。因蔺道人行踪隐秘，民间传说他是神仙下凡，故将书名改为《仙授理伤续断秘方》。

《理伤续断方》比较系统地总结了唐代以前治疗骨伤科疾病的经验，如肩关节脱臼采用“椅背复位法”，伤科治疗采用洗、贴、糁、揩等外治法及内服法。同时，收载治疗骨伤方40余首，为骨伤科用药奠定了理论基础。书中对开放性骨折和关节脱位的认识与治疗均有详细记载，将骨折的复位方法分为13个步骤，并重视骨折固定后的功能锻炼，这与现代骨科的治疗原则颇为相近。此外，该书首次记载了肩、髋、肘、腕关节脱位后的复位术及开放性骨折的手术治疗，改进了骨折固定的原则和方法，对我国骨关节损伤的治疗进展产生了深远影响。如元代危亦林的“架梯复位法”以及现在仍在使用的“改良危氏法”，都是受了本书的影响而发展起来的。

（六）我国现存最早的妇产科专著——昝殷的《经效产宝》

自南北朝至唐代，妇产科取得了突破性的成就。唐代出现了我国现存最早的妇产科专著《经效产宝》，作者昝殷，四川成都人。该书收集了有关经闭、带下、妊娠、坐月、难产、产后诸症等备验药方378首。书中所载处方和短论，简单明了，实用性强。如对胎动不安（即流产先兆），指出原因有二：一是孕妇有病，因而胎动流产；二是胎儿先天发育不良，引起流产。这与现代的认识是基本一致的。其所拟安胎方，用续断、艾叶、当归、干地黄、阿胶等，有补肾、滋阴、安胎的作用；对胞衣不出的分析，堪称合理、细致；对于难产，主张“内宜服药，外宜用法”，至今仍具指导意义。

（七）我国现存最早的儿科专著——《颅囟经》

《颅囟经》出现于唐朝，未著撰者名氏。本书2卷，首论小儿脉支与大人不同，次列病症15种名目，全书载方42首。

《颅囟经》最早提出小儿体质属“纯阳之体”的学说，概括了小儿生长迅速的生理特点。首次记载了用烙法断脐预防小儿脐风（小儿破伤风），是南宋创制“烙脐饼子”的基础。书中对惊、痫 、疳、痢、火丹等病叙述详细，并附方药，便于采用。该书在病因及治疗上尤多创见。如对小儿骨蒸（佝偻病）病因，以往一向认为是肾气不足，本书指出是由于营养不良，治疗应用鳖甲疗效较好。本书对后世儿科医家影响颇深，为我国儿科学的发展奠定了基础。

此外，唐代还出现了我国第一部眼科专著《秘传眼科龙术论》。

三、方书的发展

“方书”（医方书或药方节）是方剂的收录或汇总，故医方学又叫方剂学。方剂（药物组合）形成的历史悠久，早在春秋战国时期，人们就已发现将单味药组成复方制剂，既能提高疗效，又能减少某些药物的副作用。方剂在中医理论指导下逐步成熟和发展，它在临床辨证论治中，是理（医理、药理）、法（诊法、治法）、方（药方）、药（药物的配伍和剂量）融于一体的重要环节，是中医临床治疗的主要形式。中医的临床疗效，主要是通过方剂体现的。中医以方治病的特点在汉代已完全形成，此后中医的临床医著都称为“方书”。

（一）我国第一部临床急救手册——葛洪的《肘后备急方》

葛洪（284—364），字稚川，丹阳句容（今江苏省句容县）人。他的父亲、祖父都是大官僚，其本人也因参加过镇压农民起义而被赐爵关内侯。晚年隐居于广东罗浮山，“欲炼丹以祈遐寿”，“优游闲养，著述不辍”，直到去世。至今罗浮山仍保留着葛洪的炼丹炉以及供奉他和他妻子鲍姑（有史记载的第一位女针灸大师）塑像的祠堂。

葛洪是东晋著名的医学家、炼丹家，也是著名的道教理论家，《肘后备急方》是其代表作，共三卷。书中记载的方药和急救处理措施都是价廉易得、简便有效的。如黄芩、栀子、葱、姜、豆等多为易得之物，用牛奶、羊奶和大豆治疗脚气病方便有效，掐病人人中、捏虎口等急救措施简单易行。目的是使乡间的穷苦人遇到急病可按书中所写采方治疗，以供他们无钱求医或仓促间无医可求时急用。“肘后”为古人衣袖内的口袋，意为该书便于随身携带。《肘后备急方》堪称我国第一部临床急救手册。

《肘后备急方》的突出成就是对某些传染病的认识和处理颇具科学价值，达到了很高的水平。如所述“虏疮”（因在南阳俘虏中发现此疮，故名之），是世界上对天花的最早记录。而国外直到10世纪才由阿拉伯医生累塞斯最早描述天花病。书中对沙虱病的认识，也是世界上最早的。不仅详细记载了沙虱病的症状、发病地域、感染途径、预防方法及预后，而且观察到沙虱病的发生是由沙虱之一的红恙螨的幼虫所致，故又称“恙虫病”。而国外直至20世纪初才逐渐发现了沙虱病的病原体是“东方立克次氏体”。对于疯狗咬伤，该书提出的“杀所咬犬，取脑傅之，后不复发”是免疫疗法思想的萌芽，这种预防狂犬病的方法也属世界先例。直到19世纪初，微生物学奠基人法国科学家巴德（Louis Pasteur）才研究发现狂犬脑中有大量狂犬病毒，经分离培养，制成狂犬疫苗。此外，书中还有用青蒿治疗疟疾的记录。

葛洪的著作另有《抱朴子》（抱朴子是葛洪的自号）、《玉函方》等。

（二）我国第一部临床医学百科全书——孙思邈的《千金方》

孙思邈（581—682），京兆华原（陕西耀县孙家堰）人，自幼体弱多病，行医后经过自我调治，注重养生，身体日壮，最后活了101岁，成为我国历史上有明确文字记载的最长寿的医学家。传世巨著《千金方》（《千金要方》和《千金翼方》两书的总称）是其代表作。

孙思邈天资聪颖，精勤治学，通经史，知百家，精医学，并集儒、道、佛三教于一身。他于公元652年撰成《千金要方》，全书30卷，232门，名为“方书”，实际内容非常丰富，包括临证各科、诊断、针灸、食治、预防、卫生等各个方面。该书收集医方5 300多首，上至汉晋诸家，下至民间验方，集唐代以前医方之大成，对祖国方剂学贡献颇大。书中记载了许多特效方药，如米糠水煮粥治脚气病，动物肝治夜盲症，海藻、昆布治瘿瘰，瓜蒌治消渴病等。书中还特别记载了印度的医药知识。

孙思邈著《千金要方》后，仍感此书不足，于是又用30年行医之经验，于晚年作成《千金翼方》一书。该书30卷，除对《千金要方》进行补充外，另收载药物800余种，对采药时节、地道药材、干燥方法、保存方法等都作了相应描述。此书至今仍有进一步研究的价值。

《千金要方》和《千金翼方》是我国唐代最杰出的医药学著作，也是我国历史上第一部临床医学百科全书，宋代人称此书为“医经之宝”。此书不仅反映了当时的医药水平，而且对朝鲜和日本的医学也有深刻的影响。日本医学界誉《千金方》为“人类之至宝”，并有专门机构对其进行研究。

孙思邈堪称我国传统医德的集大成者，是一位功重万世、德著千秋的苍生大医。他撰著的《千金方》就是以“人命至重，有贵千金，一方济之，德逾于此”的意义而命名的。他主张“大医精诚”，所谓“精”就是要有精湛的医术；所谓“诚”就是要有高尚的医德，即仁爱的“大慈恻隐之心”、“好生之德”，廉洁正直，不追求名利，对病人要“普同一等”、“一心赴救”，不浮夸自吹、诋毁他人等。只有具备“精”和“诚”的医家，才是

“大医”，即高尚和优秀的医家。他认为医生要“心小、胆大、行方、智圆”。他还告诫医生要注意形象，在病家面前要举止检点，仪态端庄。孙思邈所强调的医德不仅在当时而且在现在都有积极的意义。

在中国的封建社会里，“学而优则仕”、“学为圣人”的观念深入人心，医生的地位是不高的，被视为与算命、看风水属同一职业范畴，称为“医卜星相”；医学被称为“方技”，医生被称为“医工”，属于“三教九流”的中九流。所以，要做到不贪权势、弃官从医、忠于医业是很不容易的。孙思邈不为功名利禄所动，曾多次拒绝隋唐皇帝请他做官的要求，潜心医药，隐居太白山上，在穷乡僻壤为民治病。传说他家中设有许多病床，对患有“恶疾”（麻风）的患者，也“莫不一一亲自抚养”，如同家里人一样。他亲手治疗的麻风病人有600多例，治愈60多人。

一千余年来，孙思邈一直受到人们的崇敬和纪念。后人尊称他为“药王”、“孙真人”，把他曾经隐居过的五台山称为“药王山”。在他的故乡有纪念他的祠堂，祠堂里有孙思邈和他父母的塑像。

（三）大型综合性医著——王焘的《外台秘要》

王焘（670—755），唐代郿（今陕西眉县）人，医药文献整理大师。出生于官僚世家，祖父王圭曾与房玄龄、李靖、魏征等人同辅朝政。其母为唐太宗李世民之女，王焘就是李世民的御外孙，因此他有机会掌管弘文馆（相当于国家图书馆）20余年。又因他“幼多疾病”，故爱好医学，曾师从名医，尽得所学。借掌管弘文馆之机，他阅读了千百卷医书，得其秘要。每读一书，均作摘录，并详细注明出处。经历20余年，终于在752年（天宝十一年）整理编写成《外台秘要》。该书之所以冠名“外台”，是因为王焘于天宝年中曾出守大宁。《外台秘要》总结了祖国医学8世纪以前的成就，是继孙思邈《千金要方》之后的又一部大型综合性医学著作。该书引用文献69家，2 802条。全书40卷，1 104门，载方6 000余首，先论后方，内容广泛，包括内科、外科、妇产科、小儿科、骨科、五官科、皮肤科、精神病以及人工急救护理等。由于该书所选书籍均详细注明书名卷，所以即使是一些逸书，也可在本书中觅见踪影，仅就保留史料而言，本书就有不可忽视的价值。我国唐代以后，也将此书选作教科书，认为“不观《外台》方，不读《千金》论，则医人所见不广，用药不神”，足见其重要地位。

四、药物学的成就

中医的药物称为“中药”，包括植物药、动物药、矿物药以及部分化学、生物制品类药物。因其以植物药居多，故又称为“本草”，“中药学”则称为“本草学”。

（一）药物知识的综合整理——陶弘景的《神农本草经集注》

陶弘景（452—536），字通明，自号华阳隐居，丹阳秣陵（今江苏南京）人。一生思想活跃，酷似葛洪，不过儒家思想不如葛洪浓厚，到了晚年又改信佛教，所以他是以道教为主、佛道合一论者。41岁隐居句容茅山，为当朝统治者出谋划策，故又有“山中宰相”之称。他学识渊博，对天文、数学、地理均有研究，对医术本草尤为精通，是综合整理中国药物的第一人。

陶弘景生活在南北朝这一政治动乱的历史时期，其前代本草学著作纷散杂乱，且《神农本草经》已经流传了四个世纪，其间新的药物不断增加，于是他决定对本草学著作进行彻底整理。《名医别录》是陶弘景根据魏晋以来本草著作整理而成的一部本草书，以后他又在《神农本草经》365种药物的基础上，加入《名医别录》中的药物365种，并加以注述整理，编集成《神农本草经集注》。全书七卷，收载药物730种，是继《神农本草经》之后对药物知识的综合整理。除对有关药物炮制、度量衡、剂型等进行考证、修订、总结外，该书的主要贡献是确定新的药物分类原则，打破药物三品分类法，按药物的自然属性，以玉石、草木、虫兽、果菜、米食、有名未用（即有些药物已经失传，只有药名，已不知其为何物）等分类，这是药物分类的一次革新与进步，后世一直沿用了一千多年。他还创立了“诸病通用药”的分类方法，按药物作用分为70类，如治风药有防风、防己、川芎等，治水药有大戟、泽泻等，这种分类方法便于临床应用时参考和检索，开后世按药物功用分类之先河。他还将药性分为八种：寒、微寒、大寒、平、温、微温、大温、大热。

《神农本草经集注》问世后影响很大，唐《新修本草》就是在此基础上进一步补充修订完成的。

陶弘景撰写《神农本草经集注》得到梁武帝的支持，使该书具有半官方的性质，因而有人认为我国第一部药典应为《神农本草经集注》。但由于本书在当时未经政府审查、颁布，没有法律的约束作用，所以这种观点未得到公认。

《神农本草经集注》原书早佚，其主要内容仍保存于《证类本草》等书中。

（二）我国第一部药典——《新修本草》

657年，唐高宗李治诏令苏敬等20多人集体编修“本草”，并下令全国郡县征集地道药材，要求按实物绘制成图，送至京城以备用。659年撰成《新修本草》，又称《唐本草》，这是我国由国家颁行的第一部药典，也是世界上最早的国家药典，比曾被认作世界上第一部药典的《纽伦堡药典》

（1542）要早800多年。本书被列为唐太医署医学生必读书目，713年日本也有此书的传抄本，并成为日本医学生的教科书。

《新修本草》图文并茂，内容丰富。全书共54卷，包括《本草》、《药图》、《图经》三部分，收载药物850种，将药物分为玉石、草、木、禽兽、虫鱼、果、菜、米谷、有名未用9类。正文部分详细论述药物的性味、产地、主治和用法，对古书未载者予以补充，错误者重加修订，还增加了一些进口药物，如安息香、龙脑香、胡椒、底野迦（阿片）等；药图部分根据药材实物所绘；图经部分除对图谱进行说明外，还收录了药物采集、炮制等内容。

（三）食治学的发展——孟诜的《食疗本草》

食治学即营养学，是研究用食物来培补虚损，恢复元气，增强机体抵抗力，以达到抵御疾病，维护健康，延长寿命目的的一门学科，也是我国传统养生学的一个重要组成部分。我国古代劳动人民很早就认识到饮食与疾病和健康的关系，探寻用食物治疗疾病的方法。如孔子在《论语》中就明确指出食物要精细，烹调要得当，进食要定时，不要吃变色变味、腐败的食物。孙思邈在《千金要方》第二十六卷中专门讨论饮食养生，是我国现存最早的食养专篇。他指出，食物不仅可以保养生命，而且可以治疗疾病，并提出少食多餐、食宜清淡、知饥即食等食养原则。唐代孟诜总结前人有关食疗知识经验，撰著《食疗本草》，并经门徒张鼎增补，全书3卷227条，为我国最早的食品营养学和食品治疗学的专著。

孟诜（621—713），汝州梁（河南临汝）人，曾举进士，官至光禄大夫等职。年轻时喜好医药，曾师从孙思邈，并传其术，后长于食疗和养生术。其所著《食疗本草》，内容丰富，大都切合实用，对凡可供食用又兼医疗效果之物，均予收录，包括瓜果、蔬菜、米谷、鸟兽、虫鱼及其加工制品。书中对于多数食品疗效的论述，至今仍有很高的实用和研究价值。对于某些食物的禁忌，如安石榴“多食损齿令黑”，砂糖“损牙齿”，河豚“有毒不可食之”等，至今仍是正确的。对于妊妇、产妇应该注意的饮食问题，也明确提出，如藕“凡产后诸忌，生冷物不食，唯藕不同生类也。为能散血之故”。对小儿的饮食要求，也较为重视，指出一些影响小儿发育，以及不适合小儿食用之品。并注意到食品因长久储存，陈腐败坏，或因加工时夹入杂质等，对人体产生的危害。

《食疗本草》的出现，把食疗研究向前推进了一步。惜此书早已亡佚，现仅存敦煌石窟中发现的残卷，但其内容仍散见于后世的综合性本草著作中。

（四）我国最早的制药学专著——雷敩的《雷公炮炙论》

中药的炮炙（宋以后也叫炮制）为中医特点之一，其作用有三：一是加工、洁净去除非入药部分；二是减轻或消除药物的毒性；三是增加药物的效力。《内经》中有关药物炮制的记载，《伤寒论》和《金匮要略》所用方药中也有不少注明需用炮制品。南朝刘宋时期（429—479）医学家雷敩（生平不详，与《内经·素问》中的雷公无关）总结前人药物炮制经验，整理编著成《雷公炮炙论》三卷，是我国最早的制药学专著。该书收录药物300种，论述了各种药物炮制方法，如蒸、煮、炒、炙、煨、煅等。其中一些处理生药的方法，如巴豆用麻油煮，大黄酒蒸，莨菪醋炙，茵陈、槟榔勿犯火，知母、没食子勿犯铁器等，可谓真知灼见。

《雷公炮炙论》对后世中药炮制的研究影响很大，可惜原书已散失，只有一篇自序流传下来，但书中的主要内容散见于后世的本草著作中。后世本草书中记载的炮制十七法，就是在此基础上发展起来的。

2006年我国已将中药炮制列入非物质文化遗产加以保护，以期中药炮制的知识和技术得到更好地继承、发扬和创新。

（五）服石、炼丹术和制药化学

服石和炼丹与养生求仙一样，是中医学发展史上的一股逆流。

所谓服石，是指服用一种石性药方，最常服用的矿物药有5种，即石钟乳、硫黄、白石英、紫石英、赤石脂，将之研成粉末作散剂服用，所以又称“五石散”。

服石起源很早，春秋战国时代就有，不过那时只是作为治疗的一种手段。到了两晋南北朝时期，情况大不相同，服石成为一种陋习，尤其是士大夫阶层以服石为能事，借此显示他们的高贵地位。由于服石风气盛行，由此引起的疾病也就大量出现，主要症状为发烧、烦躁、生大痈疽、全身溃烂、神志癫狂等，可见服石危害之烈。皇甫谧因服石成痹，追悔莫及。另据史书记载，许多帝王如晋哀帝、魏主明元帝、唐太宗等皆因服石而亡。

炼丹术是近代化学的先驱，和制药化学有密切关系。炼丹术（又称为炼金术）是在采矿和冶金技术（如冶铜术、冶铁术）的基础上发展起来的，专门用于炼制“仙丹灵药”。魏伯阳著《周易参同契》介绍了许多炼丹方法，是世界炼丹史上现存最早的文献。最著名的炼丹家葛洪所著《抱朴子》中的“金丹”、“仙药”、“黄白”三卷专论炼丹术，对金、汞、铅、砷等化学性质都有记载，并记载了不少烧丹、炼汞的详细实验及丹方。唐代已能炼制轻粉（治癣疥）、红升丹（拔毒封口）、白降丹（治疮疽），为皮科、疮科用药，至今仍是中医外科常用药物。但服丹可致中毒。雍正皇帝是个道教徒，信丹服丹，导致猝死，推测是水银中毒而亡。

炼丹的目的通常有两种：一是炼制仙丹，服丹成仙；二是变贱金属为贵金属，炼成黄金或白银发财。虽然目的荒诞，但在实践中“炼丹术”却产生了若干客观效应——建立了一些化学的基本原则；发现了许多对人类有用的物质和医用化合物，如酒精、硼砂、升汞、硝酸银等；设计并改进了许多实验操作方法，如蒸馏、升华、结晶、过滤等；大大丰富了药物制剂，促进了药物学的发展。

五、按摩学的兴盛

按摩古称“按蹻 ”或“案扤 ”，近代也称“推拿”，是医生通过按、摩、推、拿、揉等各种手法和按摩工具作用于穴位，以达到疏通经络、宣通气血、调和阴阳的目的。

按摩在我国起源很早。《黄帝内经》不仅列举了能用按摩治病的病证，而且对按摩的治疗效果也作了理论上的说明，使之成为一门学术。秦汉时期就出现了我国第一部按摩专著《黄帝岐伯按摩十卷》。

晋至隋唐，是按摩学发展的兴盛时代，按摩术不仅应用于临证治疗，而且扩大到养生保健方面。

两晋南北朝时期，随着佛教与道教的兴起，按摩术被纳入了玄学体系，成为健身、长寿的主要措施之一。

隋唐时期，按摩术在医疗上得到广泛应用，成为中医学的重要组成部分。《唐六典》认为，按摩可除“八疾”，即：风、寒、暑、湿、饥、饱、劳、逸。在太医署中设有按摩博士、按摩师、按摩工。与此同时，按摩术亦开始应用于肢体损伤的治疗。此一时期按摩学著作亦多，惜大多佚散。

六、医学教育的创始人——秦承祖

中医学的教育历来是师徒传授或家传父教，晋代以前无专门的医学教育机构之设。晋代则设有医官教习，这是中国医学教育事业的开端。官方设医学校培养医生于南北朝时始见端倪。天兴三年（400），北魏设“仙人博士宫，典煮炼百药”。北魏孝文帝太和中，还设有太医博士、太医助教。正规的医学校出现在5世纪中叶。南北朝时期刘宋元嘉二十年（443），太医令秦承祖（约生于5世纪）奏置医学，以广教授，于是政府开始设立专属的医学教育机构。秦承祖可谓中国医学教育的创始人，他精于方药，撰有《药方》、《本草》、《脉经》、《偃侧针灸》、《偃侧人经》、《明堂图》等书，作为教学用书。他还是较早绘制经络穴位图像的古代医学家之一。他创办医学教育机构，是为中国官方医学教育的创始人，对中国医学和医学教育产生了一定的影响。

七、太医署的设立

隋朝开始设立太医署，为全国最高医务行政机构和医学教育管理机构。唐代延续，并设有医学校，这是世界上最早的医学校，比欧洲最早的医学校——意大利萨勒诺医科学校的创立还要早200多年。

太医署的行政长官为“太医令”，另设“丞”为其助手，此外还设有“医监”及“医正”，协助令、丞管理行政及教学。

太医署规模宏大，设备充实，培养医药人才也有明确的方针和方法。太医署内设医科和药科。医科方面，分为四部（相当于现在的系），即医师、针师、按摩师和咒禁师。每一个部门都由博士担任教学工作。学生学习到一定阶段，就要举行考试，成绩优良者，批准为合格的医生。药科方面，设有府、史、掌固、主药、采药师、药园师、药童、药园生等，专门培养药学人才。该科尚附设有相当规模的药园（相当于现在的药用植物园），为药园生实习基地。

太医署医学校师生数量最多时达580多人，可知当时统治阶级对医学教育的高度重视。

从上可见，隋唐代的太医署是世界上最早的医务行政和医药教育机构，说明当时我国的医药科学也是走在世界最前列的。

八、中外医药的交流

隋唐时期，经济繁荣，文化兴盛，交通发达。唐朝都城长安是当时世界上最大的城市（人口100万，面积为现在西安的4倍），也是世界经济、文化中心之一。隋唐医学水平处于世界领先地位，使我国成为亚洲的医学中心，对外医药交流比以往任何时候都活跃频繁。我国的医药学大量传播到国外，同时也吸收了外国的医药知识，丰富了我国的医药学宝库，五代时期成书的《海外本草》就是以介绍海外传入我国的药物为主，代表了医药交流的趋势。

（一）中日医药交流

552年，中国赠给日本《针经》一套。562年，吴人知聪携《明堂图》及各种医书164卷到日本。608年，日本推古天皇派遣药师惠日、倭汉直福因等来中国学医，经16年学成回国。以后又有很多留学生来中国学习。通过这些活动，张仲景、葛洪、陶弘景、孙思邈、巢元方等中国医家的著作均已传入日本，使日本医学发生深刻变化，逐渐形成汉方医学体系。在明治维新引入西方医学之前，日本医学基本上是以汉方医学为主。

在中日医药交流中起重要作用的当属唐代扬州名僧鉴真。鉴真（688—763），本姓淳于，广陵（今江苏扬州）人，为唐代高僧，通医药，旁及文学、建筑和雕塑。长安元年（701），鉴真出家到扬州大云寺。当时扬州是中外交通之地，大云寺是施医送药的名寺，寺中高僧多通晓医术。707 年鉴真经洛阳到长安求学，学识大长，后回扬州，主持大云寺，讲律传法，威望很高，成为江淮间知名的受戒大师。天宝二年（743），接受日本僧人荣壑、普照的邀请，鉴真率弟子 10 人，东渡传律，历经十年、六次航海，于天宝十二年（753）才到达日本，时年已 66 岁。经太宰府、大阪等地，次年抵奈良，被邀入东大寺，讲经传律、为人治病。因治好光明皇太后之疾，获赠“大僧正”，更受日本人敬仰，尊他为“过海大师”、“医药始祖”。后于 763 年圆宿于日本奈良招提寺，终年 76 岁。他带到日本的奇效丸、丰心丹等药方，至今仍为日本人民所沿用。他曾著有《鉴真上人秘方》，已佚。鉴真将中国医药知识传授给日本，同时还把寺院建筑、佛像雕塑、壁画刻经、书法音律等各项技艺介绍给日本，并主持创建奈良“唐招提寺”，对日本文化产生很大影响。

（二）中朝医药交流

隋唐时期，中朝交往频繁，当时高丽、新罗的学生不断来我国留学。在频繁的交流中，中国医药学和医事制度渐被朝鲜人所接受，以至朝鲜有很多制度与中国类似。朝鲜仿效中国也设有医学博士，并以中国医书为教科书。唐政府于 769 年颁行的《广利方》，不久就由朝鲜使节专程带回朝鲜。朝鲜不但引入中国医学，还积极发展中国医学。

在中国医学传入朝鲜的同时，朝鲜医药知识和朝鲜药材，如人参、牛黄、昆布、白附子、元胡索等也陆续传入中国。如朝鲜治疗脚气的“高丽老师方”，早在唐显庆年间就已传入中国。723 年，唐政府颁行《广济方》，其中强调应用高丽昆布治膀胱结气者，反映了唐代医家对朝鲜药材的重视。

（三）中印医药交流

南北朝时期，六朝的皇帝都尊崇佛教，和印度常有往来。随着佛教的传入，印度医药知识夹杂在佛教中一同传入中国。629 年至 654 年间，唐朝僧人玄奘去印度取经，在他所著《大唐西域记》中收录了有关印度人饮食、卫生习惯和医疗用药的记载。许多僧侣都懂医术，除翻译佛经、接受印度佛学外，对印度的医书也进行翻译，不少翻译后的印度医书在中国流行，如《龙树论》、《婆罗门药方》等。印度眼科比较发达，来中国的印度医生以眼科医生居多。有的印度医生还在中国开业。穿颅术和出血疗法的关系也是受了印度医术的影响。隋唐时期有很多印度药物作为贡品传入我国，如郁金香、菩提树、龙脑香等。另外，天竺国（印度）按摩法、印度医学“四大说”在我国唐代著作《外台秘要》、《千金方》中都有记载。可见当时印度医药对中国医学影响很深，并对中国医学起了促进作用。

隋唐时期中印医学交流，虽然以印度医学影响中国医学为主，但中国医学也被印度所接受。我国有较多药物输入印度，如人参、当归、茯苓、远志、麻黄、细辛等，被印度人誉为“神州上药”。玄奘在印度度过了20多个春秋，向印度人介绍了中国医学的丰富内容和医疗特点，并常用中医药为印度人治病。

（四）中阿医药交流

8世纪中期，阿拉伯帝国的势力范围达到中国西部边境，故与中国往来较多。中国的药物（如肉桂、生姜、芦荟、樟脑等）、脉学、麻醉法、炼丹术多次经西汉张骞开辟的“丝绸之路”传入阿拉伯，又经阿拉伯传入西方，对世界医学及制药化学的发展作出了贡献。

阿拉伯医学在公元8世纪至13世纪相当兴盛，其特点就是融合埃及、印度、中国、希腊和罗马等国的医学，而成为今日欧洲医学的基础。阿拉伯著名医学家阿维森纳的名著《医典》是隋唐时期中阿医药交流的一次总结，其中吸收了许多中国医学的内容，如本草、脉学、炼丹术等。从阿维森纳及其《医典》看，中国医学对阿拉伯医学乃至世界医学的成长所发挥的历史作用，实有重新评价之必要。

这一时期，阿拉伯的一些药物如乳香、没药、血竭、丁香、苏合香、龙脑香、阿芙蓉等也传入中国，对丰富和发展中国药物学作出了较大的贡献。一些阿拉伯药商曾在中国经营药店，带来了阿拉伯药方。唐末五代著名的诗人兼药学家李珣的祖先是波斯人，他所撰写的《海药本草》，基本上就是一部记述和总结波斯等国传入中国的药物之专著。

第十三章　中国医学的全面发展（宋、金、元时期）

（960—1368）

一、社会背景

960年，陈桥兵变，赵匡胤“黄袍加身”，代周自立，建立宋朝，定都汴梁（今开封），史称“北宋”，结束了五代十国的分裂局面。

在北宋和辽的统治日趋腐败时，女真族在长白山一带崛起。1115年，女真族首领完颜阿骨打在北方建立金国。1125年，金与北宋联合灭辽。1127年，金国攻宋，掳去徽、钦二宗（史称“靖康之耻”），占据了黄河流域，迫使宋王朝迁都临安（今杭州），史称“南宋”。从此形成南宋北金百余年的南北对峙局面。

1234年，北方的蒙古族与南宋联合灭金，占领了中国北部地区，与南宋对峙了46年。1279年再灭南宋，建立元朝。元代初年，疆土扩拓，横跨亚、欧两洲，成为世界史上空前未有的大帝国。

宋、金、元时期促进医学发展的因素：①宋代经济发展，北宋京城汴梁人口多达100万，是当时世界上最大的城市；南宋京城临安也发展到100万人，是当时世界上最繁华的城市。②宋代科技进步，出现了三大发明（火药、罗盘针、胶泥活版印刷术）。尤其是活版印刷术的发明和造纸技术的改进，有力地促进了医学著作的刊行和普及。③宋代理学盛行，推动了学术研究的风气，也促进了医学理论的发展。④宋政府重视医学事业，将中医学研究和整理推向高潮。⑤金元时代战争频繁，疾病流行。尤其是元代将士能征善战，他们征战多骑马，因此骨折、战伤者甚多，客观上促进了外科和骨伤科的发展。

二、医药事业的管理与改革

（一）成立校正医书局

唐代时印刷术虽已发明并用于佛经、佛像等的印制，但医学书籍仍靠传抄书写。宋代时由于活版印刷术的发明和造纸技术的发达，改变了医学书籍靠手抄本流传的落后局面。又由于宋政府特别重视对历代医学书籍的整理，从全国各地征集到大批医学古典书籍，而其中很多书籍由于千百年传抄，以及战火、虫蛀、脱简等原因，已经散乱或残缺不全，迫切需要对医药古籍进行一次系统的校勘和整理。1028 年，宋政府责令晁守悫、王举正等人对征集到的医方、医书进行校订和整理。嘉祐二年（1057），宋政府下令正式在京城设立“校正医书局”，隶属于翰林医官院，命掌禹锡等四人并为校正医书局官，先后命韩琦、范仲淹为校正医书局提举，并将一大批精于医药的医学家调集校正医书局。校正医书局由林亿、高保衡等负责对历代重要医籍进行收集、整理、考证、校勘。

经过 10 年（1068—1077）的努力，校正医书局终于完成了《素问》、《伤寒论》、《金匮要略》、《金匮玉函经》、《黄帝三部针灸甲乙经》、《脉经》、《诸病源候论》、《千金要方》、《千金翼方》、《外台秘要》10 部宋代以前最有代表性的医学巨著的系统校正和印行。这是一个巨大的贡献，使许多濒于亡佚的古典医籍保存下来，对促进医学的发展起了重大作用。几千年来，学习中医和研究中医，莫不以这十部医著为重要参考书。

设立“校正医书局”是我国医学史上的创举。宋代医书出版数量之多、质量之高、规模之大，是前所未有的。

（二）设立国家药局

宋政府除设置“御药院”、“尚药院”、“典药院”等专为皇室服务外，同时对全国的药品生产、流通、销售、使用、管理也十分重视。按照王安石的《市易法》的规定，药品制造与贸易由国家统一管理，在开封设立了太医局“卖药所”（向百姓出售药品），另设“修合药所”二处（负责药物的炮炙与加工），一般是药物经修合药所加工后由卖药所出售。“修合药所”与“卖药所”是我国最早的官办药厂与药房。后来“卖药所”和“修合药所”发展为“太平惠民和剂局”。1107 年开始由政府组织编修并颁布的药局方书《太平惠民和剂局方》，为统一配方制剂、推广成药、普及医药知识发挥了重要作用。太平惠民和剂局出售的药品上的“和剂局印”，是我国最早的药品商标法定化的标记。1130 年，南宋也设“和剂局”，全国各省均效仿成立药局。

南宋的官药局，在初期确实向人民提供了不少方便。由于卖药所的建立直接受王安石变法的影响，所以它所出售的药品不仅质量高，而且价格比私商便宜，颇受群众欢迎。疾病流行期间，常免费供应药物，这在世界医药史上是前所未有的。由于政府控制药物的生产与销售，纠正了药商投机造成的某些弊病。然而随着宋政府的腐败，官药局官商勾结，营私舞弊，药品质量低劣，以假充真，使得原来的福利机构变成了官吏贪污、投机发财的场所。人民气愤地把“惠民局”称作“惠官局”，把“和剂局”称作“和吏局”。

到了元代，版图空前扩大，占领欧、亚两洲大部分，很多西人居住在都城北京。为应需要，元政府设立“广惠司”。该司以阿拉伯医生治病，专用回回药物。1292年，在北京和多伦各设“回回药物院”一所，专卖阿拉伯药。13世纪时，阿拉伯医学是西方医学的代表，因此，与阿拉伯医学的交流对于沟通东西方医学具有重要意义。

（三）改设太医局

中医学的医学教育，历来是师徒传授、家传父教。正规的医学校出现于5世纪中叶。南北朝时期刘宋元嘉二十年，开始设置教育机构，至隋朝开始设太医署，为管理医学教育的正式机构，唐代延续。宋代王安石变法后，中央改设“太医局”，内设提举（相当于校长）、判局（相当于副校长，必须由医学家充任）和教授，主管医学教育。王安石对医学有相当的研究，因此，在医学教育方面提出了不少改革措施。

宋政府还按等级任命医官，使很多儒士看到了通过学医登上仕途的希望，所以宋代儒士多从事医学。宋代名儒范仲淹也说，不为良相，即为良医。范仲淹和众多名儒的选择使中医药和医生的地位得以提高。宋代以前，“太夫”、“郎中”都是一般官吏的官名，从宋代开始才把医官放到大夫官阶下，也正是从那时开始才把医生统称为“太夫”、“郎中”。

宋政府对医学人才的选拔培养比较重视，医学教育规模比唐代更大，医学分科比唐代更细，从原来的四科（医师、针师、按摩师、咒禁师）发展到九科，即：大方脉科（内科）、小方脉科（儿科）、风科、眼科、疮肿折疡科、产科、口齿咽喉科、针灸科、金疮书禁科。学生既学专业理论，又参加临床实践，并有一套严格的考试制度。

太医局作为医学教育的主管机构，附设有医学校和药学校，作为培养医学人才的最高机构。宋代元丰年间（1078—1085），太医局学生分九科学习，名额300人，其分科和学生名额分配，如下表。

太医局学生的分科和名额分配

科　目	人　数
大方脉科	120
小方脉科	20
风　科	80
眼　科	20
疮肿折疡科	20
产　科	10
口齿咽喉科	10
针灸科	10
金疮书禁科	10
合　计	300

到元代，医事制度沿袭宋制，设太医院（明、清亦然）。但分科方面，由九科扩大到十三科，即大方脉科、杂医科、小方脉科、风科、产科、眼科、口齿科、咽喉科、正骨科、金疮肿科、针灸科、祝由（巫术）科、禁科。这是我国医学史上分科最多的时代。各州县也设立医学校，规定三年考试一次，及格者可参加中央省试，录取后可充当医官。

三、医学各科的成就

（一）病因学

早在周秦时代，《内经·素问》中就有关于病因学的记载，如饮食不节、气候改变、感情异常，所谓六淫感于外，七情受于内，以及饮食失时，足以致病。汉代以后，则用阴阳五行学说来解释病因，如邪气可分为阴邪和阳邪，寒、湿为阴邪；风、暑、燥、火（热）为阳邪。随着外国医药的输入，道教、佛教学说的渗透，使有关病因的解释更为混乱。

宋代陈言（字无择）著《三因极一病症方论》十八卷（1174），将各种疾病的原因分为三类，即：内因七情——喜、怒、忧、思、悲、恐、惊；外因六淫——风、寒、暑、湿、燥、热；不内外因——饮食饥饱、虫兽所伤、中毒金疮、跌损压溺等。这种分类方法较为全面具体地概括了致病因素，更符合临床实践，充实和提高了中医病因学，是当时病因学的一个进步。

（二）人体解剖学

早在《内经》中已有关于人体解剖的记载，汉代王莽曾令太医对罪犯尸体进行过解剖，晋代《黄帝三部针灸甲乙经》和唐代《千金要方》中也有一些关于解剖的描述。但人体解剖学长期发展缓慢，宋代以前所传的人体解剖学有说无图，且没有专书。宋代的人体解剖学有了进一步发展，主要标志是出现了两部尸体解剖的图谱，其一是吴简的《欧希范五脏图》，其二是杨介的《存真图》。

1. 吴简的《欧希范五脏图》

宋仁宗庆历年间（1041—1048），广西起义领袖欧希范等56人被统治阶级诱杀。行刑时，州吏吴简命医生与画工剖腹探索，绘制成图谱。该图谱对于脏腑的位置及其比邻关系的反映基本上是正确的。其中尚有一些关于病理问题的可贵论述。

2. 杨介的《存真图》

杨介，字吉老，泗州人，以医术闻名四方。他所校对整理的《存真图》绘录了宋徽宗崇宁年间（1102—1106）被杀的起义人民，书中对胸腔、消化、泌尿、生殖系统及内脏、血液都有论述。杨介图绘于吴简图之后50余年，比吴简图更为精确详细，对医学有着卓越的贡献。

宋代的两部解剖图都没有流传下来，其全貌不得而知，但其部分内容保留于后世的医学文献中。

（三）法医学

早在战国末期，我国已有验伤制度及法医检查。汉唐间已积累了一定的法医经验。特别是到了唐代，已经出现了我国最早的具有法医学性质的专著《疑狱集》。书中记述的脍炙人口的故事“张举烧猪”，是鉴别生前烧和死后烧的科学方法，也是我国法医学史上第一次法医动物试验的生动描述。到了宋代，宋政府制定了一系列有关法医检验制度，并出现了一些有关法医的著述。宋慈的《洗冤集录》（1247）既是我国也是世界上最早的、较系统的法医学专著，比欧洲最早的法医学著作要早350多年。

宋慈（1186—1249），字惠父，南宋时福建建阳县人，曾做过数任高级刑法官。他根据历代法医知识和执法检验经验，著成《洗冤集录》5卷。内容共53项，比较全面地记载了人体解剖、四季的尸体变动、尸体检验、现场检验、某些机械性死伤原因的鉴定，列举了用以自杀或他杀的药物，以及急救、解毒等方法，涉及解剖、生理、病理、药理、毒理、外科、骨科、检验学等多方面的知识，也包括了现代法医检验所需的基础知识。因该书是当时法医成就的总结，内容丰富，切合实际，自13世纪问世以来，沿用了600多年，后世法医书籍也大致据此编写。该书出版后，引起了世界各国的重视，很快被译成朝、日、英、俄、德、法、荷兰等国文字。600多年来，该书一直成为各国法医审理案件的重要参考书，对世界法医学的发展作出了重要贡献。美籍华裔法医学专家李昌钰认为法医学发展至今所循的路径是：《洗冤集录》→指纹学→测谎→DNA检测。

（四）外科和骨科学

辨证施治初时主要应用于内科，后来才逐渐推广至外、妇、儿等科。宋代时，辨证施治进一步用于外科治疗，提出“内消”和“托里”等原则，强调外科病也要内治（外病内治），使外科对于痈、疽、疮、疡的处理更加重视局部与整体的关系。治疗手段也趋于完备，有了刀、针、钩、镊等手术器械。

宋元时期，外伤科正式独立发展，陆续出现了一些外科专著，如李迅的《集验背疽方》、齐德之的《外科精义》、陈自明的《外科精要》。尤其是《外科精要》，对辨证论治痈疽较为全面，反映了当时外科的新成就，标志着外伤科之称的明确形成，是当时影响较大的外科著作。

我国古代对肿瘤的病因及防治积累了很多合乎科学的知识和经验。“癌”

字最早见于宋代东轩居士《卫济宝书》（1170）中，“癌”字是该书首创字。南宋杨士瀛（号仁斋）的《仁斋直指方论》（1264）最早叙述了癌症的特征。

“战争为外科之母”。元代骑兵征战造成外伤、骨折、脱臼者很多，急需治疗，客观上促进了骨伤科的发展。为此，元代太医院设立了正骨兼金镞科。骨科学家危亦林的《世医得效方》（1337），19卷，是现存记述骨科最详细的著作，记述了四肢骨折及脱臼、脊椎骨折、跌打损伤、箭伤及整复法，介绍了多种治疗手法和器械。特别是对脊椎骨折，第一次应用悬吊复位法，这是伤科史上的创举。对手术中曲针的使用，堪称伤科史上的重要发明。对麻醉法的记述，是我国较早的记录全身麻醉法的文献。

（五）妇产科学

宋代已积累了较丰富的妇产科经验和理论，已发展成为独立的专科，太医局设立了妇产科。同时，出现了一批妇产科专著，代表著作有杨子建的《十产论》（1098）和陈自明的《妇人大全良方》，尤以后者影响最大。

《十产论》一书详述了横产（肩产式）、倒产（足产式）、坐产（臂产式）、碍产（脐带绊肩）等各种难产形式和助产方法。书中记载的“转胎手法”是妇产医学史上关于异常胎位转位术的最早记载。

《妇人大全良方》一书共24卷，29门。前3门为妇科，讨论正常月经和月经病，一般妇科常见病和不孕症，从调经、众疾、求嗣3门对妇科学的医、诊、治、方诸方面进行较全面的总结。后6门为产科，对胎儿形成、发育、孕期疾病、分娩、难产、产后护理及治疗、妊娠用药禁忌等均有较详细的叙述。

（六）儿科学

祖国医学的小儿科，在宋代已有相当发展，较之同一时代（10世纪）的阿拉伯医学要进步得多。这一时期，儿科名医辈出，如钱乙及其学生阎孝忠等都是闻名于世的。钱乙（1032—1113），字仲阳，今山东郓城县人，专精儿科40年，积累了丰富的经验。他在唐代《颅囟经》的基础上加以发展，成为11世纪的儿科圣手。他曾治愈长公主和皇子的病，先后被授为翰林医学赐徘和太医丞。他的《小儿药证直诀》一书，使我国儿科学发展到了一个新高度。

《小儿药证直诀》是由钱乙的学生阎孝忠根据老师40年的临床经验，将其理论、医案、验方加以整理总结而成。全书共3卷，上卷为方证，中卷为研治病例，下卷为方。

《小儿药证直诀》一书强调小儿的生理特点是“脏腑柔弱”、“成而未全，全而未壮”；病理特点是“易虚易实，易寒易热”；总结出以五脏为纲的儿科辨证方法；创制了不少新方，如升麻葛根汤、导赤散、泻白散、异功散等，都是后世医家常用方剂。至于护理方面，钱乙认为初生儿衣服不可穿得太暖，喂食也不可太饱，这与民间“若要小儿安，须有几分饥和寒”的说法是一致的。书中还记载了天花、麻疹、水痘的鉴别方法，这些经验都是十分宝贵的。

（七）针灸学

11 世纪 30 年代，是宋朝的全盛时期。由于医学教育的发展，教学方法的改进，使针灸学成为一门重要的医学课程。但当时流传的有关针灸书籍，由于彼此传抄，造成经络腧穴的部位十分混乱。宋仁宗（赵祯）天圣初年（1023）诏令翰林院医官、尚药奉御王惟一，考次针灸法，铸造针灸铜人，作为针灸之准则。

王惟一（约 987—1067），又名惟德，对针灸理论、技术颇有研究。他奉诏之后，进一步对人体解剖、腧穴位置、经络走行、针灸主治等进行研究，撰成《铜人腧穴针灸图经》3 卷。天圣五年（1027），王惟一又主持设计铸造针灸铜人模型两具，名为“针灸腧穴铜人”。铜人为青铜所铸端正直立的青年男子裸体像，体内脏腑亦用铜铸，膈膜和脉络刻得清清楚楚。在铜人表面，刻着 657 个孔穴，每个孔穴之旁用金字标明穴名，可以按穴论病、按穴教学。铜人是我国最早而且最珍贵的针灸教学模型，平时起着穴位规范化的作用，教学时又是学生学习的依据。据记载，考试针灸科学生时，在铜人体表涂蜡以覆盖穴位、经络，诸孔穴也被黄蜡堵塞，再向体腔内注入水银。令考生针刺，若取穴有误，则针不能入；如果取穴正确，则针从孔穴刺入体腔内，拔针后水银即可从孔穴处流出。其设计之精巧，世上罕见，是为世界医学教育史上的创举，长期为国内外医学界所重视。因国宝针灸铜人价值连城，1128 年宋金议和时，金人还要求索取铜人一具作为议和条件之一。

（八）养生学

养生保健，祛病益寿是中医史上长期探讨的课题。中国古代学者如孔子、老子、庄子等，几乎无不关注养性、养生。自先秦至汉唐时期，经过历代医学家的研究和提倡，养生学由萌芽而渐渐发展，并在精神养生、四时养生、起居养生、运动养生、按摩养生、气功养生、饮食养生、药物养生、老年养生、房事养生等方面取得了令人瞩目的成就。同时，涌现了华佗、嵇康、葛洪、孙思邈等很有造诣的养生学家。但在另一方面，也出现了秦始皇、汉武帝等梦寐以求长生不老以及魏晋唐君主和士大夫食丹、服石等荒诞怪异的养生术。

宋元时期，养生术得到了长足的发展，先后产生了陈直、邹铉、邱处机、朱震亨等著名的养生学家，并有《养老奉亲书》、《摄生消息论》、《保生要录》、《泰定养生主论》等养生专著的问世。这些养生学家和养生专著，大大丰富和发展了前人的养生法则和古人的养生术。其中尤以宋代陈直的《养老奉亲书》影响最大。这是一部关于老年病学的专著，内容主要包括老年病病机及老年病食疗。陈直指出，饮食应少量多餐，食物宜温热熟软，而忌粘硬生冷，以免损伤脾胃。他极力主张喝牛奶，认为牛奶性味平和，能补血脉、益心气、长肌肉。他认为食疗治病，优于药物疗法；如果食疗不愈，再考虑用药物治疗。

四、本草学与方剂学的发展

（一）从《开宝重定本草》至《经史证类备急本草》的修订

北宋统治者重视医药，从开宝六年（973）起的180多年里，多次由国家组织本草修订工作。同时，由于医药的普及与印刷的便利，私人本草著作也很多，使得宋代本草学著作有显著发展。

宋太祖开宝七年（974），诏命刘翰、马志、李昉等，取《唐本草》详加校正，又取《本草拾遗》、唐李含光《本草音义》诸书互相参照，编成《开宝重定本草》一书。该书20卷，增药133种，载药983种，并纠正了不少过去的错误。这部《开宝重定本草》以雕版颁行，第一次将朱字刻为白文、墨字刻为黑文，使原来的朱墨之分变为黑白之分。这是第一次国家药典的修订。

宋仁宗嘉祐二年（1057）设立校正医书局，诏命掌禹锡、林亿、苏颂、张洞等人担任校勘工作，对《开宝重定本草》加以校正，辑录名家本草之说，为之注解，又补入药品82种、新定17种，总计载药1 082种，名为《嘉祐补注本草》，于1061年刊行。同时又诏全国各郡县，将本地所产药物，照实详细绘图进上，经苏颂诠次编辑成册，名为《本草图经》，共21卷，于1062年刊行，与《嘉祐补注本草》同时流行于世。

以上都是由国家组织集体编撰的本草。而私人本草著作中最重要者为唐慎微的《经史证类备急本草》（简称《证类本草》）。

唐慎微（1056—1093），字审元，原籍四川重庆，后迁居成都，世医家庭出身。言行朴实，其貌不扬，但才思敏捷。其所撰《证类本草》成书于1082年，全书共31卷，以《嘉祐补注本草》及《本草图经》合而为一，补入药物628种，总计载药1 746种。该书60余万字，采古今医书验方以及经史百家、佛典道教247部，凡与药物有关者，皆网罗在内，附于各药之后，成为我国空前的一部本草巨著，在中国药学史上占有重要地位。该书完成之后，几次由官府修订，作为国家药典颁布。宋徽宗徽大观二年（1108），集贤学士孙觌及艾晟为之镂版印行，并附入当代陈承的《重广补注神农本草图经》，更名为《大观经史证类备急本草》（简称《大观本草》）。政和六年（1116），朝廷命医官曹孝忠领衔修订《大观本草》，改名为《政和新修经史证类备用本草》（简称《政和本草》），成为国家的正式药典。南宋初，宋高宗赵构诏命医官王继先再次校订《政和本草》，于绍兴二十九年（1159）校订完毕，定名为《绍兴校定经史证类备急本草》（简称《绍兴本草》）。

《证类本草》一书虽几经校订，几次易名，但其基本内容均未改变。明代著名医药学家李时珍的《本草纲目》即以此为蓝本，并给此书予高度评价："使诸家本草及各药单方，重之千古，不致沦没者，皆其功也。"

（二）方书的编撰

两晋南北朝时期的医学，以方书大量出现为特点，其中颇多个人之心得体会。至唐代的《千金方》和《外台秘要》，可说是集方书之大成。到了宋代这种趋势仍在发展，但大型方书的编纂工作已非个人能力所及。由于宋政府的重视和支持，得以官办形式组织学有专长的医家来完成这项工作。其中《太平圣惠方》、《和剂局方》、《圣济总录》，反映了宋代在医方整理和研究方面的巨大成就。

1.《太平圣惠方》

《太平圣惠方》是北宋政府令尚药奉御王怀隐等集体编著的第一部大型方书，于淳化三年（992）成书，历时 14 年。全书 100 卷，分 1 670 门，录方 16 834 首，内容十分丰富。书中按类分述各科病症，包括病因、病理、治疗方法、方剂适应症、药物用量等，并最早载述"内消"和"托里"的治疗原则，是一部具有理、法、方、药完整体系的医方著作，既继承了前代的医药成果，又反映了当代的医疗水平，是宋以前最大的方书。1046 年，何希德选其精要、实用的方剂 6 000 余首，编成《圣惠选方》。该书流传广泛，并作为教科书达数百年之久。现有一部手抄本存于北京大学医学部图书馆内。

2.《和剂局方》

《和剂局方》是宋代由政府创办的专营药物买卖的"和剂局"配制成药的处方集，经过多次增补，内容日益丰富。1151 年，该书改称《太平惠民和剂局方》，颁行全国，成为我国也是世界上最早的国家药局的成药处方集。全书 10 卷，载方 788 首，每方除介绍药物组成和主治病症以外，对药物炮炙和药剂配制方法都做了详细介绍。

3.《圣济总录》

《圣济总录》也是由宋政府组织集体编辑的，于 1118 年成书，历时 7

年。该书与《太平圣惠方》性质相似，唯其规模更大，集宋以前医方之大成。全书共200卷，分60门，载方约2万首，几乎将汉以后、宋以前的医方收罗无遗。书中每门之下分列若干证，每证之首，先论病因病理，次述治法方药，囊括内、外、妇、儿、五官、针灸、正骨等13科，内容颇为丰富，对宋代盛行的医学理论——运气学说，也做了系统论述。

五、运气学说的盛行

运气学说，是以所谓“五运六气”预测疾病发展和轻重的一种学说，很像阿拉伯人的占星术。究竟起于何时，现已无法考证，唐代王冰注《素问》时已有运气说，到宋代时有所发展。

运气学说的基本内容是将纪年所用的天干十位（甲乙丙丁戊己庚辛壬癸）、地支十二位（子丑寅卯辰巳午未申酉戌亥）和五运（金木水火土五行的运行）、六气（风寒暑温燥火）联系起来，根据纪年（年号纪年）的干支推定岁气，更由岁气推定某年的某气盛，易得何种疾病，并且定以施治的原则与方法。例如甲子年多雨水，肾主水，因而人多肾病。60年皆可按干支如此类推。诚然，疾病的发生与治疗，均与环境、气候、时间有关，中医学很早就已注意到这点，但宋代运气学说盛行，强调由纪年推定岁气，过分乃至绝对强调环境、气候、时间在疾病发生、发展和治疗上的作用，忽视了人的抵抗力和主观能动性，使朴素唯物的阴阳五行学说蒙上了浓厚的唯心主义色彩，走上了宿命论的歧途。

然而，运气学说对中医理论的影响，并不在于上述学说本身，而主要是通过医学实践，即抽取这种学说中的某些部分另加发挥，从而促进中医理论的发展。如运气学说中强调六气致病，后世扬弃它凭借干支推断某年某气盛的不合理成分，仅从六气与疾病的关系加以发挥，从而发展为六淫致病学说。

六、医学流派的出现——金元四家争鸣

中国医学在唐宋以前并没有什么流派。宋金元时期，战乱不断，疾病流行，病种变异，医家仍惯用局方成药治病，出现了“古方新病不相能”的状况，“旧方不能治新病”、“师古而不泥古”的呼声日高，迫使医家去探索新方法，提出新理论，在不同程度上表现出革新精神。因此，形成了“河间学派”和“易水学派”，出现了“金元四家”的学术争鸣，从而活跃了当时的学术气氛，改变了“泥古不化”的状况，丰富了中国医学的内容。它标志着我国医学学术思想已发展到一个新阶段，对国内外都产生了相当影响。同时，“金元四家”不慕名利，精究方术，勇于创新的高尚境界，成为后世的医德楷模。

（一）寒凉派的代表——刘完素

刘完素（1110—1200），字守真，金代河北河间人，为“河间学派”的创始人。当时我国北方热性病流行，他提出“火热论”的病因学说，认为病因以火热为多；并对火热病提出“降心火，益肾水”、“热病只能作热治，不能从寒医”的治疗原则。主张多用寒凉药物，突破了旧法，提高了疗效，对后世治疗热性病颇有启发，他遂成为温热学派的先导。他注重辨证施治，注意鉴别疾病的本质与假象。他对运气学说也很有研究，认为运气分主四时，但有常有变，反对机械套用，并批判了运气学说的宿命论观点。他颇有民族气节，三次拒绝金章宋完颜璟的重金招聘，拒不为官，长期行医民间，在群众中享有崇高威信。他过世后，当地人民非常怀念他，为他树碑立庙。在他的故里，有他的坟墓和刘爷庙。700 多年来，人们一直供奉着，香火不断。

（二）攻下派的代表——张从正

张从正（1156—1228），字子和，金代睢州考城（今河南兰考县）人。他认为疾病原因或外来或内在皆为邪气，主张治疗原则以攻病除邪为首要，邪去则正安，提出“汗、吐、下”攻病三法，并扩大了三法的含义与临床应用范围。他虽善于攻下，并非无补，而是先攻后补，寓补于攻。他反对唯人参、黄芪是补的论点，认为凡有助五脏的，均可谓之补；促使病人进食，才是真补之道，补药只能起辅助作用。他还特别注重疾病的精神心理因素，对后世有很大的影响，成为后来心理治疗的先驱。

（三）补土派的代表——李杲

李杲（1180—1251），字明之，号东垣，金代真定（今河北省正定县）人。他捐千金拜张元素为师，成为“易水学派”的第一代嫡传弟子。他主张疾病不只是外邪而致，饮食不节、起居不时、辛劳过度、精神刺激均能使人致内伤病，故倡“内伤学说”，强调脾胃对人体生理活动的重要性，提出“内伤脾胃，百病由生”的主张。他认为补益脾胃是治病之要，治疗多采用补益脾胃、升举中气的方法。他创制了补中益气汤和升阳散火汤。

（四）滋阴派的代表——朱震亨

朱震亨（1281—1358），字彦修，别号丹溪（因居住于丹溪之边），元代婺州义乌（今浙江省义乌县）人，为元代医家宗师。他根据大自然的天阳大于地阴，认为人体也是“阳常有余，阴常不足”，提倡治疗上着重养阴。这是对刘完素火热学说和李杲补土学说的进一步发展，可谓集河间、易水两学派的精髓。他根据《内经》论证了人体相火的两重性，即有常有变。认为相火之常，属生理，“人非此火不能有生”；相火之变为病理，危害甚大，正所谓“相火妄动”，“煎熬真阴”。他认为体内的相火最易因情欲色欲过盛而妄动，为避免相火妄动，“保养金水两脏”十分重要，宜“收心养心”，节制“殉情纵欲”等，以保养“阴分”。临床上善用“滋阴降火”之法，并创制了滋阴降火之剂。

七、“易水学派”的创始人——张元素

张元素（1151—1234），字洁古，金代易水（今河北易县）人。30岁时开始攻读医学，由于他刻苦钻研，学验俱丰，著述繁多，现传世之作有《医学启源》、《珍珠囊》、《脏腑标本药式》等。张元素与刘完素是同时代人，但医名不及刘完素，后因治愈刘完素的伤寒而名声大振，两人的交往也日渐亲密。一般医学史上虽未把他列入“金元四家”，但他的贡献实际上并不小于“金元四家”。

张元素治病不用古方，自为家法，以善制新方和化裁古方而闻名。他对当时用伤寒方治疗热性病效果不佳提出批评，认为“运气不齐，古今异轨，古方今病，不相能也”，抨击了当时医界“按证索方”的风气。

在诊断上，张元素重视脏腑辨证；在治疗上，重视温补疗法。他制订了“脏腑标本虚实寒热用药式”，对脏腑的辨证用药都按温凉补泻加以归纳。由于他重视调理脾胃的治疗方法而自成一派，史称“易水学派”；他与他的两名弟子李杲、王好古被称为“易水学派三名医”。

在遣方用药上，张元素重视药物气味，制方以药物气味与病机相协调为准则。他还提出了“药物归经说”和“引经报使说”。关于十二经诸种药物的论述，在他的著作中随处可见。“归经”和“引经”既相联系又相区别。“归经”是指某药入某经，对治疗该经之病效果显著；“引经”也是指某药入某经，但主要作用是引其他药入该经，起向导的作用。恰当运用归经和引经的药物，做到药性有专司，制方有专主，就能提高疗效。从张元素开始，“药物归经”和“引经报使”之说，规范成为中医学临床用药的原则之一。

第十四章　中国医学的进一步发展（明、清初中时期）

（1368—1840）

一、社会背景

元朝末年，政治腐败，剥削苛重，加上天灾人祸，社会动荡不安，阶级矛盾与民族矛盾进一步激化，终于爆发了红巾军大起义，推翻了蒙古贵族的统治。1368 年，朱元璋在应天（今江苏南京）称帝，定国号为明，年号为洪武。

明朝的社会经济在洪武年间就达到了历史最高水平，明成祖（年号永乐）时期，明帝国达到了全盛，当时中国的生产总量占了全世界的30%，是当时的超强大国。

明初农业生产的恢复和发展，促进了商业的繁荣和手工业的进步，使明中期的南方出现了一些新兴商业城市和规模巨大的作坊，产生了雇佣与被雇佣的资本主义生产关系的萌芽。

明代造船业发展，海外交通发达，对外贸易和文化医药的交流十分活跃。郑和七次下西洋，历时 28 年，到达 30 多个亚非国家，曾带去中国的大黄、茯苓、生姜、肉桂等药材，也带回了亚非各国特有的珍贵药材。

明朝的科学与文化有很大的进步，发明和著作很多。如工学方面有宋应星的《天工开物》，农学方面有徐光启的《农政全书》，自然科学方面有方以智的《物理小识》等。我国“四大古典名著”就有三部（《三国演义》、《水浒传》、《西游记》）出现在明朝。医药学方面则有李时珍的《本草纲目》、徐春甫的《古今医统大全》、吴有性的《瘟疫论》等。

明朝后期，正值欧洲“文艺复兴”。西方传教士先后来华，带来欧洲新兴的科学知识，包括天文、医学等。

明朝末年，封建剥削压迫加重，天灾频繁，疫病猖獗，人民濒于绝境，农民起义不断发生。崇祯十七年（1644），李自成领导的起义军攻占北京，推翻了明朝的统治。1644 年，清军入关，取代了明朝对全国的统治。

清朝是我国历史上最后一个封建王朝。清朝初期，武力强盛，疆域扩大，国家统一，社会安定，农业生产获得发展，手工业、商业更加繁荣，康熙、乾隆时期达到鼎盛，出现了中国封建社会的最后一个盛世——康乾盛世。乾隆中期，中国生产总量占全世界的32%（整个欧洲只占23%）。当时人口超过50万的大城市全世界只有10个，中国就占了6个（北京、南京、杭州、苏州、扬州、广州）。

这一时期，西方的资本主义国家逐渐兴起，纷纷向海外寻找市场。地大物博、人口众多的中国是它们觊觎已久的对象。海外贸易的扩大，资本主义的扩张，使清代统治者深感对他们的封建统治大为不利。如当乾隆得知英国已侵占印度时，显得非常不安，担心西方列强入侵中国。加之满汉矛盾，唯恐汉人与外国人勾结反清。于是，清朝统治者对外采取严格的闭关自守政策，如禁止中国人和中国商品出口，禁止外国人和外国商品进口；禁止中外学术交流，不让中国人知道世界大事，也不准外国人来中国讲学；西洋各国使节来中国，只许到广州，然后由广州总督派人监送到北京，沿途不得与他人接触；南洋船只只许停泊澳门，与澳门华商进行交易。凡此等等，使中国与西方的差距越拉越大。

同时，清朝统治者对内采取高压和怀柔政策。一方面，对汉族和其他少数民族实行残酷的政治压迫和思想统治，大兴文字狱，搞株连灭族；提倡烦琐的考据和“八股”取士，严重地束缚了人们的思想。反映在医学上，则表现为因循守旧，循经卫道，缺乏创新精神，阻碍了医学的发展。另一方面，也采取怀柔政策，笼络人心，如优礼知识分子，主张满汉融合，提倡汉族文人推崇的程朱理学，编纂大部典籍，禁、毁淫书，惩治腐败等。康熙亲政后，创立了“博学鸿词科”，征聘文士，给予优厚待遇，使这些文士俯首听命，安心于考据、编纂工作。加之一些进步医家反对保守主义，强调实践创新，使这一时期的医学取得了一定的成就。

二、温补学派的形成

在金元学派发展的基础上，明代中叶以后形成了一个温补学派，代表人物有薛铠和薛己父子、张景岳、赵献可等。这一学派反对刘完素（寒凉派）和朱震亨（滋阴派）的学说，主张温补固本，实际上是李杲补土派的一个支流。

薛己（1487—1559），字新甫，号立斋，江苏吴县人。其父薛铠曾任太医院医士，精通医术，擅长小儿疾病诊治，认为乳儿疾病与母乳有关，主张“药从乳传，其效自捷”。薛己少承家传父教，初为疡医，后以内科著称，正德年间（1506—1521）选入太医院为御医，后升为院使。薛己强调真阴真阳的不足，认为治病务求本源，对后世温补学说有一定影响，对金元以来盛行多用寒凉剂的流弊起到一定的纠偏作用。薛己的著作主要有《外科枢要》、《内科摘要》、《女科撮要》、《疠疡机要》、《正体类要》、《口齿类要》、《保婴摄要》等。

张景岳（1563—1640），字介宾，别号通一子，会稽山阴（今浙江绍兴）人。他出身名门，学识渊博，除医学外，对周易、理学、天文、历法、数学、音律等无不知晓。张氏少年随父到京城，拜名医金英（梦石）为师。壮年投笔从戎，后因功名未就，回乡攻学医术，以医为业。晚年，依其丰富的临证经验及医学理论知识，著成《景岳全书》64卷。这是一部颇具个人学术观点的医学百科全书。张景岳是温补学派的主将。他不但反对刘完素（寒凉派）的“火热”学说，在理论上创“阳常不足，阴常有余”论，与丹溪学派（滋阴派）的“阳常有余，阴常不足”相抗衡，而且认为人之真气以阳为主，难得而易失，既失而难复，论证了温补固本的重要性，其基本思想是“攻邪应先扶正”。具体而言，一方面要节制色欲，以防精血的损伤，另一方面还要经常服食温补精血的药物。他临证喜用熟地及温补方药，人称“张熟地”；他创制的大补元煎为救本培元的第一要方。他应用温补方法治疗虚损，有其独到之处，但也导致后世滥用补药，以温补误人之流弊。后世对其评价可谓毁誉参半。

赵献可（16—17世纪），字养葵，自号医巫闾子，鄞县（今浙江鄞县）人。他对《易经》深有研究，且精通医学，行医以养火为主，医病喜用六味丸、八味丸，这显然是对寒凉学派的一种矫枉过正。其代表作为《医贯》，主要是对中医基本理论的阐发，尤其强调命门相火的作用。

三、药物学的重大突破——李时珍著《本草纲目》

在宋代本草学发展的基础上，明代本草学取得了突出成绩，其中最杰出的代表就是李时珍的鸿篇巨制《本草纲目》。

李时珍（1518—1593），字东璧，号濒湖，蕲州（今湖北省蕲春县）瓦硝坝人。父亲李月池是位饱学的名医。李时珍幼年多病，受父亲影响，好读医书。嘉靖十年（1532），李时珍时年14岁，由父亲陪同赴黄州府应试，中了秀才。李时珍最初也想通过科举，满足父亲对他步入仕途的期望。因此，曾三次赴武昌府应试，皆名落孙山。“三试于乡”的失败，使李时珍自感仕途无望，乃毅然弃举子业，发奋攻读医学，并拜顾日岩为师，医术不断提高。蕲州是当时王府所在地，李时珍常去王府诊病，他曾以驱虫药治愈楚王朱厚熜孙子的嗜食灯花癖，从而名声大振，34岁时被聘为楚王府“奉祠”，不久又被推荐到太医院担任院判。这期间，他有机会饱览了王府和皇家珍藏的丰富典籍，看到了许多平时难以见到的药物标本，大大开阔了眼界，拓展了知识领域。但由于他不慕功名利禄，不愿为统治阶级服务，任太医院院判未及一年，即托病辞归，继续从事医疗实践，并致力于医药研究和著书立说。在他的家里，到处摆满了各种飞禽、走兽、昆虫、矿石的标本，庭院里种满了各种奇花异草，在繁忙的诊务之暇，进行仔细的观察和研究。他一生著书十余种，现存者仅有《本草纲目》、《濒湖脉学》和《奇经八脉考》三种。

李时珍在学习和钻研医籍过程中，发现古代本草书籍，大都分类杂乱，草本混淆，或一物误分为二，或二物混为一谈，尤其是剧毒药物，常被一些人误认为是“延年益寿”的仙药而滥加服用，以致祸害无穷。且自唐慎微的《证类本草》问世以来的四五百年间，药物品种不断增加，药学理论也不断发展，于是决心重修本草。从 35 岁开始，他便集中精力着手《本草纲目》编撰工作。为此，李时珍翻山越岭，访医采药，有一日遇二十七险之说。他虚心向农夫、渔夫、猎人、捕蛇人等询问相关药物的知识，获取了大量第一手资料。经过 30 多年的努力，参阅 758 种书籍，三易其稿，终于 1578 年成书。

《本草纲目》全书共 52 卷，收载药物 1 892 种，绘制药图 1 109 幅，附方 11 096 首，共 190 万字。所载药物以其天然来源及属性为纲，分 16 部；同一部下，以相近类别分目，共分 60 个类目。这种分类法是在前人基础上作出的创造性贡献。

《本草纲目》是以《政和经史证类本草》为蓝本，并参考了《医学纲目》和《食物本草》，将重复者除去，同源者归并。此外，又从金、元、明诸家本草中收录药物 39 种，并增加自己挖掘的新药 374 种，如止血药三七、活血药藏红花、解痉止痛药曼陀罗花等。

《本草纲目》纠正了过去本草学的许多错误，如南星、虎掌本系一物，而过去错为二物；天花粉与瓜蒌，本是一种植物的根块与果实两个部分，过去却错绘成两种不同植物的图形。此外，过去误以兰花为兰草，误以卷丹为百合，凡此种种，李时珍均一一予以纠正。

李时珍从历代名医的临床经验、民间经验及个人的实际经验着手，总结了许多药物的真实效用。如柴胡治疟，元胡止痛，沙参清肺止咳，姜黄与玉金同功，玄参与生地同功。现已证实，李时珍的结论大多是正确的。

对于一些荒诞迷信的和缺乏实地考察的主观臆说，李时珍给予揭露和批判。如过去认为鱼是草子变成的，锁阳是马精入地变成的。李时珍根据实地考察，指出鱼是鱼子变成，锁阳是一种植物。又如，为了研究“榔梅”的药性，李时珍还大胆地采摘了一颗当时被统治者视为“仙果”而禁止采摘的“榔梅”果子，经研究发现它不过是梅的别种，和桃子、杏子一样，并非什么仙果。

《本草纲目》是中国药物学上的重大突破，也是中国医药学高度发展的一个重要标志，至今仍是国内外学者研究中国医学和中国药学的宝贵资料。《本草纲目》不仅促进了药物学的蓬勃发展，还间接推动了植物学研究。《本草纲目》的西传，不但使西方药学界开阔了眼界，而且对生物学研究也产生了重大影响。《本草纲目》被誉为“东方巨典”，在世界科学史上占有重要地位，在国外已有朝、日、拉丁、英、法、德等多种文字的全译本和节译本。李时珍被公认为世界伟大的科学家。郭沫若曾专为李时珍墓碑题词：“医中之圣，集中国医药之大成”，“造福民生，使多少人延年活命，伟哉夫子，将随民族生命永生”。

四、外科学的新成就

明清时期，外科、伤科各自独立发展，有很多创造和革新，突出体现在外科手术种类的增加，外科学家开始重视外科理论研究。

前述的薛己，不但是温补学派的代表之一和著名的内科学家，而且对外科学也有较深刻的研究。他强调外科学家必须要有内科学基础，并且要重视外科理论。薛己著有 4 种外科专著：《外科枢要》、《外科心法》、《外科发挥》、《疠疡机要》。在《外科枢要》中首先记载了 5 种肿瘤和环疽（筋瘤、血瘤、气瘤、骨瘤等）。

王肯堂（1549—1613），字宇泰，江苏金坛人，万历十七年（1589）进士，授翰林院检讨，辞官后潜心医学研究。他所著的《六科证治准绳》（包括杂病、类方、伤寒、外科、儿科、妇科等内容），是中医学不可多得的著作。其中《外科准绳》记载了很多手术方法，如肿瘤摘除术、甲状腺切除术、气管吻合术、耳外伤脱落的缝合再植术、唇舌外科整形术，还记载了人的骨骼数目和形状，各种骨折和脱臼的复位处理方法。

陈实功（1555—1636），字毓仁，江苏南通人，明代著名外科学家。从事外科 40 余年，具有丰富的临证经验和理论功底。他所著的《外科正宗》内容丰富，层次分明，条理清楚，记载了粉瘤、发瘤等肿瘤和 40 多种皮肤病，还记载了截肢术、气管缝合法、下颌骨脱臼整复法、脓肿扩创引流术、鼻息肉摘除术和挂线疗法治痔疮等，后者至今仍用于临床。他还创制了“和荣散坚丸”和“阿魏化坚膏”，认为这是“缓命药也”。

难能可贵的是，《外科正宗》还对我国古代医德做了系统总结，在“医家五戒十要”篇中提出：五戒，首先应戒贫富不等；为妇女看病应有侍者在旁；不可诋毁同道；不可离家游玩；对娼妓等应视为良家子女，不可不尊等。“十要”中一要为“先知儒理，然后方知医理……”该篇被美国 1978 年出版的《生命伦理学百科全书》列为世界古典医药道德文献之一。

五、传染病学的进步

（一）我国最早的麻风病专著——沈之问的《解围元薮》

沈之问，自号无为道人，明代医学家，正德、嘉靖间人，祖籍未详。祖父怡梅，父艾轩，均精医业，尤以治疗麻风病见长。其祖父曾在福建、河北等地搜集了不少关于麻风病的秘方，后由其父进行补充。沈之问除继承家业、潜心研究外，还注意广搜博采治疗麻风病的奇方妙术，每遇擅治麻风病者，即礼币款迎，虚心求教。他积三代治疗麻风病的宝贵资料和丰富经验，于1550年（嘉靖二十九年）编成《解围元薮》一书。全书四卷，对于麻风的症状、诊断、处方用药和预防等均甚详备，是我国最早的一部麻风病专著。其名《解围元薮》者，乃取“用药如用兵，保厘救命，疗人之病以复元命；解城之围以活苍生。轻重之殊，实元之妙法，深渊之大泽也”之意。

（二）我国第一部梅毒专著——陈司成的《霉疮秘录》

陈司成，字九韶，浙江海宁人，生于明万历、崇祯年间，家世业医。其时梅毒在我国流行，传说当时的皇帝正德帝（明武宗）就染上了梅毒。其实梅毒是“进口货”，14世纪以前在我国并不存在，14世纪末才从海外传入广州，又从广东传至长江流域，以后遍及全国。俞辨的《继医说》中有云：“弘治末年（1488—1505），民间患恶疮，自广东人始，吴（今江浙一带）人不识，叫做广疮，又因它的形状很像杨梅，所以又叫杨梅疮。”梅毒患者每因治疗不得其法而成残疾。陈司成目睹梅毒对人们健康的严重威胁和梅毒患者的种种痛苦，乃潜心钻研，认真探索发病原因、传染特点、患者的嗜好等情况，并广为搜集治疗方法和禁忌要点，编成梅毒专著——《霉疮秘录》，于1632年（崇祯五年）刊行问世。陈司成可谓是当时治疗梅毒的专家，他对梅毒有相当深的研究。对于梅毒传染的原因，他认为是：“入禀浸薄，天厉时行，交媾斗精，气相传染，一感其毒，入髓沦肌，流经走络，心肝脾肺肾均能中其毒。”所以他又把梅毒叫做“奸疮”，也就是说，梅毒是男女由于不正常性关系而接触传染的。陈司成主张采用砷剂和汞剂来治疗梅毒，从而开创了世界上应用砷剂和汞剂治疗梅毒的最早记录，较之艾利希的“606”要早二三百年。他的《霉疮秘录》是我国有关梅毒的第一部专著，该书曾流行于日本，深受日本人重视。

（三）人痘接种法的发明

人痘接种预防天花是世界免疫学的先驱，开辟了人类预防医学的新篇章。

痘疹即天花，远在1世纪汉武帝远征交趾（越南）时传入我国，当时称虏疮，葛洪在《肘后备急方》中有所记载。唐宋天花流行日渐增多，元明以后更加猖獗。16 世纪以来，天花是对人类危害最大的传染病，当时我国特设痘疹专科，痘疹专著达 50 部以上。

关于种痘的起源，说法不一，分别认为始于 8 世纪、11 世纪、16 世纪，但比较一致的看法是始于 16 世纪。

我国古代接种的方法主要有两种：一种是痘衣法，即让痘疹患儿的内衣穿在未出过痘疹的小儿身上，以此达到出痘的目的。此法效果欠佳，且有一定危险性。另一种是鼻苗法，经鼻接种痘苗，又分痘浆法、旱苗法、水苗法，均为达到出痘目的。痘浆法用痘疮的疮浆作痘苗，太危险，一般不用。常用方法是旱苗法或水苗法，用干或湿的痘痂作痘苗，叫做“时苗”，等于人工感染天花，也有一定的危险性。以后逐渐改进为“熟苗法”，即用经过多次接种后的痘作痘苗，叫“熟苗”，该法又叫“种痘”。“熟苗”使种痘方法更趋于合理，减轻了痘苗的毒性，增加了接种的安全性，故又称“神苗”。

人痘接种术发明之后，在中国逐渐由南向北推广，17 世纪开始流传海外。1652 年传入日本；17 世纪末俄帝请求派医师到中国学习人痘接种术；18 世纪经土耳其传到英国，英国公使夫人蒙塔古（M. W. Montague，1689—1762）在土耳其学会人痘接种术，回国后将此方法介绍到英国。18 世纪中叶人痘接种法传遍欧、亚两洲，直到 1796 年英国医生贞纳发明牛痘接种法，才逐渐取代了人痘接种法。

种痘对人类消灭天花起了关键作用。1979 年 WHO 宣布全世界消灭了天花。这是迄今被人类消灭的唯一传染病。

（四）温病学派的产生和形成

严格地讲，“温病”和张仲景的“伤寒”并无多大差异，只是由于对传染病理论认识上的不同，才导致治疗原则和用药等差异。在《内经》时代，所谓“瘟病”、“热病”、“伤寒”，都是指发高热的一类疾病，大都是现在所说的发热性传染病。经南北朝、隋、唐、五代、宋等朝代，对伤寒、瘟病、瘟疫的看法，基本上都认为温病是指病症而言，伤寒是指病因而言，治疗方法一般都采用三日以内发汗法，三日以后攻下法。具体辨证论治和处方用药则不出《伤寒论》的原则和方法。金元时期，热性病猖獗流行，医家用伤寒方治疗效果不佳，因而对温病和伤寒的治法上发生分歧。刘完素提出“火热论”的病因学说，对火热病提出“热病只能作热治，不能从寒医”的治疗原则，主张多用寒凉药物，对后世治疗热性病颇有启发，他遂成为温热学派的先导。明初，金元四大家朱震亨的高徒、丹溪学派的著名医家王履在他的《伤寒立法考》中，对一千多年来无人敢非议的张仲景《伤寒论》提出了大胆的批评。他指出，伤寒论是为伤寒而设，并非为温病而设，他极力主张伤寒与温病要分别治疗，不可混淆。至此，伤寒与温病论证治法才开始分野。王履实为温病学派的奠基人。而把温病、瘟疫和伤寒截然分开，从病因、发病、发展过程和治疗原则等方面提出全新主张的则是明代的吴有性。

1．温病学说的前奏——吴有性的“戾气说”

吴有性（1587—1657），字又可，江苏吴县（今江苏苏州）人。明末，大疫猖獗流行，吴有性在临证实践中深入观察传染病的流行特点，推究病情，总结经验，于1642年著成《瘟疫论》一书。该书记载了鼠疫、天花、白喉等传染病，是我国传染病学的专门论著。明代以前，对热性病病原的理解，都是从气候异常来考虑的。吴有性提出了一种崭新的病原学说。他认为“瘟疫之为病，非风非寒，非暑非湿，乃天地别有一种异气所感”，他称之为“戾气”。他认为“戾气”是物质的，可用药物制服。“戾气”的传播途径是自口鼻而入，无论老少强弱，触之皆病。他还认为“戾气”有特异性，并肯定戾气也是一切外科感染疾患如疔疮、痈疽、丹毒等的病因，从而突破了历来对瘟疫的病因认识。在细菌尚未发现的17世纪中叶，这是一个伟大创举。吴有性还对伤寒和温病的病因、侵入途径、症候、治疗等方面进行了比较和区别。吴有性的“戾气说”是温病学说的前奏，他在温病学上的远见卓识和诊治经验，为温病学派的产生奠定了基础。

2．温病学派的形成

到清代，温病学派逐渐形成并发展到鼎盛时期，涌现出以叶天士、薛生白、吴鞠通、王孟英等“温病四大家”为代表的温病学派，他们力主温病不同于伤寒之说，创立了温病辨证论治的完整体系，温病学派逐渐成为一个独立的学派。

（1）叶天士的《温热论》。

叶天士（1667—1746），名桂，号香岩，江苏吴县人。自幼跟随父亲行医，后投师于多位名医门下。他主张“不期师古，不法常可”，吸取诸家之长，医学造诣很深。在温病的传染途径、致病部位和临床辨证论治诸方面，见解独特，著有《温热论》，为温病学派奠基人之一。

叶氏认为温病与伤寒不同，所谓“温邪上受”，温病多由口鼻感染。温病的发展过程，第一阶段首先是犯“肺”。中医认为肺和肤表相关，所谓“肺主皮毛”，故一般温病多有肤表发热，发热即是表证，表证即是犯肺的征象。温邪在表，可用辛凉解表的方法，这与伤寒表证用辛温发表的办法全然不同。如果温病不愈，则可能转入第二阶段——侵犯“心包”。所谓心包，大抵指血、营，出现神经系统症状如神昏谵语等。温邪在营，可用甘寒养阴的方法，这在热性传染病方面是一个新发展。叶氏提出温病发展过程分为卫、气、营、血四个阶段，并提出温热病察舌、验齿、辨斑疹等诊法，使温热学说成为系统理论，其《温热论》一书成为后人研究温病的主要文献。

叶天士是祖传中医，10 多岁时医术已很高明，每天前来求诊的病人不断。有一次，一个病人病重垂危，叶天士认为已不可治，嘱将其抬回家料理后事。没想到一年以来，他又遇见这位病人，经询问方知被金山寺一和尚治好了。第二天叶天士就奔赴金山寺拜访这位和尚，并拜他为师，向他学习医术。据记载，叶天士 10 年内就先后拜了 17 位老师。他一生医道高明，医德高尚，因终日忙于诊病而著作甚少。《四库全书总目提要》评说叶氏“以医术鸣于时，然生平无所著述”。他的大量医书是由其门人或后代整理汇集而成的。流传于世的著作还有《临床指南医案》、《叶天士医案》、《叶案存真》等。

(2) 吴鞠通的《温病条辨》。

吴鞠通（1758—1836），名瑭，江苏淮阴人。因参与抄写检校《四库全书》，得览吴又可之《瘟疫论》，深受启发。他从医 10 余年，对温病颇有见解，又因家属死于疫疠而潜心研究温病理论。吴氏在医学上宗张仲景、叶天士，处方用药灵活多变，有感于叶天士理论太简单，遂著《温病条辨》七卷，进一步发展了叶天士的学说。他反复在亲人及自己身上验证方药，逐步推广，待经验基本成熟时，才将《温病条辨》公之于世。该书集历代名医著述，并附行医体会。书中以分辨阴阳水火为主，指出温热依次侵犯上焦、中焦、下焦，采用三焦辨证温病，分为风温、春温、温疫、湿温、温毒等类型，区别于伤寒的六经辨证。三焦辨证与叶天士提出的卫气营血辨证相得益彰，对温病学说的发展起重要作用。吴氏提出清络、清营、育阴治温三法，创造桑菊饮、银翘散、白虎汤等辛凉方剂，对后世产生相当影响。吴氏对妇科、产科、幼科也有较深的研究，他的名言“学医不精不若不学医”，值得从医者借鉴。

六、医学书籍的编撰

明清时期对医学全书、类书、丛书等的编著颇具成效，其中影响较大者如明代的《古今医统大全》和《普济方》，清代的《古今图书集成·医部全录》、《医宗金鉴》和《四库全书·医家类》等。

(一)《古今医统大全》

《古今医统大全》(1556) 是明代富有代表性的医学丛书，全书由当代名医、大医院医官徐春甫编辑。徐春甫，字汝元，安徽祁门人，世儒出身，博览医书，他将平日所研读之书，择其优者 230 余部，选编成《古今医统大全》100 卷。该书包括内经要旨、临床各科证治、医案、验方、本草、历代医家传略、各家医论、脉候、运气、经络、针灸、养生等。堪称一部由个人之力编纂的、内容丰富的医学百科全书。

（二）《普济方》

《普济方》（1406）是明代集医方之大成者，由明太祖朱元璋的第五个儿子朱橚主编。全书 168 卷，分为总论、身形、诸疾、疮肿、妇人、婴孩、针灸七大部分，共 101 门，2 175 类，所收历代医家之处方共 61 739 首，总字数近千万。可谓空前之壮举。因其规模宏大而错谬较多，故对之评价历来毁誉参半。较公允的看法认为，该书所收医方内容，其原出之书已佚者十之七八，幸得该书而存于世。对于辑佚古书，尤其宋元医书，亦有重要参考价值。

（三）《古今图书集成·医部全录》

《古今图书集成·医部全录》是清政府组织人力纂修的，由陈梦雷主纂。自 1723 年起至 1734 年止，历时 11 年。全书共 520 卷，规模巨大，包括历代重要医药文献及著名医家事迹，内容资料十分丰富，将中国 18 世纪以前的医学文献收罗无遗，是治学医史者不可缺少的参考书。

（四）《医宗金鉴》

《医宗金鉴》是总修官吴谦与刘裕铎奉乾隆皇帝的命令编纂的，1742 年撰成。全书 90 卷，共 15 部，是我国综合性医书中最完备、最简要的一种。该书图、说、方、论具备，层次分明，条理清楚，并配有插图和歌诀，易学、易诵、易用，是清代钦定的医学教科书，也是医师考试的标准，其权威性为历代医学图书之最。200 多年来一直沿用，至今还是医者必备的重要参考文献。

（五）《四库全书》

《四库全书》是乾隆三十七年（1772）清政府诏求海内遗书，命诸臣核校明代《永乐大典》，择取缮写，各自为书而成的一部百科全书。全书共 3 457 部、79 070 卷，其中医书 97 部、1 545 卷，对保存古代中医学遗产起到重大作用。如小儿《颅囟经》、宋代董汲的《脚气治法总要》、《旅舍备要方》、宋王衮的《博济方》、韩祗和的《伤寒微旨》、王贶的《全生指迷方》、夏德的《卫生十金方》、东轩居士的《卫济宅书》等均已佚散，仅存于《四库全书》。

七、王清任与《医林改错》

中医学是以整体观念研究人体，不以人体解剖为基础，所以在漫长的中国封建社会中，人体解剖学发展缓慢。偶尔有所记载，也只是在罪犯身上进行，作为对罪犯的一种刑罚措施。而这样的例子，在 2 000 年当中也只有两次，即前述的吴简的《欧希范五脏图》和杨介的《存真图》。到了明清两代，医家对人体结构及脏腑功能的记述，几乎仍是本于《内经》，只是对脑的认识，有了一些进步，如李时珍说“脑为六神之主”，王宏翰、汪昂也都主张“人之记忆在脑”。不过这些认识，大都属推测想象之说，并无确实根据。而真正开辟我国解剖学途径的，当属清代医家王清任。

王清任（1768—1831），字勋臣，河北玉田人，清朝乾隆至道光年间的名医。20多岁开始行医，精岐黄术，以设“知一堂”悬壶济世而闻名于京师。数十年的临床实践，使之深感人体解剖知识的重要，坚持治医必须先明脏腑之论。他曾说：“著书不明脏腑，岂不是痴人说梦；治病不明脏腑，何异于盲子夜行。”他还发现古籍中有关人体解剖方面存在许多错误，必须予以纠正。然而，在西洋医学尚未大部传入中国、法律又明文规定不得毁尸解剖的清代，要做到这一点绝非易事。于是他决心冲破封建礼教的桎梏，以不怕世人“议余故叛经文”和“不避后人罪我”的大无畏精神，不辞劳苦，亲临各地刑场野冢实地观察犯人的尸体，再通过动物解剖加以验证。为弄清膈膜为何物，亲自走访了曾镇守哈密的总兵恒敬。经过42年的不懈努力，仔细观察了100多具尸体，终于对人体的脏腑结构有了比较正确的认识，于是将其观察结果绘制成人体脏腑图25幅，撰成《医林改错》2卷。

《医林改错》纠正了前人对脏腑记载的一些错误，如“脾闻声则动”、“肺中有24孔”、“尿从粪中渗出”等。该书阐述了许多新发现，包括人体主要动静脉的位置、分布及走向，如颈总动脉、主动脉、肠系膜上下动脉、左右髂总动脉、左右肾动脉、锁骨下静脉、上下腔静脉等。王清任正确总结了脑的功能，阐发了人之“灵机记性在脑不在心”，目、舌、鼻、耳的功能皆与脑有关，并阐发了半身不遂不是由风火湿痰引起的等独特见解。王清任对医学的另一重要贡献是他的气血理论。他认为血瘀与气虚相关，并根据气虚而血瘀的理论，总结出60种气虚症、50种血瘀症，还创用了一系列的补气、行气、活血逐瘀方剂，如血府逐瘀汤、膈下逐瘀汤、少府逐瘀汤、补阳还五汤等，成为调理气血的名方，不仅对其后的医家有较大的影响，直至今日仍有相当的实用价值。《医林改错》一书后被英人德贞氏译成英文，登于《博医会报》上，并尊王清任为近代解剖学家。在英文版《简明不列颠百科全书》中，仅仅收入了两位中国医学家，其中之一即为王清任。

由于历史条件所限，王清任的解剖实践仅是一种尝试，不可避免地有一些缺点错误，如误认为“心无血”，动脉是无血的气管，“头面四肢跳动者，皆是气管”；出气入气、吐痰吐饮与肺无关；批评肺“吸之则满，呼之则虚”的正确观点为错误等。尽管如此，王清任对解剖学的倡导思想和革新精神还是值得充分肯定的。

八、赵学敏与《本草纲目拾遗》

清代的赵学敏是继明代李时珍之后较为著名的药学家。

赵学敏（1719—1805），字依吉，号恕轩，浙江钱塘人。自幼酷爱习医，经常阅读家中藏书《素问》、《灵枢》、《伤寒论》等，抄录积存者约千卷之巨。他在自家开辟的“养素园”中认真观察药物，甚至亲手栽培药用植物进行观察研究。他认为民间用药具有“贱、验、便”的特点，所以重视到各地求访民间医药。

赵学敏非常敬重李时珍及其所作《本草纲目》，但认为此书仍有遗漏，为弥补《本草纲目》之不足，经过30多年的辛劳著成《本草纲目拾遗》一书。该书于1765年完成，共10卷，拾《本草纲目》之遗，正《本草纲目》之误，共收《本草纲目》未载或有缺误的药物921种，对新传入的国外药物也注意收集，记载了金鸡纳、胖大海、鼻冲水（氨水）、西洋参、烟草和露药等，还收录了一些民间药物。在补收的富有效力的药物当中，如冬虫夏草、藏红花、建神曲、鸦胆子等，都是经他首次收入我国本草著作之中。该书是继李时珍《本草纲目》之后药物学的又一次总结。此外，赵学敏还与民间医生赵柏云合作，汇集民间医药知识，于1759年编成《串雅》内外篇，这是我国罕见的反映民间医疗经验的专著。

九、清初名医——喻昌

喻昌（1585—约1664），字嘉言，江西新建人。以医名世，治多奇中，与张璐、吴谦同被称为清代前期的三大名医。《清史稿》谓其“才辩纵横，不可一世……从学者甚众”。他的三部主要著作《尚论篇》、《医门法律》与《寓意草》合称为《喻氏医学三书》，流传甚广，影响颇深。

据《牧斋遗事》记载，清朝顺治年间，发生过一桩轰动南昌城内外的奇事。当时白发苍苍的喻昌行医路过城北，听得一间破屋中有悲伤的哭泣声，便去查问。原来该家一妇人难产而死。喻昌仔细察看了从棺木中流出来的鲜血，认为该妇女尚未死，便恳求家属打开棺材。他首先在病人的涌泉穴针灸，妇女稍微苏醒，略有生气，于是又针合谷、至阴二穴，胎儿产下，母子终于再生。祖国医学的辨证论治以敏锐洞察病症，慎思明辨而见长，喻昌“一针救二命”的故事，就是详察形候、慎思明辨的典范。

第十五章 近代的中国医学（晚清、中华民国时期）

（1840—1949）

一、社会背景

近代中国的医学史，大致可分为两个阶段。第一阶段是从1840年的鸦片战争到1911年的辛亥革命前夕，共71年，为晚清时期。这个时期又可以分为三个时期：①鸦片战争时期（1840—1860）；②洋务运动时期（1861—1895）；③维新运动和清末新政时期（1896—1911）。第二阶段是从辛亥革命成功到新中国成立前，共37年，为中华民国时期，这个时期又可分为北洋政府时期（1912—1926）和南京国民政府时期（1927—1949）。

鸦片战争以后，中国沦为半殖民地半封建社会。帝国主义者为了推行殖民主义政策，便把医学作为文化侵略的重要工具，加之北洋政府和国民党政府崇洋媚外，“扬西抑中”，妄图消灭中医，造成了近代中国医学史上中、西医对立的局面，严重阻碍了祖国医学的发展。

一些追求进步的医家，以西医学术见解来沟通和发展中医学术，产生了中西汇通的思想和派别，涌现出不少著名医家和医著。

二、西医的传入

(一) 鸦片战争前西医的早期传入

1. 以利玛窦为代表的西方传教士在华的活动

西方医学传入中国的历史，最早可以追溯到汉唐时代。明末清初，随着以利玛窦为代表的西方传教士相继来华，带来了一部分西方科技，其中也包含了医药的内容。

1557年，葡萄牙侵占了中国澳门。1569年，澳门区主教葡萄牙人卡内罗（Mclchior Caneiro）在澳门创办了仁慈会，设立了两所医院：圣·拉斐尔医院（St. Raphael Hospital）和麻风病院。前者可以说是外国人在华创办的第一所教会医院，共有70张病床。但仅为欧洲人服务，所以知者甚少。

1582年，利玛窦（Matteo Ricci，字泰西，1552—1610）来到中国。一次偶然的机会，利玛窦来到广东肇庆。他一面传教，一面为当地人治病。

1589 年利玛窦移居韶州。1595 年他在南昌办教堂。1598 年被获准在南京居住。1601 年利玛窦朝见明神宗，被获准在北京购买土地，建立教堂，直至 1610 年去世为止。利玛窦在京居住了 10 年，上入宫禁，下结寒儒，结识了瞿太素、徐光启、李之藻、杨廷筠、王征、金声、瞿式耜等官僚士大夫，并先后劝说他们入教。几年之内，他发展的教徒就达 200 余人，为天主教在中国的发展奠定了基础。此外，利玛窦还想方设法与医药界人士接触，据说他与医家王肯堂曾多次交往。王氏的《疡科准绳》所记载的人体骨骼数目和形状，就是在西洋解剖学的影响下写成的。利玛窦在华传教 28 年，共有汉译著作 19 种，虽不曾正式带来西方医学，但所持西方生理观念，如“记含之室在脑”之说，对中国医学界产生了第一次震动。

利玛窦之后，又有不少传教士相继来华，如龙华民（Niccolo Longobardi）、艾儒略（Julio Aleni）、汤若望（Johann Adam Schall von Bell）、邓玉函（P. Joannes Terrenz，1576—1630）等人。其中瑞士医生、传教士邓玉函译述的《泰西人身说概》，是传入中国的第一本解剖学著作。传入中国的另一本解剖学著作为罗雅谷（Jacobus Rho，1593—1638）译述的《人身图说》（抄本未刊行）。二书所反映的均是古罗马盖仑时代的解剖学。但由于当时的解剖学与临床联系不大，且译出的第二年明朝即灭亡，因此未能引起我国医学界的重视。药物方面有一些金石药传入，被收入同时代中国医家本草著作。熊三拔（Sabbathinus deursis，1575—1620）所著的《泰西水法》（1612），有阐述人类躯体运动原理、体液生理和病理及人与自然的关系等方面的内容，其中以“西方炼制药露法”尤为引人瞩目，是西药制造法传入中国的开始。

由西方传教士传入的西方医学，虽涉及西医之理论、学说、临床、药物及治法等，反映了当时西方医学的一般理论和方法，但在病理上仍遵循希波克拉底的四体液病理学说，在解剖生理方面还推崇盖仑学说，在疾病认识和治疗上亦未见较中医有更高明之处。再加上西医译著大多未出版，因此，尽管西方医学在此时传入且在中国立足，但仅少数中医界开明人士受到影响，或被记入他们的著作之中。从总体来说，尚未对中医界有根本触动。

2. “百年教难”对西方医学的中断

1693 年 5 月，康熙皇帝患疟疾，得传教士洪若翰（P. Joames afontaney，1643—1710）等献金鸡纳治愈，使西药名声大振。此外，法国传教士医师罗德先（Bemard Rhodes，1645—1715）曾为康熙治愈心悸症和上唇生瘤。其时尚有传教士充任御医，康熙还曾命人译过一本包含血液循环等欧洲近代较先进医学理论的著作，惜未予刊行。仅此来看，西医当时在中国社会上层已有一定声望，若假以时日，未尝不可有更多作为。但后来的“礼仪之争”断送了这一局面。本来当时天主教在华发展较快，“名士高僧攻教虽烈，而天主教并不因此少衰”，主要是由于利玛窦等人能明智地调和天主教与儒家学说的矛盾，尊重中国知识分子的传统。至1704年罗马教廷传令，禁止中国教民尊孔祭祖，对这种干预中国传统礼仪的行为，康熙立即强硬地表示将以禁教相对抗。后来更由于有传教士卷入康熙晚年的夺嗣斗争，雍正登基后便毫不留情地下令禁教，开始了所谓“百年教难”时期。依附于传教而带来的西方医学，就此中断。

3. 牛痘接种法的影响

为西医在中国取得立足点的是牛痘接种法。嘉庆十年（1805），牛痘接种法开始自欧洲传入，英国东印度公司医生皮尔逊（A. Pearson）来华，在广州进行牛痘接种，并编印了《种痘奇方详悉》，推广其方法。由于我国熟悉人痘接种法，因此很快接受了牛痘接种法。牛痘接种法在中国的成功推广，不仅鼓励了更多的传教士来从事这一工作，也感动了牛痘接种法的发明者贞纳，因为远在天边的中国人比近在家乡的英国人更加信赖它。随着种痘的推广，全国各地陆续建立了许多种痘所，从而成为西医传播的基地。从此，西医开始进入中国人生活，并且逐渐走向正规化。

4. 教会医院的创建

基督教（新教）派遣第一个来华的传教士为英国人罗伯特·马礼逊（Robert Marrison），他于1807年到达广州，1820年与东印度公司外科医生李文斯敦（Livingstone）在澳门开了一个诊所。随后，英国在东印度公司驻中国站的传教医生郭雷枢（T. R. Colledge）于1827年在澳门开设诊所，次年扩大为医院，这是有文字记载的外国人在中国开办的第一所教会医院。1828年，郭雷枢在广州又开设了一所小医院，邀请白拉福（J. A. Bradford）及柯克（Cox）两医士襄理其事。1836年，郭雷枢向教会呈上一份报告：《任用医生在华传教商榷书》，首先提出建议，要求教会多派传教医生来华，用医病的方法辅助传教，他的建议得到了美国的重视。1830年，美国公理会派第一个传教士俾治文（E. C. Bidgman，1801—1861）来华活动，同年2月25日到达广州。他在1935年《中国丛报》上公然说要使用武力来迫使中国签订不平等条约。俾治文主张利用医学来笼络人心，搜集情报，后来参与了策划签订中美《望厦条约》。1834年10月，美国公理会又派传教医生彼得·伯驾（Peter Parker）到广州，1835年11月在广州成立“眼科医局”（医局设在新豆栏街，故又称新豆栏医局），为博济医院的前身，是美国在我国开设的第一所教会医院。

西洋医学知识的早期传入，对中国医学的发展产生了一定的影响，然而，由于当时传入的主要是浅显的解剖生理知识，且西医在临床治疗技术上并不优于中医，因而无法取代传统的中国医学。直至1840年鸦片战争以后，西医作为文化侵略的工具大规模传入，对传统的中国医学产生了巨大的冲击和影响，形成了中医、西医并存和对抗的局面。

（二）鸦片战争后西医的大规模传入

鸦片战争以后，帝国主义列强相继侵入我国。中国由于一次次战败签订不平等条约，除割地赔款之外，还不得不向外国开放传教、办医院、办学等。帝国主义列强为了推行殖民主义政策，派遣了大批传教士来华进行活动。随着传教士的进入，西方医学从而作为文化侵略的工具大规模传入我国。虽然从客观上说，传教士曾把西方医学引进中国，也为中国训练了一批医务人员。但在这些传教士中，有些是为帝国主义的侵略政策服务的，也有一些是抱着人道主义或宗教信仰的原因来中国行医的，还有一些甚至利用教会医院进行新疗法、新药或其他试验的。不管传教士医生来华的目的是什么，他们的活动在客观上都起到了为帝国主义侵华政策服务的效果。

西方医学的大规模传入，主要表现在以下几个方面：

1. 大办教会医院

1842 年南京条约签订后，订立五口通商，于是厦门、宁波、上海、广州、福州五个通商口岸均设立了教会医院。

鸦片战争后，第一个兴建的教会医院是伯驾于 1842 年 11 月在广州原“眼科医局”的旧址重新建立的“眼科医院”。1856 年，这个被称为“当西方大炮不能举起中国门户的一根横木时，他以一把手术刀打开了中国大门”的伯驾因侵华有功而担任美国外交官，眼科医局由嘉约翰（John Glasgow Kerr）接办。1856 年因再次爆发中英战争，医院被毁而关闭。1859 年 1 月，嘉约翰在广州南郊新址重建，并更名为“博济医院”。这所医院是美国在我国开设的第一所教会医院，是当时规模最大、影响也最大的教会医院，是我国现代医学的发源地之一。该医院一直存在到 1949 年，成为在华历史最久的教会医院。

1844 年，英国传教医师洛克哈特（Dr William Lockhart，1811—1896）在上海南市建立“中国医院”，即后来的“仁济医院”，这是上海最早的西式医院。1861 年，洛克哈特来到北京，开设西医门诊，1864 年他回国，由刚来华的英国传教士医师德贞（John Dudgeon，1837—1901）接管诊所。次年德贞选择东城米市大街的一座寺庙，将之改建成医院。因为该医院门前有两个高大的旗杆，俗称“双旗杆医院”。

帝国主义在华的各派教会认识到联合的重要性，于是相继成立了几个质量较高的医学团体和医疗中心，如 1886 年在上海成立了教会医生的联合组织中国博医会；1906 年，英、美等 6 个教会将“双旗杆医院”与其他几个医院合并成为协和（Union）医院，成为北京最大的教会医院；1908年，武汉三教会在汉口组成联合医院；1909年，英国浸礼会与北美长老会在济南成立共和医院；1913年，英、美、加等6个教会在成都成立协和医院。

开始时，教会医师来华的数量不多，所设医院、诊所规模也不大。据当时调查，咸丰九年（1859）全国仅有教会医师28人；光绪二年（1876）有教会医院6所，诊所24所；光绪二十三年（1897）有教会医院60所；光绪三十一年（1905）教会医院已发展到166所，诊所241所，教会医师301人。这些医院分布在全国20余省。据1936年《中华年鉴》统计，各国在中国开设的教会医院达426所。教会医院在各地比比皆是，成为和教堂一样引人注目的教会标志。

教会医院的建立，不仅成为西医传入的重要基地，也为我国建立医院提供了示范。西医要在异质文化的土壤里扎根，必须获得文化上的认同。中国对西医的认同，除牛痘接种外，外科手术治疗也是一个重要方面。如伯驾的眼科医院在青光眼和白内障治疗方面卓有成效，吸引了许多病人。1847年，他首次在中国引入乙醚麻醉施行外科手术，结果十分成功。麻醉术的引入使外科手术的选择范围大大扩展，为教会医院在中国的发展保持了技术上的优势。

2. 兴办西医学校

(1) 以医院为基础的学徒式训练。

1900年以前，西医人才的培养与教会医院有密切联系。开始时，传教士并没有想到要办医学教育，他们仅仅是为了医疗上的需要，在医院或诊所招收一两名生徒，课以浅近的医学知识，目的是训练他们担任护理工作或传教。嘉庆十年（1805），英国东印度公司医生皮尔逊来华后，在广州、厦门设医药局，1806年开始招收华人学医。1837年伯驾在眼科医局对关韬及2名学生授以医学知识。1837年合信（B. Hobson）在香港传道医院工作，1839年来广州，在沙基金利埠开设惠爱医院，曾兼招生徒传授医术，他极力主张开办医校，但未能实行。1843年，麦克高文（D. J. Mas Gowom）在宁波开设眼科诊所，并教中医学习解剖和生理。1879年，布恩（H. W. Boone）担任上海同仁医院（1869年开办）院长，也招收学生辅助医务。1883年，巴克（W. H. Park）在苏州博习医院招收7名学生进行教学。1884年，司督阁（Dngola Christie）在奉天盛京施医院招收学生，用中文教授。1885年，梅滕更（D. Duncan Main）和尼尔（James Boyd Near）分别在杭州广济医院和登州医院招收学生。1893年，古田的怀礼医院成立，招生7人。1887年至1896年高如兰（P. B. Con Slamd）先后在汕头、潮州主持医院，兼收生徒。据1897年尼尔调查，当时的教会医院培养的生徒数量极少，在60所教会医院中，有39所兼收生徒，其中5所招生人数超过10人，其余仅为2~6

人，平均每所只有 4 人。

这种以医院为基础的学徒式的训练方法成效不高，很难算得上是正规的医学教育，既不能满足当时医疗上的需要，又不能达到政治上的目的。帝国主义者在一系列侵华活动中认识到，中国人民的民族意识不可能用武力征服，为了实行“以华治华”，必须培养一批听命于他们的知识分子。早在 1837 年，伯驾已经“感觉到在中国训练青年医药人员的重要性”，他认为“被这样教育出来的青年将逐渐在整个帝国播散开来……也将增加那些他们从之而学习这门技术的人们的威信……这种影响将是无形的，但却是强有力的”。他们终于认识到在中国举办教育事业的重要意义，于是由教会出资兴办的医学校迅速发展起来，以此来扩大他们的影响，控制我国的医学教育。

（2）教会兴办的医学校。

1866 年，医药传道会在广州创立博济医院附设博济医学堂（后称博济医校），由嘉约翰主持，这是外国教会在我国建立的第一所教会医学校。该校开始只招收男生，1879 年招收了第一个医科女生入学。1886 年孙中山进入该校学医。1904 年学校扩建并改为博济医院华南医学校。1914 年博济医院附设了护士学校。1917 年由广州博医会接管。1930 年改由广州岭南大学接办。1936 年建成岭南大学医学院，同年夏葛医学院并入（新中国成立后，岭南大学医学院于 1953 年与中山大学医学院组建成为华南医学院。1954 年广东光华医学院并入。1956 年更名为广州医学院。1957 年又更名为中山医学院。1985 年升格为中山医科大学。1986 年邓小平亲自题写“中山医科大学”校名。2001 年 10 月 26 日与中山大学合并，成为中山大学北校区）。

继博济医学校后，1884 年杭州成立广济医学校。1887 年香港成立阿利斯（Alice）纪念医院，并于同年 8 月成立医学校。1889 年南京成立斯密斯纪念医院医学校。1890 年南京成立济南医学校。1891 年美国教会在苏州成立苏州女子医学校，1894 年成立苏州医学校（苏州女子医学校并入）。1896 年上海圣约翰大学设立医科。1900 年成立广东女医学堂（1921 年改为夏葛医科大学，1932 年改为私立夏葛医科学院，1936 年并入私立岭南大学医学院）。1903 年上海成立大同医学校（1917 年并入齐鲁大学医学院）。1904 年成立震旦学院，1909 年迁上海吕班路，招收医学生。1904 年英美教会在济南成立共和道医学堂（1906 年青州医学校成立，旋即并入共和道医学堂）。1906 年英美教会在北京联合创办协和医学校，这是当时第一个得到清政府承认的最大的教会医学校。1908 年汉口成立大同医学堂，北京成立北京协和女子医学校，南京成立金陵大学医科，汉口成立协和医学校。1909 年广州成立赫盖脱女子医学专门学校。1910 年南京成立华东协和医学校。1911 年青岛成立德国医学校，福州成立协和医学堂，成都成立华西协和大学并于 1914 年设立医科。1914 年美国教会在长沙成立湘雅医学专门学校。据统计，1900

年至1915年在我国先后建立了323所教会医学院校。

教会医学院校为抬高身价，吸引学生报考教会学校，他们大部分在外国注册立案，如苏州东吴大学于1902年在美国田纳西州注册；上海圣约翰大学于1906年向美国哥伦比亚区注册；南京金陵大学于1911年向美国纽约州注册；湘雅医学院向美国康乃尔州立案。这些向美国注册的教会大学毕业生，可同时获两张毕业学位文凭，可以不经过考试而直接升入注册过的州立大学或挂钩合作的大学，并可颁发各挂钩大学认可的学士、硕士、博士学位。这是一种颇具诱惑力的手段，促使中国学生从拒进教会学校，变为趋之若鹜，以入教会学校为荣。

(3) 外国人设立的医学校。

在教会医学校迅速发展的同时，一些外国人也来中国设立医学校。如光绪三十三年（1907），德国人宝隆（E. H. Paulum）在上海设立同济医院，附设同济德文医学堂（1917年由中国政府接办，改名为同济医工专门学校，1924年改名同济学院），该医学堂采用德语教授医学。宣统三年（1911）日本人在奉天设立南满医学堂，用日文教授医学。教会和外国人所办的医学校，所用语种有英语、法语、日语、德语等，学校的学制及所用的教材，也全部抄袭美、德、日等国，尤其受英国爱丁堡医学院的影响最大。那时在华的许多著名传教医师如德贞、马根济等都是来自爱丁堡医学院，中国有相当部分留学生，如留洋学医第一人黄宽即毕业于爱丁堡医学院。

(4) 教育主权的沦丧。

教会及外国人所办的医学校，虽然设立在中国土地上，但它们不必向当局备案，敢于无视中国主权。中国有关的教育主管部门不得过问教会学校的行政和教学。因此，人们称呼这些教会学校是设在中国领土上享有治外法权和其他各种特权的“外国文化租界”。可见，我国西医学的教育大权，实际上掌握在帝国主义和外国人手中。由于教会和外国人举办医学教育的结果，培养出的人才多在立场上是民族虚无主义的，在思想方法上是机械唯物主义的，与传统的祖国医学格格不入。然而，他们中的大部分成为各主要医学院校的骨干，成为传播西医的主要力量。同时，西医和西医教育系统的传入，也将比较先进的医学理论、医疗技术以及医学教育思想和方法引入我国，打破了封建王朝的闭锁局面。这对我国的医学科学和近代医学教育体制的确定，具有一定的促进和推动作用。

3. 培养留学生

(1) 动因。

早在1841年美国传教士伯驾便提出对有才能与有希望的中国青年进行医学教育的建议，很快引起了英国“皇家外科医生学院”的注意，得到该院院长的支持与合作。1842 年，伯驾的报告在美国也得到“纽约中国医学教会协会”的支持，该会决议指出：“关于训练一支能干的科学内科医生和外科医生的目标——可以作为对整个帝国进行弥撒的酵母——是已经决定的宗旨。”他们认为那些已经在中国的医学院接受过一定训练的“具有卓越才能及事业心，在经济上要能独立的人，应接着在美国、英国或法国医院学习 1 年或 2 年，这与西方的学习一样。这样教育与培养的人，将回到他们本国成为领导人物，不论是在建立的机构中进行教学或医疗”（王吉民、伍连德著《中国医史》1935 年版）。这就清楚地表明，当时各国吸引我国学医留学生的真正目的与宗旨是要培养一批为他们服务的知识分子。

此外，清政府为了维持其统治地位，推行洋务运动和实行新政，特别是 1901 年实行新政后，清政府多次倡导留学。1903 年清政府公布《约束奖励游学毕业生章程》，明确了对留学毕业生给予相应的科名奖励办法。再者，一部分改良主义者和资产阶级革命分子，为了寻求治国救本的道路，也纷纷出国留学。

在以上因素的推动下，19 世纪末 20 世纪初在我国近代史上掀起了第一次留学高潮。首先是在 1906 年前后形成了大规模的留日高潮，其次是在 1908 年美国实行“退款兴学”政策后留美潮流逐渐兴起。

（2）留日高潮的兴起。

由于甲午中日战争的刺激，中国的士大夫们开始寻求日本迅速强大的原因，发现日本早期派遣的大量留学生对日本的富强起了重要作用，认为中国也必须效仿，加之日本距离中国较近，应将日本作为中国派遣留学生的首选国，从而通过各种途径向日本派遣留学生。1905 年清政府宣布废除科举制度后，读书人断了科举升迁的路，为了寻求新的出路，也纷纷涌向日本，酿成留日高峰。综合各种文献的记载，估计 1901 年在日留学生约 280 名，1904 年约 3 000 名，1906 年达 8 000 名以上，之后人数逐渐减少。在如此短的时间内有如此众多的人前往一国留学，这在中国近代史上是绝无仅有的。

清末留日学生以青年为主，但不乏十来岁的儿童和七八十岁的老翁，并有相当比例的女性；有夫妻、父子、兄妹结伴而行者，甚至有举家同往者；其中私费生略超过官费生。由于程度参差不齐，普遍缺乏日语基础和普通西学知识，留学生到日本后一时很难选定专业，以进入初、中等学校为主。在选修的专业中以法政、武备科占大多数。

清朝学部和日本千叶医专等校订立了接受中国留学生的办法，学费由各省分担，这是由政府派遣留学生去日本学习医科的记录。甲午战争以后，我国有不少知识分子到日本留学。秋瑾（1875—1907）冲破封建家庭的束缚，于 1904 年自费留学日本。1906 年因反对日本颁布《取缔清、韩留日常生规则》而回国。1907 年在《中国女报》第一、二期译有“看护学教”一文，介绍了一般护理学知识。她在序中强调：“看护为社会之要素，妇人之天职……虽谓益国便民之事业，亦非过语，何贱业之有!”秋瑾是我国重视并倡导护理学最早的学者之一。鲁迅在 1930 年写的自传中说：“我已经决定要学医了，原因之一是因为知道了新的医学对于日本维新有很大的助力，我于是进了仙台医学专门学校。”（《鲁迅自传》第 20 卷，1973 年版）后来为了改变当时中国的国民精神，鲁迅才到东京从事文学活动。郭沫若（1892—1978）也曾于 1914 年东渡日本求学，原在九州帝国大学学医，后才改攻文学，又曾于 1924 年、1928 年两次旅居日本从事史学、文学的研究，并积极支持留日青年和国内文艺界的革命文化运动。

(3)“庚款兴学”与留美潮流的兴起。

在实施“庚款兴学”计划之前，清政府也派遣留学生赴美学习。1872 年，清政府有计划地向美国派遣留美幼童（10 岁到 16 岁的青少年），每批 30 人，四年共派出 120 人。清政府原计划这批留学生在美国学习 15 年。除学习西方语文和科学外，还规定读中国经书，每逢节日由清朝派去的学生监督宣讲皇帝《圣谕广训》，并向北京遥望宫门跪拜。1881 年，学生监督吴子登要求留学生求见时行跪拜礼，学生不服，吴子登即向清朝诬告学生“学业未成，心绪先变”。清廷下令只留 10 人外，其余全部遣返国内。回国后分送各衙门差使，其中有 8 名进北洋医学堂学习医学。

至 1900 年，除留美幼童外，前往美国留学的人数只有 59 名，他们多为教会资助。进入 20 世纪后，在清末新政的鼓励下，中央及地方政府和机构陆续派出了一些留美学生，仅在 1901—1908 年的 8 年中，赴美留学生就达 281 名。但留美人数的大大增加是在美国 1908 年提出退还半数庚子赔款和清华学堂建立之后。

1901 年《辛丑条约》规定，中国付给各国的战争赔款共计白银 4.5 亿两，从 1902 年到 1940 年分 39 年还清，本息总计达 9 亿多两，因事出中国庚子年，史称“庚子赔款”。1905 年前后，针对美国 19 世纪末以来的排斥华工政策，中国沿海各地掀起了广泛的抵制美货运动，使美国的在华经济利益受到损失。同时，留日高峰的形成也格外引起美国朝野的关注，认为将不利于美国在华的长远利益。1906 年，美国伊利诺斯大学校长爱德蒙·詹姆士在呈美国总统罗斯福的“备忘录”中提出：“哪一个国家能成功地教育这一代中国青年，哪一个国家便将由于付出的努力而在精神上、知识上和商业的影响上获得最大可能的报偿……这种道义上的影响与扩展，即使单纯从物质概念而言，意味着所付出的代价在回收时，将比任何其他方式获利更大。”1908 年，美国国会通过罗斯福的咨文，向中国政府正式声明，从 1909 年起，将美国所得庚子赔款的半数以“先赔后退”的方式退还给中国，并和中国政府达成默契，将所退庚款发展留美教育。美国的这一举动后来被部分相关国家效仿，这就是所谓的“庚款兴学”或“退款兴学”。

为了实施庚款留美计划，中国政府专门拟定了《遣派留美学生办法大纲》，规定在华盛顿设立“游美学生监督处”作为管理中国留美学生的机构，在北京设立“游美学务处”，负责留学学生的考选派遣事宜，并从1909年起实施。原计划每年派遣100名，但因考试成绩不佳，实际派遣为1909年47名，1910年70名，1911年63名。

游美学务处在直接选派留美学生的同时，又着手筹建留美预备学校——清华学堂。清华学堂于1911年4月29日正式开学，民国成立后改称清华学校。清华学校正常招收13岁左右的儿童入学，隔年招收10名女生，其西学教师基本来自美国，课程设置、教材选用、教学方法、学生生活习惯都效仿美国，使用的教科书、上课、会议、布告、讲演都采用英文。清华学校学生经过8年的高强度学习，到美国后一般可进入大学三年级学习，大部分人都能获得硕士或博士学位后回国。清华学堂对提高中国留学生的层次和系统引入西学起到了重要作用。

通过“庚款兴学”，美国确实达到了“把中国的留学潮流引向美国”的目的，1909年实施庚款留美计划之后，留美人数逐年增加，中国留学生的流向结构从此发生了重大变化。一些医学机构如协和医学院洛氏基金会每年派选中国留学生去美国学医。

除派往美国外，医药卫生界也有相当数量的公、私费学生去欧洲各国学医。

（4）留学精英。

中国留洋学医第一人是黄宽，1847年入美国麻省曼松学校学习，1850年赴英国爱丁堡大学学医，获医学博士学位。1856年回国，曾任海关医官、博济医院代理院长。

金韵梅（1864—1934）是第一个留学美国的中国女医生。她是浙江宁波人，2岁时父母双亡，被美国长老会麦克特（Mecartee）医师收为养女。1881年后，随麦克特赴美国入纽约女子医学校。1885年毕业，先后在费城、华盛顿、纽约等城市任职。1888年随荷兰复兴会妇女部回厦门行医，1889年赴日本，并在神户的“南美以美会、南监理会”工作。1905年回国，1907年在成都任北洋女医院院长，并创建护士学校，为我国护士人才的培养作出了贡献。她是我国近代早期一位出色的女医学家。

继金韵梅之后，还有一些女青年出国留学，如胡金英、甘介侯、石美玉等，均获得较好成绩，并在学成回国后成就卓著。

第一个出国接受护士训练的中国人是钟茂丰，1909 年毕业于伦敦葛氏医院。

这一时期，尚有伍连德、颜福庆、俞风宾、牛惠生、刘瑞恒、汤尔和、闫德润等人先后留学英、美、日等国，成为近代医学史上著名的医学家，对西方医学在我国的传播起了重要的作用。

(5) 对留洋学医的奖励。

为奖励留学，光绪二十七年（1901）谕外洋游学生，有精通之学者，准奏请考试，予以出身，又谕各省书院改设学堂，选派学生出洋肄业，定各省学堂奖励章程。光绪三十二年（1906），学部又奏定考验游学毕业生章程，及奏派员赴美国各埠筹办华侨学务。光绪三十三年（1907），学部奏定女学堂章程，11 月，奏定游学毕业生廷试章程。

1906 年，清朝组织回国留学人员 53 人统考，考取者赐以医科进士或医科举人。

4. 编译西医书籍

西方传教士医生在我国开办医院、建立医学校的同时，也开始翻译西方医学著作。其中影响较大者如英国人合信（Hobson，1816—1873）、德贞、傅兰雅（John Fryer）和美国人嘉约翰等。这些早期编译出版的西方医学著作在我国的流传，对于当时缺乏西方医学书籍的中国医学界，无疑带来了新的医学知识，为西医学在我国的发展提供了条件。然而，这些著作虽然包括了基础理论和临床医学的丰富知识，但是内容重复、零散，甚至有些陈旧和错误的地方，并没有真正反映出当时西方医学发展的现实。此外，编译者彼此之间缺少联系，有时一本书两个人同时分别翻译，中文名词的统一性与准确性完全没有保证。至于语言含糊、概念错误等，则更是常见。

5. 建立西药企业

在医药工商业方面，近代早期西药市场是由外商控制的，著名的有 1841 年英国医生屈臣（A. S. Watson）在香港开设的屈臣氏药房，1850 年在广州设立分店，1860 年又在上海设立分店。1882 年旅美归侨罗开泰在广州创泰安大药房，为中国人开设的第一家西药房。此后华商药店在各地陆续出现，逐步成为西药市场的主导。但是中国的西药工业远远跟不上形势需要。英商施德之（Star Talbot）1900 年在上海设立的施德之药厂是我国最早出现的西药企业，1902 年广州的梁培基药厂则是国人自办的第一家西药厂。但制药技术相当落后，大多数仅是配制和加工进口原料药的基地。

三、中国近代医学教育体系的建立

中国近代医学教育体系是以西医教育为基础建立起来的，包括国立或公立的西医学校、私立的西医学校和教会医学校等。

（一）晚清时期我国官办的西医学校

19世纪60年代，为了“自强求富”，清政府开展了“洋务运动”，主张学习西方科学技术，提倡“新教育”，开始模仿教会学校建立新式的西医学校。1862年在北京设立同文馆；同治四年（1865）北京同文馆开设科学系，逐渐引进西方的自然科学技术知识；1871年设立生理学和医学讲座，聘德贞为生理学教授。1898年创办京师大学堂；1903年京师大学堂增设医学实业馆。

光绪七年（1881），直隶总督李鸿章在天津创办医学馆，由英国人马根济（Mackenzio）和英美驻天津的海军外科医生共同担任教学。1893年校舍落成，正式招生开学，委林联辉为第一任总办（校长），以原有的医院作为实习医院，同时改名为北洋医学堂。这是我国自办的第一所西医学校。该校直接由李鸿章领导，经费由天津政府拨给。学制4年，不分科，教员多为英国人，并以英语医书为课本。该校的教员在清末有爱尔兰人杜宾（Dubbin）及英国派来的军医，后又聘美、法等国教师。课程设有解剖、生理、内科、外科、妇产科、皮肤花柳科、公共卫生、眼耳鼻喉科、治疗化学、细菌学及动、植物学等。有60张床位供临床实习使用。

1902年，袁世凯将北洋医学堂改为海军医学堂。同时，还建立了北洋军医学堂，任命北洋候补道徐华清为总办，日本二等军医平贺精次郎为总教习（教务长）。该校学制4年，每班40人。后在天津河北四马路新建校舍，并附设防疫学堂，由日本人古城梅溪主持，教员多为日人，课本亦用日文。1906年由陆军军医司接收，改名为陆军军医学堂，这是我国最早设立的陆军军医学校。1907年伍连德任协办（副校长）。1908年又增设药科，学制为3年，常有二三百人在校学习。1915年陆军军医学堂迁往北京。

1906年7月，在广州设立随营病院（即随军医院），由两广总督岑春煊电商出使日本大臣杨枢代聘日本医学士1人，充任随营军医学堂总教习及随营病院诊察长。同年8月，又开办随军医学堂，招收学生。这是我国第一次开办的军医院和随军医学堂。

此后，各省也相继办起医学堂，如1908年张之洞创办湖北医学堂；1909年在广东设立陆军医学堂及海军医学堂，至此，我国海陆两军均有了培养军医的学校。

然而，这些医学堂无论在学制上或在课程设置上均未健全，缺乏统一规划，尚未形成独立的医学教育体系。

（二）民国时期国立或公立的西医学校

1912年中华民国成立，不久教育部颁布了《大学令》（壬子学制），废除封建教育，建立近代教育体系。1913 年修改壬子学制，称为“壬子癸丑学制”，规定医科分医学、药学二门。修业年限：医学预科一年，本科四年；药学预科一年，本科三年。1922 年，北洋政府公布的新《壬戌学制》规定，大学分为 4 个层次：大学、专门学院、专修科以及大学院。1924 年 2 月公布了《国立大学条例》，我国的医学教育逐步纳入了正规的教育体系。

这一时期，北京、江苏、浙江、广东等地先后设立了一批国立或公立医学校。如 1909 年成立广东公医医学堂（1915 年改为广东公医医学专门学校，1924 年改为广东公医医科大学，1925 年改为国立广东大学医科学院，1931 年改为国立中山大学医学院，新中国成立后于 1953 年与岭南大学医学院组建成为中山医学院的前身华南医学院）；1912 年北京成立北京医学专门学校（北京医科大学前身），杭州成立浙江省立医药专门学校（浙江医科大学前身）；1916 年保定成立省立直隶医学专门学校（后改称河北医学院）；1927 年创办国立同济大学医学院；1928 年创立河南省立中山大学医科。

（三）私立的西医学校

随着国立或公立医学校的设立，一批私立医学校也相继开办。如 1908 年成立广东光华医学堂（1912 年改为私立广东光华医学专门学校，1928 年改为私立广东光华医科大学，1929 年改为私立广东光华医学院，1952 年改为公立广东光华医学院，1954 年并入中山医学院的前身华南医学院）；1912 年张謇创办南通医学专门学校（南通医学院前身）；1926 年上海创办私立东南医科大学（1930 年改称东南医学院）。

（四）教会医学校的扩大和发展

这一时期，教会医学校也有所扩大和发展，并新建了一批教会医学校。如 1911 年青岛成立德国医学校，在福州设立美国的协和医学堂；1914 年成都华西协和大学设立医科，长沙成立湘雅医学院；1917 年美国、英国、加拿大三国教会共同创办齐鲁大学医科。1915 年美国洛克菲勒基金会设立中华医学基金会，介入中国医学教育，在与伦敦协商后达成了接办协和医学堂的协定，并将其改名为北京协和医学院。此外，中华医学基金会还对湘雅医学院、国立中央大学医学院、北京医学专门学校等学校提供援助。

中国近代医学教育体系是中国近代医学体系的重要组成部分，后者尚包括医疗卫生行政机构的创建，医学研究机构和学术团体的建立，基础医学、临床医学和公共卫生的发展等。这一时期，以西方医学体系为模式的中国近代医学体系逐渐形成了。

四、近代医药卫生的管理机构

清代管理全国医事的组织沿袭前代设太医院。清太医院设有院使、左右院判、御医、吏目、医士等约120人。清代管理宫廷药物的采办、储存和配制的机构为御药房，分东、西两处。其中西药房由院使、院判、御医等较高级的医官分班轮值。清代尚设有养济堂、育婴堂、粥厂等以救治贫民灾疾。但这些多为权宜之策，维持时间很短。清代专司医学教育的机构为太医院教习厅。同治五年（1866），教习厅改名为医学馆。

北洋政府统治时期，由于军阀割据，各自为政，以至全国的医药卫生管理一直未能统一，北洋政府内也一直未形成完善的卫生行政系统。当时医学学术、医学教育归教育部管属，公共卫生归内政部警察总署管属，公共防疫和海关检疫则归外交部管理。1912年，内政部设卫生司，实际上只管中医，因为其时西医数量很少且多在军队、教会医院和学校中供职。1919年，设置了中央防疫处。

国民党南京政府的卫生行政管理机构，比起北洋政府要完善一些。1927年，设置内政部卫生司，为全国最高卫生行政领导机关。1929年正式成立卫生部，下设中央卫生委员会（为设计审议机构）、中央卫生试验所及卫生行政人员训练所，部内设有总务、医政、保健、防疫、统计等五个司，分别管理相应的卫生工作。同年颁布《全国卫生行政系统大纲》，各省设卫生处，隶属于各省民政厅；各特别市设卫生局，隶属于特别市政府，均受卫生部直接指挥和监督。各县市设卫生局（科），直接受卫生处指挥和监督。各大港口和边界要冲设海陆检疫所，直接受卫生部指挥和监督。1931年卫生部又改为卫生署，隶属于内政部，改组缩小总务、医政、保健三科。同年成立了中央国医馆，为半官、半民、半学术、半行政的特殊机构，其理事长一直由陈立夫担任，馆长由焦易堂担任。1932年设中央卫生设施实验处，为国家最高卫生技术机关（1933年改称为卫生实验处）。防疫机构除海港检疫管理处外，还设有中央防疫处，负责制造各种疫苗。1936年卫生署复改为隶属于行政院。1937年在中央卫生署内设中医委员会，实为中医顾问性组织，从未正式执行过行政权。1947年卫生署再次改为卫生部，内设防疫、保健、医政、药政、地方卫生五个司。民国时期，在众多的中央和地方卫生官员中，少有中医从业人员。

五、近代的中医药学

（一）中医学校的建立

19世纪60年代，清朝开办了“京师同文馆”，教习太医院医士、医生，学习课程有《素问》、《难经》、《脉诀》以及本草、方书等，每年春秋二季由教习厅派员考试，每届六年，太医院会同礼部大试，学业荒废者仍发教习厅课读。这个医学馆虽是近代最早的医学校，却仍然是太医院办学的延续。

光绪年间，在洋务派兴办学堂的影响下，乐清名医陈虬（字志三，号蛰庐）于光绪十一年（1885）在浙江省瑞安县创办“利济医学堂”。据《利济学堂报》记载，学制五年，学习“医籍之外，兼课以古今中、西一切学术”，它是我国近代早期较有影响的中医学校。

戊戌变法后，废除了八股取士的科举制度，各类中医学校相继出现。1906年四川重庆创办了“巴县医学堂”（后改称“巴县民立医学堂”）。辛亥革命后，该校由重庆医学研究会接办，依靠中医界和社会有关人士的资助维持，1916年停办。

同时，广东南海贡生罗熙如、黎棣初等，于1906年创办了“广州医学求益社”，1921年改名为“广州医学卫生社”，以联络医界团体、振兴医务教育为宗旨，它的创建促进了广东中医教育事业的发展。

此外，晚清设立的中医学校尚有1901年开办的江西中医学堂，1905年盛京军督部堂所提出在沈阳创办的中医学堂，1906年清政府拨款建立的山西医学专门学堂等。

（二）中西汇通派的产生

1. 中西汇通思想

西医作为一门科学，它的传播给我国带来了新的医学知识，客观上促进了我国医学的发展。面对西医潮流的强烈冲击，中医何去何从？对此产生了三种主要思潮：①全盘否定中医的废止中医思潮；②坚持中医学术完美无缺的复古主义思潮；③试图沟通中西医学的中西汇通思潮。

中西汇通的思想渊源，可上溯至17世纪初徐光启在天文历法活动中提出的中西“汇通归一”的思想。1890年，李鸿章在为《万国药方》所作的序中最早提出“中西医汇通”的主张。但实际上真正开始实行中西医汇通的仍是中医界的有识之士。一些受资产阶级“变法维新”思想影响的进步医家，深感中医学术必须继续提高和发展。他们主张吸收西医之长处，摒弃中医学术之短处，努力探索以西医的学术见解来沟通和发展中医学术，形成了近代医学史上所谓的“中西汇通派”。20世纪以后，主张中西医汇通的医家迅速增多。他们试图在学术上沟通中西医学，推动中医学的发展；在教育上引入新的教育体制培养中医药人才；在临床上取中西医之长来提高诊疗效果；还有的医家以“中医科学化”为目标，或倡导“改进中医”，以适应时代潮流。

中西汇通思想能得到大多数中医的赞同，是因为它既肯定中医的科学价值、反对把中医视为封建糟粕，又看到了中医学的不足，认为应该用现代科学技术来发展中医。这比那种全盘否定中医的民族虚无主义和坚持中医学术完美无缺的复古主义，无疑是一大进步。这种态度成为近代中医界的主流。许多医家在中西汇通思想的影响下，致力于汇通中西医学的工作，并取得了一定的成绩。

2. 中西汇通派的代表人物

（1）唐容川。

唐容川（1846—1894），四川彭县人，为近代中西汇通的先驱。代表作为《中西汇通医经精义》（1892），该书是我国最早试图汇通中西医学的一部著作，“汇通”名称即源于此。他主张“不存疆域异同之见，但求折中归于一是”。书中采摘《内经》原文，并收入了王清任《医林改错》的脏腑图说，以西医的解剖生理学来印证中医理论的正确性。如他说西医的血液循环学说就是内经所说的“营卫交会于手太阴肺及主血脉之说也”，“《内经》名脉，西医名管，其实一也”，是以中医为主，吸入西医内容，但有很多生搬硬套、牵强附会之说，并存在尊经崇古的倾向。

（2）张锡纯。

张锡纯（1860—1933），河北盐城人。代表作为《医学衷中参西录》（1909）。张氏在中西汇通中，从医学理论到临床实践都进行了尝试。他对中医的脏象学说和西医的解剖生理互相印证，如心力衰竭与肾不纳气相通，脑充血与厥逆相近等。认为中医之理包括了西医之理，中医并不落后。主张中西医理论相同，愿中西医和衷共济。他试图以西药之长，补中药之不足，采用中西药并用的方法，这是他中西汇通的一大特点，并取得一定的效果。如他很推崇阿司匹林治痨的泻热作用，并主张阿司匹林与玄参、沙参诸药合用以滋肺阴，“则结核易愈”；他将生石膏和阿司匹林同用，认为石膏清热力强，辅以阿司匹林，能使内郁之热达表而解。这种在临床实践中来汇通中西医的做法，对发展中医有一定意义。

由于历史条件的限制，唐容川、张锡纯等人的中西汇通无法摆脱唯心主义和形而上学的窠臼，他们在理论上常常生搬硬套、牵强附会，所以进展很慢。更兼以余云岫为代表的一部分西医竭力反对中医，于是恽铁樵的中医革新说和陆渊雷氏的中医科学化说曾风靡一时。特别是恽铁樵，博采众长，兼通中西医学，学术思想较前人更进一步。

（3）恽铁樵。

恽铁樵（1878—1935），江苏武进县人。中年以后因三子亡于伤寒，乃奋力攻医。代表作为《群经见智录》，并著有《伤寒论研究》等。他针对当时尊经崇古的风气，提出医学研究不应止于《黄帝内经》。恽氏对中西医特点进行比较，作出较为正确的判断。他承认西医有先进之处，如对解剖、细菌、病源及病灶特别重视；但亦有其缺点，如违背自然、执著试药和未知四时五行等环境的影响等。而中医强调"形能"和"气化"，顺乎自然而重视四时五行。他认为中西医互有短长，可以兼收并蓄，殊途同归；应革新中医，吸收西医之长以发展中医，然后中医才会进步。他也认为"中医有演进之价值，必能吸收医之长，与之结合"。

在中医近代史上，恽铁樵首先提出中西医学文化基础不同、体系不同的卓见。他强调中西医学之间，不存在是非、优劣关系，因而也就不存在孰存孰亡的选择问题。他认为"西方科学不是学术之唯一途径，东方医学自有其立足点"。因而他相信中西医学必将长期共存，相互促进。这说明他对学科发展的时代局限性有着深刻的认识，因此，他主张"居今日而言医学改革，苟非与西洋医学相周旋更无第二途径"。所谓周旋是一个很有意思的提法。周旋既非"舍己从人"的抛弃自我，全盘西化，也不是"漫然杂糅"的混合搭配，不做努力；而是要时时相互印证，并从过去的中医上发展出去，形成"不中不西，亦中亦西的新中医"。

恽铁樵对中医的改革明确提出了三个办法："发扬古书精义，采取西医学说，征诸实地经验。"在当时，临床上中医的疗效要优于西医，但是中医的学理艰涩而西医学理直白明了，"社会大众因不明中医学理，故信西医者反较信中医者为多"。有人称中医"有见效之药，无可通之理"。就连梁启超也说，"中医尽能愈病，总无人能以其愈病之理由喻人"。所以"诠明学理"是改进中医的首务。这项工作恽铁樵是从整理古医书开始的。而对于生理这部分知识，他以为西医已经揭示得非常清楚了，因此自当采用西医之说。

恽氏还针对余云岫否定中医的观点，加以驳斥。他反对中央国医馆关于统一病名"以西洋译名为准，而罢旧名的做法"。指出："西洋医法以病灶定名，以细菌定名，中国则以脏腑定名，以气候定名，不可强合而为一也。"

在统治阶级妄图消灭中医的关键时刻，中西汇通派试图通过中西医汇通的手段来适应当时的需要，这比那种全盘否定中医的民族虚无主义和坚持中医学术完美无缺的复古主义，无疑是一大进步。但是，由于半殖民地半封建社会制度的局限，在研究方法上又存在着不少机械的、形而上学的思想，因此，他们的成效不大，甚至有的地方牵强附会。与其说他们重中轻西，不如说他们对西医及近代科学了解甚少更为确切。关于中西医结合的问题，经过各种曲折和反复，在新中国成立后才逐渐走上健康发展的道路。

（三）传统中医被扼杀

中医药学有着悠久的历史和辉煌的成就。然而，近代中医药学的发展却遭遇了严重的障碍。一方面，国民政府在引入西方的社会和科技文化教育制度的同时，认为中医不合乎科学，采取限制和排斥的政策，极大地阻碍了中医学的发展。另一方面，在近代自然科学的推动下，科学实验的思想和方法应用于医学，使西医对人体的认识、疾病的原因、治疗和预防等方面都有了长足的进步，使传统的中医学面临着严峻的挑战。怎样看待中医和西医、中医学该如何发展，成为近代中医界乃至整个社会关注和思考的问题。中医界在困境中励精图治，为保存和发展中医药事业进行了艰苦的努力，并取得了一定的成效。

1. 废止中医的思潮

鸦片战争以后，西方医学大量传入中国。中国传统医学的理论，不易为接受过西医教育的人接受，因为：①近代西医在理论上受机械唯物论和形而上学思想的影响很深，很难以辩证唯物主义的观点一分为二地分析和认识中医。②西医较新的理论与技术如微生物病原学说的提出、病灶理论的发展以及各种检测仪器的应用，使人们更易于接受西医陈述的事实；而对中医较为抽象的概括和推理，似乎难以理解。③从更广阔深刻的社会历史背景上看，当时有人提了“全盘西化”的主张等，为废止中医思潮的出现作出诠释。

“五四”以后，思想界的一些人对中医持否定态度。如胡适认为中医无学理，不足为法；梁漱溟认为中医书很多，但真知识却不多；傅斯年认为国医与近代科学不相容。这些人在中医兴废的论争中起了消极作用。

在医学界率先提出废止中医并在废止中医活动中起重要作用的人物是余云岫（1879—1954）。余云岫名岩，浙江镇海人，1905 年公费赴日留学，1908 年进大阪医科大学学医，1916 年毕业。回国后曾任公立上海医院医务长，后自行开业。南京政府成立后，任中央卫生委员会委员，内政部卫生专门委员会委员。1934 年至 1939 年主编《中华医学杂志》，1949 年后为上海市人民政府文化教育委员会委员。

余云岫受过系统的西医教育，也读过不少中医书籍。但当他研读中医典籍时，却以西医理论为标准去衡量中医的科学性，其结果只能是否定中医。他对中医的阴阳五行、五脏六腑、十二经脉、六气六淫、六经辨证等都予以批驳。他认为中医治病有效是因为：“第一是中国的药物确是有用的；第二是中医用药全靠经验，并没有什么深奥的道理在里面；第三是许多疾病经过一定时日自然能慢慢儿自愈，并非药物的功效；第四是暗示的效果。”因此，他主张废医存药。余氏对中西医汇通不以为然，他认为医学只有新旧之分，而无中西之别，新的医学完全可以取代旧的，所以中西汇通毫无必要。余云岫的观点在当时西医学界有着相当影响。尽管大多数人并不像余氏那样坚决废止中医，但都认为中国医学的发展应基于西医而不是中医。

2. 废止中医的行径

北洋政府和国民党南京政府都想效仿日本明治维新后取缔汉医的做法，

决意要废止中医。而近代中国主持卫生和教育行政的政府官员大多受过西方教育，在不同程度上受到了废止中医思潮的影响。他们在引进西方医疗卫生和教育制度的同时，制定了一系列错误的中医政策，致使中医药学受到严重的摧残。

北洋政府崇洋媚外，卖国求荣，极力鼓吹民族虚无主义，扬西抑中。教育总长汪大燮即竭力主张废止中医中药。1912 年 7 月，北洋政府举行临时教育会议，参照日本学制，制定新学制，中医未被列入学制系列，企图从取消中医教育开始以达到消灭中医的目的，中医界为此而强烈反对并组织请愿。汪大燮在接见请愿团时公然表态说："我今后决意废弃中医，不用中药，所请立案一则，是难于照准的。"还坦然日本明治维新废止中医的所谓成功经验。在 1925 年的全国教育联合会上，中医界提出中医加入教育系统的议案，呈报教育部，但教育部以中医"不合教育原理"为由不予允准。与此同时，废止中医论者大行其道，连篇累牍。中西医之间的论争日趋激化，双方已不再是学术争论，而成政治论辩之水火之势。朝野各界人士也逐步在此问题上形成对立局面。废止中医论者多得到掌权者的支持，而中医药界虽有舆论与社会较广泛的同情，但不掌管卫生、教育大权，处于越来越不利的劣势地位。

1929 年 2 月 23 月至 26 日，国民党南京政府召开第一届中央卫生委员会议，出席会议的代表共 17 人，其中竟无一名中医，几乎全是西医。难怪他们一致通过了余云岫等人提出的"废止旧医以扫除医事卫生之障碍案"。这个议案通过后，引起全国各地中医界的极大愤慨和强烈反对，未能实行。但不久余云岫又向南京政府教育部递交了《请明令废止旧医学校》的提案。1929 年 4 月，教育部发布命令，将中医学校一律改为"中医传习所"，不准立案。不久，卫生部下令将中医医院改称医室（或医馆），不许中医开设医院，禁止中医应用西药西械，限制中医发展。

国民党政府消灭中医的政策激起全国各界人民的愤慨和反对，同时国民党政府中一些上层人士对此也有不同看法。为了缓和矛盾，国民党政府于 1931 年批准在南京设立了中央国医馆，同时强行解散了中医界团结反废止的核心组织——全国医药总联合会。

1933 年，一贯仇视中医中药的大汉奸、国民党政府行政院长汪精卫与蒋介石串通一气，再次提出废止中医中药的主张。

1936 年 1 月 22 日，国民党立法院公布了《中医条例》，名义上承认了中医和中医学校的合法地位。同时决定在卫生署内设"中医委员会"，负责管理中医工作，形式上明确了中医管理的政府行政体制，但并未真正付诸实施，并无采取过任何行政措施支持中医事业，实际上仍抱歧视中医的态度，限制中医的发展。

抗战期间，国民党政府废止中医的行径有所缓和，但抗战胜利后又故伎重演。1946 年 2 月，教育部命令上海市教育局取缔上海中医学院及新中国医学院。1946 年 6 月，卫生署命令各地卫生局，规定中医不得通称医师。1946 年 11 月，国民党政府卫生行政会议决议严禁中医使用新药。

国民党政府统治下的旧中国，百业凋敝，经济破产，人们生活极端贫困，医药卫生事业十分落后，疾病流行猖獗，死亡极其惨重。即使在这样落后的状况下，国民党政府还要千方百计地消灭中医中药，使这一时期成为中国医学史上最黑暗最落后的时期。国民党政府的倒行逆施，虽未能达到消灭中医中药的目的，但却使中医受到严重的摧残。新中国成立前夕，中医已濒临绝境，全国无一所公立中医学校或中医医院，中药生产落后，质量低劣，药店倒闭，中医书籍出版困难，许多中医中药人员纷纷改行甚至失业。

广大中医对国民党政府消灭中医的政策进行了顽强的抗争。他们为了维护和发扬中医学术，保存民族的文化遗产，进行了不懈的努力。他们在城市和农村为人们防治疾病，受到群众的信任和欢迎；一些中医还在北京、上海等地私人开医学校，培养中医人才；并编纂和整理中医药书籍，出版中医学术刊物等，为继承和发扬中医药学竭尽全力，做出了一定的成绩，使中医药学在如此艰难困苦的环境下保持了下来。

（四）中医文献的编辑出版

近代中医虽受歧视，但仍有人研究《伤寒论》等经典著作，从事古医籍的考证、校勘和辑复，编辑刊行丛书、医案及医话等书籍。如周学海的《周氏医学丛书》（1891）、何廉臣的《全国名医验案类编》（1927）以及《中国医学大辞典》（1926）、《中国药学大辞典》（1935）等工具书的编纂，对于保存和研究中国古代重要医学文献有一定的功绩。

在临床医学方面，对慢性病、妇产科、儿科常见病、眼科、喉痧、外科、针灸、按摩、药物学等都有专著出版。如费伯雄著《医醇剩义》（1863）、马培之著《外科传薪集》（1892）、潘霨著《女科要略》（1877）、吴尚先著《理瀹骈文》（1864）等。

至民国时期，有丁福保（1874—1952）著《中药浅说》，承淡安著《中国针灸治疗法》（1931）等。

（五）中西医并存和对立局面的形成

鸦片战争以后，西医作为文化侵略的工具大规模传入中国。近代西方科技发达，科技成果应用于医学领域，使临床诊疗技术水平大为提高，为西医在中国的发展保持了技术上的优势。同时，帝国主义者通过举办医学校、招收留学生等途径培养他们的接班人，使之成为传播西医的主要力量。而鸦片战争后，中国国力衰微，科技落后，中医学发展缓慢，在西医的冲击下，使一些学过西医的人对中医抱怀疑、鄙视甚至敌对的态度，就是一般知识分子也对中医持怀疑甚至反对的态度；更兼帝国主义和官僚买办阶级极力推行民族虚无主义，鼓吹洋奴哲学，竭力排斥祖国医学，挑拨中西医关系，使中医受到严重的摧残。然而，由于中医界的强烈抗争，更由于中医中药治病的有效性，广大人民群众依然信任中医中药。而且中西医都是劳动人民同疾病作斗争的经验总结，两者方法不同，目的相同，殊途同归，且各有优势与不足，有互补性。所以，即使在当时险恶的历史条件下，西医也不可能完全取代中医，更不可能消灭中医。于是形成了近代中国医学史上中西医并存和对立的局面。

六、太平天国的卫生工作

1851 年，太平天国农民革命运动爆发，这是我国人民在帝国主义、封建主义的双重压迫下举行的历史上规模最大的农民起义。太平天国革命历时 13 年（1851—1864），纵横 18 省，它沉重地打击了帝国主义和封建统治者，揭开了中国近代民主革命的序幕，并对我国政治、经济和文化的发展，产生了极其深远的影响。

太平天国的领导者对战士和群众的健康十分关怀，洪秀全在进军令中明确提出：“努力护持老幼男女病，总要个个保齐。”因此，太平天国逐步建立起较完备的医药卫生组织，在医疗保健方面采取了许多进步措施，并涌现了许多著名的医家，在我国近代医学史上写下了光辉的篇章。

（一）医药卫生组织

1851 年，太平天国在永安州进行的政权、军事建设中，初步建立了正规的医药卫生组织。后来，随着太平军不断壮大，农民革命政权日渐巩固，太平军和天朝政府中的医药卫生组织逐步充实完备。由于太平天国文献所存无几，已难以了解其全貌，但从清朝一些污蔑、歪曲的零星记载中，仍可窥见太平天国医药卫生组织的梗概。

据张德坚《贼情汇纂》等有关太平天国官制的记载，太平军各军设督医将军一人，主管各军医药工作，下设内医、掌医（外科）、拯危急、理能人（护理员）、马医等人员。1853 年定都天京后，太平天国政府机构中设“国医”一人，主管医药卫生工作，下面也相应地设有各类医药人员，详见下表。

太平天国的医药卫生人员设置表

名称	太平天国天朝	太平军（各军13 000余人）
国医督医将军	殿前国医1人，封真忠报国补天侯，主管医药卫生工作	各军恩赏检点督医将军1人，主管各军医药卫生工作
内医	朝内设内医22人，主治内科疾病。其中职同指挥、将军各4人，职同总制、监军各7人。另设诊脉医生9人，职同军帅	各军内医18人，其中职同总制人、职同军帅14人
掌医	朝内设掌医4人，专治外科病伤，职同指挥	各军掌医25人，主疗受伤将士，职同总制
拯危急	天朝拯危急1人，负责急救，职同将军	各军拯危急属官无数，抢救并治疗伤员，职同监军
理能人	在“能人馆”中照料伤病兵士	各军理能人无定员，护理伤员，专管茶饭汤药
马医	天朝马医1人	各军马医数人

除朝内和军中的医药卫生组织外，尚设有街道医生60人，为天京居民诊治疾病。此外，天京设有总药库，由内医掌管，统一调配各类必需药材；另有骡马医，专治军马疾患。

太平天国官职共分十八等，王有六等，其次是侯、丞相、检点、指挥、将军、总制、监军、军帅、师帅、旅帅、卒及两司马。医生职位在侯与军帅之间，可见太平天国对医生是相当重视的。

（二）医生的选拔和征聘

太平天国对医生的选拔极为重视。太平天国后期领袖之一的洪仁玕在其所著《资政新篇》中说：“立医师必考取数场，然后聘用，不受谢金，公义者司其事。”经过这样考选的医生，质量是较高的。

早在金田起义前后，两广一带就有不少民间医生、草药医生参加了太平军，较著名的有李俊良、黄益芸等人。太平军胜利进军途中，沿途又不断吸收医药人员，如江夏（今武昌）名医杨燮、刘春山，擅长针灸的湖南医者，都先后应聘加入了太平军，受到尊敬和优待（耿鉴庭：《太平天国医林人物传》，载《中华医史杂志》，1954年第3号。）。

太平天国吸纳人才的方式主要有两种，即出榜招贤和科举考试。前者用于招收各行各业的能工巧匠和专门人才，包括医生。太平天国定都天京后不久，广泛征聘当地名医和民间医生参加医疗工作。国医李俊良曾征聘医生、药工，选办药材，设馆研讨医术。1854年春，北王韦昌辉又发布“招延良医诚谕”，延聘精通内、外、眼、妇、儿科名医，尤以眼科最为急需，诚谕中写道：招访“大小方脉、内外专科、眼科、妇科以及专理小儿急慢风等症……凡有精通医理，能治各项病者，即宜应命前来。又眼科为朝所尤重，抑或专精眼科者，均即到该镇守将佐衙门报名，以便送至天京录用，果能医治见效，即赏给丞相，如不愿为官，即赏银一万两，并使其回家安享，以奖其艺，决不食言，断不使之失所”（《太平天国史料》第二部分）。在多次招聘中，金陵名医宋耕棠、哈文台、王震田等先后应聘，他们在李俊良的率领下，为东王杨秀清精心治疗眼病，终于使东王保存一目，免遭失明之苦。

第十六章　现代的中国医学（新中国成立后时期）

（1949 年至今）

一、社会背景

1949 年 10 月中华人民共和国的成立，标志着中华民族进入了一个新的历史发展阶段。实现了国家的基本统一和全国各族人民的大团结，开始了社会主义革命和社会主义建设的新时代。

新中国成立至今 60 年，大致可划分为三个阶段：

（1）1949 年 10 月至 1966 年 5 月：这一阶段，工农业生产和科学、教育、文化、卫生、体育等事业都有很大发展。在这 17 年中建立起社会主义现代化的物质基础，积累了社会主义建设的有益经验，培养了经济文化建设等方面的骨干力量。

（2）1966 年 5 月至 1976 年 10 月：十年的“文化大革命”，使党、国家和人民遭到新中国成立以来最严重的挫折和损失，卫生事业也同样遭到“十年浩劫”。

（3）1976 年 10 月至今：“文化大革命”后，经过了两年的徘徊，1978 年党的十一届三中全会，重新确立了马克思主义的思想路线、政治路线和党的正确的组织路线，实行改革开放，使我国社会经济迅速发展，卫生事业也取得了新的成就。

新中国成立后，医疗卫生事业获得了蓬勃发展。严重危害人民生命和健康的传染病、寄生虫病和地方病得到有效控制；各种疾病的防治技术有了显著提高；医学科研工作取得了巨大成绩，有些领域已步入世界先进行列；医学教育成绩斐然；中医药和中西医结合事业也得到长足发展，成为我国医疗卫生事业的重要组成部分。

二、现代中国医学体系的建立与发展

（一）卫生行政管理体系

卫生行政管理体系的建立和健全是医疗卫生事业发展的重要保证。中华人民共和国成立后，全国自上而下组建了各级卫生行政管理机构。1949 年 11 月 1 日成立了中央人民政府卫生部，1954 年 11 月 10 日改为中华人民共和国卫生部，领导全国的卫生工作。全国各省、区、市、行署、县也分别成立了相应的卫生行政机构。各级卫生行政管理系统的建立，在领导、组织、协调、推动各项卫生工作中起了重要作用。

为了有效地发动群众，组织协调有关部门和地区的力量开展卫生工作，1952 年起在党中央和国务院的直接领导下，首先成立了中央爱国卫生运动委员会。随后中共中央和国务院还相继成立了其他卫生行政机关，如国家计划生育委员会、中共中央地方病防治领导小组、中共中央血吸虫病防治领导小组、国家医药管理局等。1986 年 12 月经国务院批准成立了国家中医药管理局。

（二）卫生机构与卫生队伍

新中国成立后，大力组建与发展卫生机构和卫生队伍，我国的卫生机构数、卫生机构床位数以及卫生人员数均有极大的发展，保证了人民健康水平的大幅提高。见下表。

1949 年以来中国卫生事业发展概况

项　目	1949 年	2007 年	2007 年比 1949 年的倍数
卫生机构数（个）	3 670	298 408	81.3
其中：医院（含卫生院）	2 600	60 531	23.3
疗养院	30	237	7.9
门诊部（所）	769	197 083	256.3
疾病预防控制中心（防疫站）	0	3 585	—
妇幼保健院（所/站）	9	3 051	339.0
卫生机构床位数（万张）	8.46	370.11	43.7
卫生人员数（万人）	54.12	590.71	10.9
其中：医师	31.4	164.45	5.2
护师、护士	3.3	154.33	46.8
每千人口卫生技术人员数（人）	0.93	3.66	3.9
每千人口医师数（人）	0.58	1.26	2.2
每千人口护师、护士数（人）	0.06	1.18	19.7

注：2007 年每千人口医院（含卫生院）床位数为 2.63 张。

新中国成立 60 年以来，我国已从根本上改变了城乡卫生状况，大幅度提高了人民健康水平。居民主要健康指标为：总死亡率从 1949 年的 25% 下降到 2005 年的 6.5%。婴儿死亡率由 1949 年的 200‰左右下降至 2005 年的 19‰。平均期望寿命从 1949 年的 35 岁上升到 2009 年的 73 岁，比世界平均水平高 5 岁，在发展中国家居于前列。2001 年我国 60 岁以上老人的数量已达我国人口总数的 10%（2009 年达 12%），我国进入了老龄化社会。

（三）卫生方针

1950 年 8 月，第一届全国卫生工作会议确立“面向工农兵”、“预防为主”、“团结中西医”为我国卫生工作的三大方针。1952 年，第二届全国卫生工作会议又提出“卫生工作与群众运动相结合”的方针，连同前三项方针，形成指导我国卫生事业发展的四项卫生方针。1949 年至 1966 年期间，我国先后召开了关于防疫、妇幼卫生、工业卫生、医学教育等专业性全国会议，颁布了一系列卫生法规和条例，基本上形成了一套符合我国国情的发展卫生事业的方针政策。党的十一届三中全会之后，我国的社会主义现代化建设进入了新的历史时期，卫生事业也走上了新的发展道路，取得了举世瞩目的成就。1997 年，中共中央、国务院制定了关于卫生改革与发展的决定，提出了我国新时期的卫生工作方针：以农村为重点，预防为主，中西医并重，依靠科技与教育，动员全社会参与，为人民健康服务，为社会主义现代化建设服务。

我国的卫生方针，不但表明了我国卫生工作的性质、方向和目的，而且也指明了达到目的之方法、手段和途径。新中国成立 60 年来，在卫生方针的正确指引下，我国坚持从实际出发，始终把卫生工作的重点放在农村，放在基层，走出了一条适合我国国情的卫生事业发展道路，从而使我国的卫生事业取得了巨大的成就。

（四）农村三级医疗保健网

新中国成立之初，在全国 2 100 多个县里，只有 1 300 个县级卫生院，平均只有 10 张病床，且设备简陋，技术落后。而县以下的广大农村，除了少数开业医生和百余个卫生所、处，无任何医疗卫生机构。为了改变农村缺医少药的落后状况，从 1950 年起，首先着手建立和健全县级医疗卫生机构。从 1953 年起，逐步将县卫生院分立为县医院、县卫生防疫站和县妇幼保健站（所），部分县逐步设立中医院、县卫生进修学校、药品检验所以及专科防治所。同时，将县、区、乡的开业医生组织起来，成立联合诊所，并在农村培训卫生员和接生员。人民公社化时期，普遍成立了公社卫生院，联合诊所大多转化为公社卫生院。生产大队成立卫生所（合作医疗站），部分卫生员经培训提升为“赤脚医生”。这样，在 20 世纪 60 年代末到 70 年代初，已形成了以县级卫生机构为中心的县、公社（乡）、大队（村）农村三级医疗保健网。

中国农村三级医疗保健网的建立和发展是中国卫生事业的一大创造，它在医疗、卫生防疫、妇幼保健、地方病防治、计划免疫、卫生宣传、健康教育等各项工作中，发挥了巨大作用。20 世纪 70 年代我国用很低的投入基本解决了国民的基本卫生需求，一度成为第三世界依靠自己的力量解决卫生保健问题的样板，为世界卫生组织在广大发展中国家推行初级保健计划提供了有益的经验。

改革开放以来，我国的农村三级医疗保健网又经历了整顿、建设、改革、发展、提高的过程。现在全国 3. 35 万个乡镇共设立乡镇卫生院约 4 万个、病床 82. 0 万张、卫生技术人员 87. 4 万人。2007 年底，全国 61. 3 万个行政村共设 61. 4 万个卫生室，88. 7% 的行政村设有卫生室；村卫生室执业（助理）医师 11. 0 万人，乡村医生（1985 年以前称赤脚医生）和卫生员 93. 2 万人，每一千农村人口有乡村医生和卫生员 1. 06 人。

（五）医学教育体系

中华人民共和国成立前的医学教育事业非常落后，1949 年全国高等医药院校仅有 22 所，中等医药学校也只有 225 所。院校设备简陋，专业甚少，规模很小，且大部分集中在沿海大城市，约有 1/5 的医药院校直接掌握在外国教会手中。

新中国成立后，人民政府接管了所有医药院校，并对原院校的结构和布局进行了调整。1949 年至 1952 年国民经济恢复时期，一方面大力进行全国性的院系调整，另一方面迅速充实师资，增加设备，扩大办学规模。1953 年至 1957 年第一个五年计划期间，全面系统地进行教学制度、内容、方法、组织管理等方面的改革，统一各级各类医学教育的培养目标、教学计划和教学大纲。1957 年，全国高等医药院校的专业设置发展到 6 类，中等卫生学校的专业发展到 11 类；制订和编写了高等、中等医学教育的教学大纲 140 余类，教材 145 种；建立了大批教研室、研究室、实验室，扩建或新建了一批附属医院。1958 年“大跃进”期间，医药院校的数量得到空前发展，全国除西藏外，每个省、市、自治区都有一至数所医学院校，但教学质量有所下降。1962 年全国高等医药院校已发展到 50 所、中医学院 18 所、医学专科学校 15 所、中等卫生学校 229 所。学校结构逐渐完善，规模基本稳定，学制渐趋统一，教学质量日益提高。十年“文化大革命”期间，医学教育遭到严重破坏。“文化大革命”结束后，医学教育得到恢复并有了新的发展。1978 年 9 月，根据《全国重点高等学校暂行工作条例》，确定了全国重点医学院校。1978 年医学院校恢复了研究生制度，并开始向国外派遣留学人员，包括访问学者、进修人员、研究生和本科生。1979 年起开始接受外国留学生。1981 年根据学位条例，正式授予高等医药院校的硕士和博士学位。1999 年我国高校开始扩招，我国的医学教育事业也随之跳跃式发展。见下表。

1949 年以来医学教育事业发展概况

学校数及在校学生数	1949 年	2007 年	2007 年比 1949 年的倍数
高等医药院校数（所）	22	134	6. 1
中等医药学校数（所）	225	555	2. 5
医学专业研究生在校学生数（万）	—	12. 85	—
普通高等医药院校本、专科在校学生数(万)	1. 5	105. 37	70. 2
中等医药学校在校学生数（万）	1. 5	137. 17	91. 4

注：高等医药院校数为独立设置的医药院校数，不含综合性大学的医药院校数。

我国在积极发展普通医学教育的同时，也大力发展成人医学教育和继续医学教育。从 1982 年起，全国陆续建立了 7 个卫生干部培训中心。从 1984 年起，各省、市陆续建立起职工医学院，全国各县都建立了县级卫生进修（职工中专）学校。初步形成了一个多层次、多专业、多形式的医学教育体系。

（六）医学研究体系

新中国成立后，医学科学研究工作发展迅速，新建了从中央到地方的一批医学研究机构。其中全国性最高学术机构有中国医学科学院、中国预防医学科学院及中国中医研究院等。同时，在科技部设有医药卫生类专业组、学科组，在卫生部设有各类医学科学委员会，另还设有各类医学科学研究咨询机构。此外，综合性大学设置的医药院校和独立设置的医药院校，尤其是重点医药院校，也是我国医学研究体系不可忽视的重要组成部分，其中聚集了我国医疗卫生系统约 50% 的具有高级职称的专家、学者。

1949 年我国只有医学科研机构 3 所，至 2005 年我国已有医学科研机构 714 所。同时，医学科研工作也取得了巨大成绩。见下表。

近年来医学科研成果

年份	卫生部科技成果			国家科技成果		
	一等奖	二等奖	三等奖	自然科学奖	技术发明奖	科技进步奖
1999	5	29	103	2	—	17
2000	—	—	—	2	—	16
2001	—	—	—	2	—	3
2002	—	—	—	2	1	8
2003	—	—	—	—	—	6
2004	—	—	—	—	—	6
2005	—	—	—	—	—	10

（七）医学学术团体

中华医学会是我国最主要的医学学术团体，成立于 1915 年，当时仅有会员20多人，同年出版了首卷《中华医学杂志》。至1949年会员也仅有约4 000人。至1994年，会员已达30万余人，各省、地、市分会386个，79个专科学会，176个学组，学会出版的医学专业期刊55种。

此外，全国性的重要医药学术团体还有：中国药学会、中国中医药学会、中国中西医学会、中国生理学会、中国解剖学会、中国防痨协会、中国生物医学工程学会等。这些医学学术团体为发展我国的医疗卫生事业，提高医学科学水平，推动各学科的研究工作，起到了不可替代的积极作用，并与国际医学学术团体开展了广泛的学术交流与协作。

三、现代的中医药学

中医药是中华民族优秀的传统文化，是我国卫生事业的重要组成部分，有着独特的理论体系和极为丰富的实践经验。长期以来，中医药学为解除广大人民群众的病痛和中华民族的繁衍作出了重要贡献。新中国成立以后，中医药学在临床诊疗技术和中药技术等方面取得了重大成果。

（一）中医药技术队伍的发展壮大

新中国成立后，数以万计的中医药技术人员被分配到医疗、教学、科研、管理机构工作，并对几十万在职的中医师进行培训。全国陆续办起了一些中医院。截止2007年底，全国中医医院达3 165所、床位35.56万张、卫生技术人员41.08万人（其中包括中西医结合医院245所、床位2.59万张、卫生技术人员2.84万人；民族医院200所、床位8 175张、卫生技术人员8 484人）。全国75%的县建立了中医医院，90%以上综合性医院设有中医科。全国高等中医院校47所（另有设置中医药专业的高等西医药院校89所、高等非医药院校、研究所134所），中等中医药学校72所，县级以上中医药科研机构120余所。据2004年统计，全国高等中医药院校普通本科、专科和成人普通本科、专科的在校生数分别为18.6万人和6.8万人；硕士生和博士生的在校生数分别为11 335人和2 344人。中医药技术人员队伍的不断发展壮大，专业素质的显著提高，为中医药的发展奠定了人才基础。

（二）中医临床诊疗技术的进步

中医诊断技术的客观化，是现代中医诊断学发展的一个重要标志。不少学者在脉象、舌象诊断上取得了一定成绩。各种中医脉象仪相继问世，灵敏度、精确度不断提高。有学者用病理切片研究舌象，对解释各种舌象的形成机理有参考价值。电子显微镜技术和血液流变学也被引入舌象的观察研究。还有学者应用纤维胃镜来研究舌质与胃部疾病的关系，应用体外血栓仪诊断血瘀证和进行活血化瘀的研究，应用电子元器件构成的逻辑线路制成模拟式中医辨证机。

中医治疗技术也取得长足进展。白内障针拔套出术的成功应用，使几乎失传的金针拔障术这个中医眼科的传统手术得以发扬光大。用五倍子提取物等制成的“消痔灵”注射液，治疗内痔获得较好疗效；内痔吸引套扎器的研制，为无痛治疗痔核提供了新手段，丰富和发展了中医学对肛肠疾病的治疗技术与经验。有学者依据中医活血化瘀的治则，研制出“605”药剂，对治疗硬皮病、血栓闭塞性血管炎有一定疗效，对皮肤烧伤瘢痕的治疗也有较好效果。还有学者根据明代陈实功《外科正宗》中“三品一条枪”处方，按古法炼丹术煅制成“三品”的饼、杆剂型，用于早期宫颈癌的治疗，为宫颈癌治疗开辟了新的途径。此外，各种中医治疗仪器也得到迅速发展，如针刺治疗仪、真空治疗仪等，为传统的中医治疗增加了新的领域。

同时，随着计算机技术的发展和广泛应用，计算机中医诊疗程序的研制和应用也得到发展。此外，计算机技术也用于中医古籍整理、中医教学等领域。

（三）中药剂型和制作的改进

随着科学技术的发展，中药剂型在传统剂型的基础上不断改进提高。一方面，引入西药剂型，如片剂、胶囊、橡皮膏、注射剂、大输液等；另一方面，根据中药特点创制出新剂型，如冲剂、袋泡剂、口服安瓿剂、雾化剂等。剂型的改进对促进中成药的发展具有重要意义，为中药治疗急症开辟了新的途径。

（四）中医药走向世界

中国文明在四大文明古国的文明中唯一没有中断过。中国文明的连续性决定了中医药发展的连续性。经过几千年的发展，中医药已成为以现实与超前兼具、普及与深入兼备以及简、便、廉、验为显著特点的、系统的、独特的医疗保健体系。

中医学主张防重于治，养生防病的方法以心理卫生和心理调节为首要。而这正是西医过去忽视、现在刚开始重视的东西。中医强调上医治未病，即预防疾病的产生，小病要及时治，以免变成大病，这正是现代预防医学所要求的。中医主张心理治疗，治病先治心，强调心理与身体、人与社会、人与自然的协调。这正是未来医学所竭力主张的。中医提倡养生，并形成了一套完整的养生理论，还创造了导引、按摩、气功，形成了中国特有的民族健身方式。这正是现代精神心理学、医学与体育相结合的新型健身方式所要走的道路。

中医在防大症上，也曾屡建奇功。东汉建安年间伤寒病大流行，张仲景对伤寒的治疗方法，有效地制止了伤寒的传播，从此奠定了中医诊断和治疗的理论基础。明代永乐到崇祯年间多次大疫，吴又可的“温病论”和叶天士的“卫气营血”辨证，形成和完善了温病学说，使中华民族在制服传染病上又进了一大步。曾是历史上可怕传染病的天花，中国发明了通过种人痘预防天花，此技术后传入欧洲被改进成为牛痘接种法。中国没有出现西方那样一次夺去上千万人生命的黑死病，一个重要原因就是中医发挥了特殊作用。

中医对近几十年的一些重大疾病的防治效果也十分显著。1956 年石家庄流行乙型脑炎，师仲景法用白虎汤，疗效超过世界水平。1958 年广州流行乙型脑炎，邓铁涛教授曾参加救治，统计中医之疗效高达 90%，且无后遗症。20 世纪 60 年代广东麻疹流行，死婴不少，广东中医学院医疗队用透疹清热之法，所到之乡村死亡即被制止。90 年代，美国疾病控制预防中心（CDC）对 1988 年上海以中医药为主治疗乙肝重叠甲肝与 1983 年至 1988 年美国本土西医药治疗同类疾病的死亡率进行了统计对比，结果为中美的死亡率对比是 1∶234。而中医对于 SARS 的防治作用，已为世界卫生组织承认并高度评价。

由于中医药事业的辉煌成就，引起了国际医学界的高度关注。20 世纪 70 年代以后，几度出现了国际性的“中医热”、“针灸热”和“中药热”。到 20 世纪 90 年代初，全世界已有近 2/3 的人口接受过包括中药、针灸、气功、按摩等方法治病防病，其中以发达国家尤为突出。同时，有些国家如日本、法国、韩国、新加坡等也在创办自己的中医教育，为中医药学在世界范围的广泛传播作出贡献。

四、中西医结合

（一）中西医结合的理论

1. 中医和西医的差异

政治制度和经济水平是医学发展的社会基础，它在一定程度上影响着医学发展的方向，从根本上决定着医学发展的速度和水平。中国和欧洲的政治、经济发展都不平衡，其高峰期和低谷期分别出现于不同的时间坐标点，形成了两条不同的发展曲线。这两条曲线是不平行的，甚至出现强烈的反差，使中医与西医发展的社会基础不但有东西方之间的地域性差异，而且还有发展阶段的时代性差异。从 19 世纪至今，西方医学随着资产阶级革命和科学技术革命的兴起，建立了崭新的近现代体系，以科学技术作为其强大的后盾，成就了其现在的发展高峰期。而中医则是经历过了“缓慢发展—废止中医—振兴中医”的历史低谷期而处于回升阶段。

医学发展的内在动力是理论与实践的矛盾，为了理解和解决这些矛盾，医学需要从其文化母体中学习智慧，从哲学思想中寻找观点和方法，转化为医学的学术思想和思维方式。医学的学术思想和思维方式决定着如何理解和解答医学面临的学术问题，也就决定着学术研究和发展的基本方向。中国和欧洲在哲学思想、社会文化上都存在着许多显著的差异，它们各自在自己的思想文化母体中孕育发展，形成了不同的学术思想，也就用不同的方法去解决学术问题，向着不同的方向发展着。欧洲的唯物主义原子论和元素论以及机械论观点都反映了其近代医学的发展思维；而中国的唯物主义元气论注重整体分化、内在矛盾，形成了中医朴素的系统论。此外，西医学成功地走上了运用科学技术成果来解决医学问题的道路，直接地吸收和运用了物理学、化学、生物学等学科的知识和相关技术，形成西医学所特有的科学技术内涵，而中医则更注重于临床经验的积累和运用。

对于人体生理活动，西医以人体组织结构为基础，通过对各器官组织的生理构造和生理活动的研究以了解和阐明人体生命活动机理。这是一种由局部到整体，由分析到归纳的研究方法。中医则采取从整体角度认识人体生命活动，再把各种生理活动分类归纳于相应脏腑经络，即从整体到部分、由归纳到演绎的研究方法。在病因病理方面，西医研究病因，重视对致病物质的验定和研究，中医则着重从致病因素作用于人体后所表现的征象去认识病因。由于中西医学认识人体生理病理的着眼点不同，因此诊治疾病的方法亦多有不同。西医诊断疾病，每每依靠病原体的检出，或病变器官组织的损害情况而确定。因此，各种物理、化学、生物学的诊查技术常是诊断疾病必不可少的手段。中医则重视从整体上把握疾病的基本属性和发展变化趋势。因此，“四诊八纲”成了中医诊断疾病的传统应用法式。在治疗疾病方面，西医把治疗手段直接作用于病变部位。中医是重视纠正病变机体的整体机能，通过辨证施治以促进机体自身的抗病能力和康复能力，从而达到祛除致病因素、恢复正常生理平衡的目的。

2. 中医和西医的长处与不足

中医学是几千年临证经验的总结和概括，又经受了长期实践的检验，在实践中获得了成功。所以，其科学性是毋庸置疑的。然而中医学又是在我国古代特有的政治经济条件下，在传统文化背景中产生发展起来的，是传统文化的一部分。因此，其民族性也十分鲜明。具有科学性本质内容的实践和民族性表现形式的理论，构成了中医学独特的理、法、方、药学术体系。这是世界任何民族的传统医学都无法比拟的，其在现代医学面前表现出来的优越性，也是世界传统医学中绝无仅有的。而西方医学之所以能在世界普及，并且得到了国际范围的普遍认同和接受，重要的原因就是它在自然科学方向上取得一致的认识。也就是说，西医是以自然科学的形式去反映自然科学对象的，它的学术性质摆脱了民族性、地域性的限制，可为世界各地的人们以同样的态度、同样的价值、同样的方式去把握。

西医的长处在于其科学性、可监测性、可描述性；中医的长处在于其历史性、整体性、实用性，很多经多年实践证明的结论无可争辩，特别在非合成型药材（各种动植物）方面领先很多，善用自然资源。西医强调对病因的消灭，是“灭敌”；中医强调“固本”，增强自身抵抗力，是“强我”。西医在应对急症上很有优势，但对慢性病办法不多；中医讲究调养，在慢性病方面很有特长，但应对急症办法不多。西药服用简单，见效快，但副作用也大；中药无明显副作用，但见效慢，且对于药物的有效成分缺乏精确的了解。如果说中医缺乏定量分析和实验，那么西医则有机械唯物论和缺乏整体统一性的遗憾。西医在器质性病变（如癌症）的早、中期手术方法很有效果，但对全身非器质性衰竭（如人的老化等），中医反倒能发挥作用。“中医失于虚，西医失于实”。中医的基石是古代朴素唯物主义，比较抽象难懂；西医则相对具体明了。

3. 西医面临的困境

西方医学有着悠久的发展历史和科学实验的基础，当代的西医告别了近代科学主义。所谓近代科学主义，即用近代物理学、化学的观念和方法，作为衡量一切科学之是非的至上信条和唯一标准的做法。当然，人们依据近代物理学、化学的观念和方法，在非生物领域里创造了前所未有的现代物质文明；人们也用同样的观念和方法在人体生理学方面解释了器官、组织、细胞、分子水平上许多的生命现象。但是，人们至今却不能用同样的方法，在生物学领域用几个基因片段连接成一个病毒。也就是说，就是最简单的生命，人们今天也还没有能力制造出来。可见，用近代物理学、化学的观念和方法，并不能解释人的生命现象的一切。所以，它也不应该是医学科学的至上信条和唯一标准。

同时，现代西医借助物理学和化学的手段，对人的生命现象从组织、细胞水平进入分子水平以后，又出现了一个新的事实：即分子水平上人的生命现象与一般动物，甚至植物在这些层次上的相似性越来越多。于是接连产生了一系列不容忽视的新问题：其一，西医与人类医学本来的研究对象和目的，距离越来越远了。因为这时候西医所看到的细胞水平、分子水平的生命现象，已经偏离了整体状态的人的生命现象，偏离了与天地（社会、自然）一体的，处于生、长、壮、老、死全部生命过程的人。其二，西医对疾病的深层诊断令世人倾倒，但治疗上却陷于空前的困境，特异性有效药物越来越难求。其三，针对于细胞、分子、细菌、病毒而使用的药物，使“真正的人”承受着越来越恐惧而又难以避免的毒、副作用。这些状况，正是现代西医面临的自身无法克服的问题。

4. 中医和西医结合的必要性和可能性

综上所述，理论体系完全不同的中医和西医，并无绝对的优劣高下之分，双方都各有其科学性和合理性，但又都不是尽善尽美的。西医无法完全解析中医，中医也无法完全解析西医，它们都有各自为另一方无法取代的理论基础和临床疗效。由于中医和西医存在巨大的差异性和不可替代性，决定了两者必然长期并存和相互结合。

2 300 多年前，亚里士多德就提出了原形与原质的原理：“所有的人……都由原质与原形合成。”就人而言，整体水平上的人是原形，组成人体的各种各样的细胞或分子是原质。原质是“潜能”，原形是“现实”。原质具有合成原形的潜能，但原形却限制着原质。如果原质脱离原形，它将无法独立存在。按照原形与原质的原理，中医从研究原形入手，以整体层次上的症候为研究对象，用综合（系统）性方法去探索，按照综合—演绎的逻辑规律，总结形成了中医学科学理论。西医从研究原质入手，以器官、组织、细胞、分子层次上的结构与功能为研究对象，用分析（还原）性方法去探索，按照分析—归纳的逻辑规律，总结形成了西医生物医学科学理论。西医着重研究原质的人，中医着重研究原形的人。所以，人类的防病治病任务，必须由中医和西医联合担负。只要原形与原质的原理不可推翻，中西并存和中西医结合的格局将不可能改变。明智地讲，西医不可能取代中医，因为西医不可能包揽整个医学科学，就像原质不能取代原形一样。同样，中医也不可能取代西医。显然，中西医两者必须互相配合，共同发展。新中国成立后，在中西医结合方面取得了巨大的成就，实事证明了在我国中西医需要也必定能结合。只有认识到这一点，才能真正促进整个医学事业的蓬勃发展。

（二）中西医结合的历程

早在 1928 年，毛泽东就提出“用中西两法治疗”。新中国成立后，人民政府十分重视中医药事业的发展，制定了一系列有关方针政策。1949 年毛泽东题词：“团结新老中西各部分医药卫生工作人员……为开展伟大的人民卫生工作而奋斗”。1950 年第一届全国卫生工作会议确立“面向工农兵”、“预防为主”、“团结中西医”为我国卫生工作的三大方针。但由于当时卫生部个别领导未能真正贯彻“团结中西医”的方针，在 50 年代初的三年里，要求中医学习西医，实际上是消灭中医学术，仍是过去余云岫思想的翻版。针对当时出现的轻视和排挤中医的错误思想，毛泽东指出：“必须很好地团结中医、提高技术、搞好中医工作，发挥中医作用，才能负担起几亿人口的艰巨的卫生工作任务。”

1954 年，中共中央批转中央文委党组《关于改进中医工作问题的报告》，纠正了当时卫生工作中排斥中医的错误，制定出一系列改进中医工作的方针和具体措施。同年，卫生部成立了中医司，由一名部领导分管中医工作。各省、自治区、直辖市卫生厅（局）也相应地成立了中医处，有些县卫生局还成立了中医科。1955 年，成立了卫生部中医研究院（后更名为“中国中医研究院”，2005 年建院 50 周年时，再次更名为“中国中医科学院”），此后各省市也相继成立了中医研究机构。中医也开始进入西医综合性医院，相继在西医综合性医院开设中医科，以后又建立了省、市（地）、县各级中医院。同时，号召西医学习中医，开展中医药研究以及整理出版中医古籍等。1955 年 7 月以后，北京、天津、上海、广州、武汉、成都等地相继举办西医脱产学习中医的研究班。

1958 年毛泽东又发出“中国医药学是一个伟大的宝库，应当努力发掘，加以提高”的号召，进一步推动了中医药事业的深入发展。同年 10 月，毛泽东在卫生部关于西医离职学习中医的汇报上批示赞扬。11 月《人民日报》发表“大力开展西医学习中医的运动”的社论，全国掀起西医学习中医的热潮。“西学中”运动培养了一批既有现代医学知识又掌握了中医知识的人才，推动了中西医结合工作的深入发展。

然而，由于受到“左”的思想影响，以致在“大跃进”中急于求成，认为中西医立刻就能合流。尤其在“文化大革命”期间，“左”的错误影响更大，片面强调所有医务人员都要学习中医，从而使“西学中”出现了混乱，中西医结合流于形式；同时还提出“中西医结合是发展医学的唯一途径”的口号，影响了我国医学的健康发展。

改革开放以后，1979 年 2 月，卫生部召开了中西医结合座谈会，讨论了深入切实开展中西医结合的问题。同年成立了中华全国中医学会（原属中华医学会），加速了中西医的学术交流和发展。

1980 年 4 月，卫生部召开了中医和中西医结合工作会议，通过拨乱反正，肃清了“左”的影响，在总结历史经验的基础上确定了“中医、西医、中西医结合三支力量都要发展，长期并存”的方针。强调在中医机构中保持和发扬中医特色，将工作重点转移到狠抓中医、中西医结合的科研、学术和临床疗效上来。会议还讨论制定了《关于中西医结合高级医师的培养、使用和晋升的规定（试行）》。同年成立了全国中西医结合研究会。

1982 年，第五届全国人大五次会议通过的中国宪法总纲第二十一条规定了“发展现代医药和传统医药”的条款，从国家根本大法上保证了中国传统医药学的继承和发展。

1986 年 12 月，成立了国家中医药管理局，加强了对全国中医药事业和中西医结合工作的统筹规划和宏观管理。

1991 年，国家又将“中西医并重”列为新时期卫生工作的五大方针之一，使我国的传统医药与现代医药互相配合，优势互补，共同承担保护和增进人民健康的任务。

1997 年，党中央、国务院召开了全国卫生工作会议，在新时期卫生工作方针中再次强调“中西医并重”，极大地促进了中西医结合事业的进一步发展。

2009 年 5 月，《国务院关于扶持和促进中医药事业发展的若干意见》正式公布，这是新中国成立以来首次以国务院名义发布的中医药领域的系统性指导意见。

（三）中西医结合的成就

中西医结合是在我国既有中医药又有西医药的特殊历史和现实条件下产生的，是我国卫生事业的一大特色。中西医结合工作已开展多年，对于继承和发扬祖国传统医学和丰富现代医药学起到了积极作用，并取得了一系列的成就。目前我国在世界医学领域居领先地位的五项成果中，就有四项（骨伤科、急腹症、恶性肿瘤、针刺麻醉）属中西医结合成果。

1. 中西医结合治疗

（1）骨折治疗。

用中西医结合治疗骨折，其疗效比单纯用西医治疗的效果好，骨折愈合时间缩短，且后遗症少。如应用小夹板局部外固定治疗骨折，比单纯西医疗法骨折愈合快 1/3，且功能恢复好。又如将中医“动静结合”、“欲合先离”的正骨理论运用于跟骨骨折的闭合复位，并研制出跟骨固定靴和弹性踏轮，取代传统的石膏外固定，既缩短了疗程，又减少了后遗症。

（2）急腹症治疗。

用中西医结合治疗急性阑尾炎、溃疡病急性穿孔、急性肠梗阻、急性胰腺炎、胆管蛔虫症、胆管结石及泌尿系统结石、宫外孕等急腹症，不仅提高了治愈率，减少了合并症，而且使 70% 的急腹症患者免受手术之苦。如在结石治疗上创用“总攻”疗法，提高了结石的排出率，缩短了排石时间。又如发现中药、针刺对急腹症梗阻、感染、血液循环障碍及功能障碍四个基本的急腹症病理过程均有一定影响，为中医治则提供了科学依据。

（3）恶性肿瘤治疗。

中西医结合治疗恶性肿瘤取得了重大成果。如观察到单味中药和验方治疗恶性肿瘤的疗效，从当归芦荟丸处方中的青黛中分离出靛玉红，后者是一种较为安全的治疗慢性粒细胞白血病的有效药物。又如合成出对急性非淋巴性白血病有一定疗效的抗癌新药三尖杉双酯碱。此外，还发现喜树碱对肝癌、胃癌有一定疗效。据不完全统计，已有19种中草药经鉴定投产作为抗癌药物。20世纪80年代以后，把中医的清热解毒、活血化瘀、扶正培本、软坚散结、以毒攻毒等治则用于肿瘤治疗，并将中医药治疗与手术治疗、化疗和放疗结合起来，提高了疗效，显示出中西医结合治疗恶性肿瘤的广阔前景。

（4）针刺麻醉。

将针麻应用于拔牙、扁桃体摘除术、甲状腺手术、剖宫产手术、胸心外科手术、颅脑手术、股骨颈三刃钉内固定术等，取得了举世瞩目的成就。迄今我国已做各种针麻手术约在200万例以上，用于大小手术100多种，有些手术的优良率达80%～90%，使我国在该领域内跃居世界领先地位，这也是我国对世界医学发展的一项新贡献。同时，我国利用激光、微波等作为针麻的补充和辅助手段，收到了相辅相成、相得益彰之效。此外，还发现针刺引起脑内递质释放的改变从而产生镇痛作用，并且针刺还能产生吗啡类物质。

此外，用中西医结合治疗烧伤、痢疾、肺脓肿、支气管扩张、哮喘、再生障碍性贫血、肝病、肾病心脑血管病、糖尿病、麻风病、硬皮病等常见病和疑难杂症，也取得了良好效果。

2. 提取中草药有效成分，制成特效药

如为了解决疟原虫对氯喹产生抗药性的问题，中医研究院中药研究所根据东晋葛洪《肘后备急方》中青蒿有治疟功效的记载，采用化学分析、提取药物有效成分的方法，从青蒿中提取出青蒿素，用以治疗疟疾，获得显著疗效。此后，广州中医学院热带病研究所按国际标准制成青蒿素栓、注射用青蒿琥酯和蒿甲醚注射液。青蒿素的成功研制，为治疗疟疾提供了新的药物，对于抗氯喹疟疾、凶险型恶性疟疾、脑型疟疾的疗效达到国际先进水平，已被世界卫生组织所肯定，成为抗疟药物研究史上继喹啉类药物后的一个重大突破。

3. 利用现代科学技术对中医理论的探讨研究取得了好成绩

如20世纪50年代末，医学家们就开始了对“证”的实质的研究。中医的“证”（病的内因）与西医的“症”（病的表象）不同，是各种疾病发生发展到某一阶段，人体病理生理动态变化的一种综合征。“证”的确定对寻找病因及确定治疗方案具有重要意义。60年代，发现“肾阳虚证”在下丘脑—垂体—肾上腺皮质、甲状腺、性腺具有不同程度的功能紊乱；“脾虚证”与胃、肠、胰整个消化系统功能减退、免疫功能障碍和植物神经系统功能异常有关；阴虚病人红细胞中糖酵解作用加强，能量产生加速，为“阴虚生内热”学说提供了佐证。70年代以后，对于虚证的机理进行了探讨，发现虚

证的病人血浆中环磷酸腺苷与环磷酸鸟苷有明显变化，认为血浆环核苷酸及其比值可作为反映阴虚、阳虚的一种指标。同时发现虚证病人细胞免疫功能下降，而黄芪、女贞子等扶正中药可使T淋巴细胞功能恢复正常，为免疫功能与中医“正气”的相互关系提供了依据。此外，发现活血化瘀药物有改善微循环、加速血流、抗血栓形成、抗心肌缺血等作用，能调整结缔组织代谢，促进组织修复和再生，研制出对于冠心病、心绞痛、急性闭塞性脑血管病有较好疗效的制剂。80年代，有人报道某些活血化瘀药能直接杀灭癌细胞，并能增强免疫功能，是肿瘤化疗药物所不能比拟的。

第十七章 中国少数民族的医学史

中国是一个有56个民族的国家，中国传统医学除上述的中医学（汉族医学）以外，其他少数民族因所处地区不同、历史文化和风俗习惯不同，因而也有各自的医学。各少数民族医学不但在历史上为各自民族的生存繁衍和卫生保健作出过重大贡献，而且也为中医学的丰富和发展作出了卓有成效的成绩。但由于少数民族人数较汉族少，且过去的旧政府不重视少数民族，因而其医学史也不如中医学史清楚。新中国成立后，由于民族政策的落实，已有学者对少数民族医学史进行收集整理和研究，其中包括藏医、蒙医、维医、傣医、彝医、朝鲜医等医学史。1976年后，对少数民族医学史的调查研究有了较快的发展。如1976年卫生部组织专门小组，对藏族古代医药文献进行收集整理，开始了有组织的和较为系统的研究工作，藏医学古典著作《四部医典》已全文译成汉文出版。1980年复刊后的《中华医史杂志》开辟了少数民族医学史专栏，近年来，发表了一些质量较高的有关国内各主要少数民族医药文献史的论文。民族医学史的研究工作已成为中国医学史的一个新的研究领域。以下择藏医、蒙医、维医作简要介绍，以见一斑。

一、藏医学

藏医学即西藏地区医学，是我国少数民族医学发展历史最悠久、内容最丰富的一种传统医学。它形成于吐蕃王朝时期，迄今已有1 000多年的历史。629年，第33代藏王松赞干布（617—650年在位）兼并各部落，统一了西藏高原，建立了奴隶制的吐蕃王朝。为了取得唐朝对新建吐蕃王朝政治上的支持，松赞干布向唐王朝提出通婚请求。贞观十五年（641），文成公主入藏，嫁给藏王松赞干布。据《吐蕃王朝世系明鉴》记载，文成公主入藏时带去大批书籍和工技人员（包括医工，即医生），还有“医方百种，诊断法五种，医疗器械六种，医疗论著四种”。有关医学论著，由汉医僧圣天及藏族译师达玛郭卡译成第一部藏文医书——《医学大全》。

景龙四年（710），唐中宗将金城公主嫁给第37代藏王赤德祖赞（704—754年在位），金城公主又带去了一批汉族医生和医药书籍。这些医书后被译成藏文，又经吸收西藏民间及外国医学经验，约于8世纪上叶编成藏医名著《月王药诊》。该书是我国现存最古老的藏文医籍，反映了藏医与中医的历史渊源，同时也反映出古代印度医学和佛教思想对藏医学的影响。如藏医学认为人体包括三大要素（或三种病邪）即龙、赤巴、培根，七种物质即血液、唾液、骨、髓、脂肪、肉、精液，三种排泄物即汗液、尿液、粪便，以此解释人体的生理和病理现象。

第38代藏王赤松德赞执政时期，曾邀请各国名医入藏传授医术、编译医著，促进藏医学的进步，其中就有汉族医生东松嘎瓦等人。东松嘎瓦曾迅速治好藏王的病，藏王十分感谢，称赞他的医术是四方三界中最好的。藏王还将西藏山南地区的两座庄园和一座王宫赏赐给他，并让他参与朝政。东松嘎瓦从此定居西藏，成为塔西家族的始祖。

8世纪末，东松嘎瓦的学生、藏医学家、吐蕃王朝的首席侍医宇妥·元丹贡布完成了举世闻名的藏医学巨著《四部医典》（藏名《据悉》）。全书由"札据"、"协据"、"门阿据"和"亲玛据"四部分组成，分156章，共24万字。其体例与《内经》相似，以药王答疑形式，采用七言或九言的诗歌体而写成。其在藏族医学中的地位，也颇似《内经》在汉族医学中的地位。《四部医典》的问世，标志着藏医学理论体系的形成，为藏医学的发展奠定了坚固的基础。有"不读《四部医典》不可为人医"之说。《四部医典》于11世纪又经修订，于16世纪传入蒙古，18世纪被译为蒙文。汉文译本也于1983年出版。国外还有俄、英、日、德文的节译本。《四部医典》为世界医学作出了贡献，宇妥·元丹贡布也以自己对藏医学的杰出贡献而被誉为"藏医医圣"和"藏医祖师"。

总之，藏医学是由汉族医学、印度医学以及西藏的高原疗法和佛经理论融合而成的。如其中以铁、木、水、火、土的相生相克来论述人身五种元素的构成，与中医的五行学说颇有相似之处；其望、问、切诊法，也基本上与中医相同。藏医独特的人体胚胎发育学，比汉医学更为具体、精确，比欧洲医学要早1 000多年。藏医的解剖学水平也很高，这与藏族的"天葬"风俗有关。藏医的最大特点是有验尿诊断法，其他如药物疗法、饮食疗法、熏疗法、放血术、养生防病等也都颇具特色。藏医处方一般用药较中医多。藏医的治疗程序可概括为：治病应像走扶梯一样，最初是使生活和工作合理化，然后注意饮食，再后是用药，最后才用外科手术。公元15世纪后，藏医学逐渐形成了南、北两个学派，两派互相争鸣，共同丰富和发展了藏医学的理论与实践。

二、蒙医学

早在元朝之前，蒙古族就居住在大漠南北的草原上。7世纪时，我国北方少数民族受唐朝管辖。12世纪时，成吉思汗（名铁木真，1162—1227）统一了蒙古草原；13世纪初，成吉思汗被推举为全蒙古的大汗，建立了封建制的蒙古汗国。

13世纪以后蒙医学逐步形成，进一步发展和丰富了临床医疗经验，并经过不断的总结和提高，产生了初步的医疗理论。蒙医在自己的理论体系指导下，确立了辨证论治的医疗原则。在医疗技术方面，除了药物疗法外，还有针疗法、灸疗法、正骨疗法、饮食疗法、马奶疗法等等。

蒙古族地处寒冷的北方，故多用火取暖以辅助治疗疾病。在《汉书》苏武传中有用温火烧地穴，加以其他方法治疗苏武病的记载。由于蒙古人多食用牛、羊、马等动物的肉、乳，故也会用酷乳酪等治病。蒙古族劳动人民在长期的实践中不断地对食疗加以总结和提高，使其发展成为古代蒙医学的饮食疗法。元代营养学家忽思慧是延祐、天历年间的宫廷饮膳太医，1330年，他用汉文著成《饮膳正要》三卷。书中记载了许多饮食营养品如羊肉、牛羊奶及其制品、五谷、蔬菜、瓜果等；也有用于治疗的饮食，如“八儿不汤”（羊腿肉汤）、“阿八儿忽鱼”（鱼名）、“赤赤哈纳”（酸刺）等（都是用蒙文译音写的）；还有由药、食、调料组成的药膳方剂。该书成为我国第一部营养学专著。

又由于蒙古族是个“马背上的民族”，善于骑射，骨伤科疾病较多，客观上促进了骨外伤科的发展，使骨外伤科发展成为一个有丰富经验的临床学科，出现了不少正骨伤科专家，产生了铬铁止血、蒸气热罨活血、牛羊热血浸疗箭伤等行之有效的疗法以及颇为高明的外伤休克急救技术。同时，由于战伤骨科发展的需要，又促进了尸体解剖方面的研究。此外，蒙医学中还有特殊的“脑震荡”疗法，并且有了“以震治震，震静结合，先震后静”的辨证学说。

1279年元世祖忽必烈统一中国后，扩大了地域，吸收外来文化和医药知识，除汉族医药外，还吸取了阿拉伯、意大利等国的医学知识。1292年，在元大都（北京）和上都（内蒙古多伦）分别建有“回回药物院”，专售阿拉伯药物。说明“回回医学”（是指伴随伊斯兰教传入，而在中国传播和发展的阿拉伯医学）在当时受到广泛重视。16世纪下半叶，蒙古族又吸收藏医知识，充实蒙医理论，所以蒙医学与藏医学在理论上有很多相似之处，如蒙医学也有“三元”（三大要素）、“七恒”（七种物质）之说。18世纪以后，蒙族医生也写出了《蒙药本草从新》、《甘露三部》、《珊瑚验方》等多种医学著作。由于蒙医大多由喇嘛教徒掌握，所以有些医学著作是用藏文编写的。后来锡林郭勒盟学者关布扎布所写《药方》一书中还收入了印度、西藏、回族、汉医使用的药物和验方。

三、维医学

维吾尔医学是新疆地区医学的一部分。维吾尔族古称回纥，因两次出兵帮助唐朝平定“安史之乱”，与中原政权建立了密切的关系，与内地科技文化交流频繁。后改称为回鹘，元、明时期称为畏兀儿。他们自古居住在西域，即今日的新疆及其以西的广大地区。古代这个地区居住着许多民族，如匈奴、回纥、羌、鲜卑、突厥、乌孙等古老民族，散居在天山南北。他们很早就知道用黏土、蒜汁涂抹肢体治疗和预防虫害，用灼热的沙土埋肢体以解除关节疼痛，同时也知用一些当地的植物药和动物药。

西汉时期张骞通西域，开辟了丝绸之路，把汉族医学传到西域，又把西域的胡桃、胡蒜、红花、石榴等可作药用的植物带回汉族，增加了中医药的内容，唐朝《新修本草》中已载有上百种西域产的药物。维吾尔族居住地区正处于东西交通要道，丝绸之路为其带来各民族和西方国家的一些医药知识和医学理论。阿拉伯、波斯文化和医学在新疆南部逐渐兴盛起来。所以，维吾尔医学除受汉族中医、西藏医学和古印度医学的影响外，还深受阿拉伯医学的影响，结合其本地医学经验，形成了独特的维医学。维医学理论体系中包括了四元素（火、气、水、土）、气质、四津（血津、黏津或痰津、胆津、黑胆津即四体液）、人体气（力）等内容。认为四元素产生气质，气质产生四津，四津产生精神，精神产生各种力，力产生各种脏器功能。在疾病诊断上，除通过中医四诊、辨析病人四津与四元素之消长变化以及病人气质外，还很重视痰、尿、粪的细致观察。在治疗方面也有其独到之处，例如对心脏病、肺结核、关节炎等疾病的治疗，尤其是用茴香治疗白癜风的效果最为显著。还有用阿育魏和洋茴香治疗弱视、用人参治疗阳痿等具有民族医学特色的疗法，其中尤以各类动物的胆汁用得最多。此外，尚有日光浴、水浴、熏法、烙法、坐药、冷热敷以及放血等多种治疗方法。元朝的“回回药物院”是专为伊斯兰教民族服务的一种医疗机构，其医生主要来源于“维医”和阿拉伯一带的医生。“维医”精湛的医术曾为乾隆所得知，于乾隆二十年派宫廷御医去新疆叶尔羌河一带搜集“维医”验方。“维医”的“帕舒药方”就是维吾尔族医生莫洛哈比尔奉献给皇帝的专治头痛的药方。

主要参考书目

1．程之范．中外医学史．北京：北京医科大学、中国协和医科大学联合出版社，1997．

2．李经纬．中医史．海口：海南出版社，2007．

3．[美] 罗伊·波特（Roy Porter），等．剑桥医学史．长春：吉林人民出版社，2000．

4．李志平，张福利，刘武顺，刘盈．中西医学史．北京：人民卫生出版社，1999．

5．甄志亚．中国医学史．北京：人民卫生出版社，1991．

6．俞慎初．中国医学简史．福州：福建科学技术出版社，1983．

7．王晓鹤．中国医学史．北京：科学出版社，2000．

8．邓铁涛．中医近代史．广州：广东高等教育出版社，1999．

9．李定邦．中医学．北京：人民卫生出版社，2004．

10．朱潮．中外医学教育史．上海：上海医科大学出版社，1988．

11．王振国．中国古代医学教育与考核制度研究．济南：齐鲁书社，2006．

12．吴国盛．科学的历程．北京：北京大学出版社，2002．

13．戴逸，龚书铎．中国通史．郑州：海燕出版社，2001．

14．钱浩．世界通史．海口：南海出版社，2005．

15．臧瀚之．世界上下五千年．北京：京华出版社，2003．

16．洪燕等．世界五千年．呼和浩特：远方出版社，2004．

17．孙宝志．临床医学导论．北京：高等教育出版社，2003．

18．文历阳．医学导论．北京：人民卫生出版社，2001．

19．黄胜光，等．四库全书养生术．哈尔滨：北方文艺出版社，2007．

20．张爱珍．医学营养学．北京：人民卫生出版社，2007．

21．曲黎敏．从字到人：养生篇．武汉：长江文艺出版社，2009．

22．傅英杰．中医体质养生．厦门：鹭江出版社，2009．

23．刘荣伦，顾玉潜．中国卫生行政史略．广州：广东科技出版社，2007．

24．钟明华，吴素香．医学与人文．广州：广东人民出版社，2006．

25．卫生部临床医学专业教材评审委员会第四轮修订的各科教材．北京：人民卫生出版社.

26.《中国教育年鉴》编辑部. 中国教育年鉴. 北京：人民教育出版社，2005.

27. 教育部发展规划司. 中国教育统计年鉴. 北京：人民教育出版社，2008.

28.《中国卫生年鉴》编辑委员会. 中国卫生年鉴. 北京：人民卫生出版社，2008.

29. 中华人民共和国卫生部. 中国卫生统计年鉴. 北京：中国协和医科大学出版社，2008.

30. 王庭槐，张友元，张晓珠，彭建平，卢春宁，崔秦睿，陈慧，等. 中山大学医学教育史. 2004.